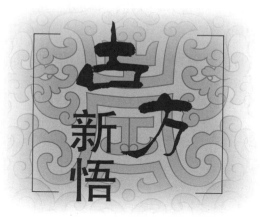

古方新悟

张护龙　编　著

U0271714

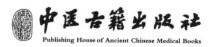

中医古籍出版社

Publishing House of Ancient Chinese Medical Books

图书在版编目（CIP）数据

古方新悟 / 张护龙编著 .—北京：中医古籍出版社，2021.6

ISBN 978-7-5152-1970-7

Ⅰ．①古…　Ⅱ．①张…　Ⅲ．①经方 – 汇编　Ⅳ．① R289.2

中国版本图书馆 CIP 数据核字（2020）第 147683 号

古方新悟

张护龙　编著

责任编辑	张　磊
文字编辑	蒿　杰
封面设计	韩博玥
出版发行	中医古籍出版社
社　　址	北京市东城区东直门内南小街 16 号（100700）
电　　话	010-64089446（总编室）010-64002949（发行部）
网　　址	www.zhongyiguji.com.cn
印　　刷	廊坊市鸿煊印刷有限公司
开　　本	710mm × 1000mm　1/16
印　　张	17.5
字　　数	270 千字
版　　次	2021 年 6 月第 1 版　2021 年 6 月第 1 次印刷
书　　号	ISBN 978-7-5152-1970-7
定　　价	78.00 元

凡　例

一、本书选录古方一百二十余首，均是民国以前业界公认名方。编者在研读和运用过程中，吸收历代大师对古方的发挥经验，结合本人的心得体会编写成册。

二、本书分上下两篇。

1. 上篇收录常用方九十二首，论述每方出处、组成、功能与主治、方证论述、应用要点及验案举例、病例分析等七部分。

2. 方证论述部分，主要论述历代方家对本方的探讨和发挥，同时阐述个人观点。

3. 应用要点部分，采取以方讲病的方式，用中医方证对应西医病种，同时简要讨论西医疾病内容。所涉及病种范围以内科为主，外、骨、妇、皮肤、五官科亦有涉及，各种病种共一百八十余种。

4. 验案部分，均是四十余年来编者在不同阶段的典型病例，内容简要，以做佐证。

三、下篇收录小方三十七首，因小方均为一两味药组成，很少独立用于临床，意在作为上篇的补充内容。

四、本书方剂排列顺序以《伤寒论》《金匮要略》为经方部分，其余为时方。

附：小方，指组成方剂药味少，大都是一两味药，最多也不过三味药物组成，在临床治疗时很少能独立成方，因此这类小方没有引起人们足够重视。编者认为，古代小方有药少、力专、效宏之妙，若能巧妙地将小方和大方结合应用，既有辨证加辨病作用，又有画龙点睛之意味。鉴于此观点，特将编者常用小方附于最后供同仁参考。

自　序

　　编者 1978 年毕业于北京中医学院（今北京中医药大学），之后一直从事中医临床工作，由一名医学生逐渐成长为一名医生。工作环境以基层为主，在县医院中医门诊、病房，参与中西医结合门诊、急诊、传染病的诊治，接触各类患者众多，很快成长为治疗门诊常见病、多发病的骨干。编者对此深感欣慰，因此萌生了如能见病能识、治病能效该有多好的念头。所以我先后三次外出学习，第一次是 20 世纪 70 年代末在太原中医研究院（今山西省中医药研究院）临床进修一年，第二次是 20 世纪 80 年代参加北京中医学院（今北京中医药大学）理论进修班一年，第三次是 20 世纪 90 年代在中日友好医院神经内科进修半年。三次进修学习，分别对我的临床起到了阶段性的重要作用。第一次进修学习后为当时诊治常见病、多发病起到了关键性的指导作用；第二次进修学习后对中医四部经典的理解更加深入，为后来经方研究和运用提供了重要的理论基础保障；第三次进修学习为后来从事中西医结合的诊断、治疗铺平了道路。

　　通过临床实践和理论进修，编者逐渐形成了具有个人风格的诊疗特点，即收集四诊材料，全面分析病情，根据疾病的特点和变化进行中医辨证与西医辨病相结合，从而立法、选方、用药，并以患者实际感受验证效果。

　　处方用药是临床的重要一环。一直以来，编者认为古方治今病是重要课题，所以在学习古方上下足功夫，但方药学习较为艰难，正如秦伯未先生所讲："窃谓中医典籍，以方药最不易读，读也最不易记。"

　　我学习的具体方法分为三步：第一步是强制记忆阶段。此阶段主要任务是将常用方剂熟记在心，以备临床随时选用。需要掌握 200 多首方的数量，储存在脑，将终身受益。第二步是深入研究古方的法度、用药规律，方药剂重、剂量之比例，加减方法，煎药和服药方法。以三泻心汤为例，张仲景半夏泻心汤原方中轻用黄连（仅用一两），重用干姜（三两）；生姜泻心汤虽仅用干姜一两，但又重用生姜四两，合起来用姜数量为五两。在加减用药方面，若寒邪盛，可在方中加附子，如附子泻心汤；若热邪盛，可重用芩、连；若有实证，可用大黄，如大黄黄连泻心汤；兼有表证，可参用桂枝，如黄连汤，也可加入柴胡，即变为柴胡泻心汤。第三步是学习古方之法，尤其是经方，方中有法。如大青龙汤可治疗外感风寒内有里热之证，药物组成中采用了辛温发散和辛凉解表于一剂的治法，后人称之为表里双解法。后来诸多医家遵此法组成了不少著名方剂，如刘河间的防风通圣散、陶节庵的三黄石膏汤、吴鞠通的银翘散，均是大青龙汤之辛温发散和辛凉清解于一剂的表里双解法的延续和光大。

清代张秉成讲："故凡以医道鸣世者，无不皆以古方为范围，而以叹成方之不可不读也。"又讲："但习医者，当明药性之性味，察方法之异宜，然后运古方治今病，亦犹成方圆者，不可废规矩；正五音者，不可废六律。"

本书完成二稿后，特恳请中医知名大家祝谌予先生得意门生、现北京协和医院中医教授、我的大学同学董振华、梁晓春二位审阅，并予以指导和建议，同时为书作序，在此深表感谢。在本书编写过程中，我的学生张彦洪（中医主治医师）参与了查找资料、整理打印工作，在此一并表示感谢！

张护龙

2020 年 1 月于北京大兴

董 序

  方剂是中医治病的主要方法，也是临证之时理、法、方、药的重要组成部分。方剂的形成历史悠久，早在《针灸甲乙经·序》就载有商汤时期伊尹"撰用《神农本草经》以为汤液"之说。东汉张仲景的《伤寒杂病论》被誉为方书之祖，其所创制的经方，如辨证准确，用之得当，其效若神。迄今为止，中医方书汗牛充栋，中医古方浩如烟海，难以胜数，但其经典方剂不过数百首而已。这些古方组方合理，疗效卓越，经千锤百炼，是先贤千百年来临床实践经验的结晶，至今对保障人类健康仍发挥着巨大作用。

  现代中医看病的模式，多数是在辨证之后根据不同证候选用某一两个古代名方随证加减，鲜有自己组方者。如果我们阅读古今医案，也会发现前贤名家多是应用这种模式治病的。业师祝谌予常云："自后汉张仲景以降，历代医家之名方都是经过临床反复验证、极为有效之方剂，组方严谨，用当通神。我们应当向古人学习，细心体会和揣摩其组方之理。运用《伤寒》《金匮》诸方时要结合现代病证，使古方有新意，即所谓'古方今用'。如果我们有古人现成验方即可'拿来'就用，又何必每见一病即毫无章法、凑药成方呢？我们也可以组方，都是从临床实践中而来……但绝不是'大撒网'式的处方，所以我们作为良医，应善用方，善组方。"由于古今疾病谱不同，气候、社会环境、人的体质有变化，即使同一种疾病，其发生、发展的过程也有所不同，因此，照搬古方治疗今病难以十全。需要根据具体情况，对古方经过取舍、化裁之后以适应具体的病情，所以对经典古方既要会学，也要会用。

  同窗好友张护龙先生，早年毕业于北京中医学院（今北京中医药大学），聪颖好学，勤奋有加，勤求古训，潜心岐黄。他浸淫中医临床四十余年，应用古方治疗现代病症有独得之见，在诊疗工作之余将自己的古方应用心得和经验汇集为《古方新悟》，以初稿示余，并嘱为之序。拜读之后颇见功夫，受益良多。本书分为上下两篇，上篇精选经典方剂九十二首，方名皆有出处，以方为纲，从功能主治、方证论述、应用要点方面，结合先贤论述和个人经验进行发挥，并附验案的证。下篇收录小方三十七首，药少力专，作为上篇的补充。本书的可贵之处在于应用古方治疗现代病症时并不拘泥于西医病名，如用四逆散加减治疗不射精症、理中汤加减治疗复发性口疮、天王补心丹治疗心动过速、三仁汤治疗多汗症等，均本着中医思维模式，独辟蹊径，取效良佳。总之，本书的出版为中医初学者和临床医生如何应用经典古方拓展了思路，冀有益于疗效的提高，故不揣浅陋，爰为之序。

董振华

2019 年 11 月 12 日

梁 序

余览《古方新悟》之大作，可窥张护龙医师之用心，传承于经典，实证于临床，耗时两载，编撰成集，有论有案，有法有方，疗效显著，可喜可贺！

张护龙毕业于北京中医学院（今北京中医药大学）中医系，深耕于基层临床第一线。寒来暑往，秋去春来，勤求古训，学习岐黄，钻研古方，几尽辛劳，几许困惑，几经求索，几度研修，几分收获。百姓邻里，显贵巨擘，病患络绎不绝，退迩闻名，可谓"宝剑锋从磨砺出，梅花香自苦寒来"！

"以古人之规矩，开自己之生面。"书著以古方为纲，阐发感悟，涉及经方和时方，共计九十有余。先明古方之源流，继而方证之剖析，后则案例之验证。病案采用中医辨证，西医辨病，四诊合参，综合分析，依证立法，选方用药，有理有据，展示了古方今用的辨证思路，总结了行医四秩的临床经验，可供业界参考。

余与护龙兄既有同窗之谊，又有同乡之情，深知其基层工作之不易，更知其孜孜以求之不倦。他退而不休，奉献余热，笔耕不辍，启迪后学。付梓之际，感佩于心，愿意推荐并乐之为序。

北京协和医学院中西医结合学系主任
梁晓春
2019 年 10 月

目　录

上　篇

下 篇

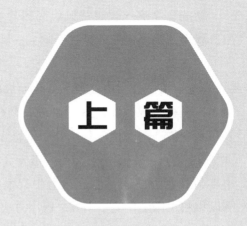

上篇

桂枝汤

(《伤寒论》)

组成：桂枝 9 g　白芍 9 g　甘草 6 g　生姜 9 g　大枣 15 g

功能与主治：解肌祛风，调和营卫，滋阴和阳。治疗外感风寒，发热汗出、恶风，头项强痛或鼻鸣干呕，口和不渴，苔薄白，脉浮缓。

方证论述：本方是《伤寒论》一书中调和营卫、解肌疏风之总方，也是《伤寒论》第一方。由桂枝汤变化而成的方剂有二十九首，可谓"群方之冠"。本方以桂枝为君，温经散寒解表；芍药为臣，和营敛阴；生姜辛散佐桂枝解表；大枣佐芍药和里；甘草和中，合大枣养胃气护津液，共起和中解外作用。《医宗金鉴》讲："桂枝君芍药，是发汗中寓敛汗之旨；芍药臣桂枝，是于和营中有调卫之功。"在《伤寒论》中有很多阳药配阴药，配伍得宜，起到刚柔相济以相和之作用。关于本方之服用方法，必须照章办事，否则少能取效。①服药须臾，啜热粥以助药力。②温覆令一时余。③取微似有汗，不可令如水流漓。此三条是服桂枝汤的铁规，无论治外感病还是内伤杂病均如此。再则就是桂枝汤的临床使用率并不高，究其原因恐怕首先是临床医生对桂枝汤的理解不深，其次和"桂枝下咽，阳盛则毙，承气入胃，阴盛则亡"之警句有关。成无己所撰《注解伤寒论·伤寒例第三》讲"桂枝下咽，阳盛则毙，承气入胃，阴盛则亡"，并非原文，是片面的观点。《伤寒论方运用法》一书对此也持批评意见，作者讲"此句非仲景原文，就一句话使伤寒论学者视桂枝汤为蛇蝎，令人惋惜"。他指出了用桂枝汤的指导纲领是"发热、自汗、恶风寒，头痛、鼻塞流涕，似乎睡眠不足之感觉，不时伸懒腰，干呕，舌淡不红，苔薄白，脉浮缓或浮弱"。他还提出"以上症状不必悉具，可以不发热，可无显著自汗症，但其人皮肤必潮润；麻黄汤证之皮肤必干燥无汗，这是关键"。

应用要点：老年人感冒，因为年龄的原因，大部分患者并不会出现典型症状。体温 37.2 ℃～37.5 ℃左右，流清鼻涕，微微汗出，汗后恶风寒，身乏懒散，舌淡红，苔薄白，脉浮缓，这种现象可持续数天至一周左右，服常用感冒药又不见效。此正是风寒外袭、营卫不和之桂枝汤证，治以调和营卫，解肌祛风。处方：桂枝9g，白芍9g，甘草6g，生姜9g，大枣10g，生黄芪20g。

验案：王某，女，72岁，1988年3月18日初诊。患者有糖尿病史，近一年来每月都会感冒，服用感冒清热颗粒类成药无效，或感冒症状刚减轻旋即又感冒，反复如此。症状：鼻流清涕，微微汗出，恶风寒，身乏无力，舌淡红，苔薄白，脉浮弱。证属气阴不足，外感风寒，营卫不和。处方：桂枝9g，白芍9g，甘草6g，生姜10g，大枣15g，生黄芪30g，西洋参6g。3剂，水煎服，分两次温服。3天后诸证均除。患者素有慢性疾病，年龄七十有余，气阴不足在先，外感风寒在后，看似为桂枝汤证，但若不扶正，单纯桂枝汤无能为力，学仲景方、用仲景方也须辨证施治，并在原方基础上随症加减。

病例分析：患者反复感冒，但并没有上呼吸道感染现象，也就是中医讲的并无内热现象，只是正气不足，对风寒之邪抵御力下降所致之风寒表证。从《伤寒论》观点分析，属风寒外袭致营卫失调，临床上最常见症状有低热汗出，恶风，颈背、肢体痛懒，口不渴，舌淡红，苔薄白，脉浮。这些症状一般情况下患者不以为然，而医者有时也不重视，容易错过治疗机会而发生变证，若能在此阶段用药，一般三天可愈，用桂枝汤即可。本例患者桂枝汤证反复发生一年有余，伤及气阴，症见身乏无力、脉浮弱，所以治疗时在桂枝汤基础上加生黄芪、西洋参益气阴，调营卫，扶正祛邪，三剂药则愈，是病邪在表未入里，未化热，也未和他邪交合而已。

关于桂枝汤的实际临床应用，编者认为原方所指病症目前临床少见，但本方之原理和方法，可合入其他辨证中应用，反而机会更多。如产后阴虚营弱感冒加到玉屏风散中，气虚自汗加到补阳汤中（人参、黄芪、白芍、甘草、五味子），甘温除热法治疗发热加到补中益气汤中，寒热、虚实错杂之胃腹痛加到半夏泻心汤中，等等。

麻黄汤

(《伤寒论》)

组成：麻黄9g 桂枝6g 甘草3g 苦杏仁12g

功能与主治：发汗解表，宣肺平喘。治疗恶寒，发热，身疼痛，无汗，气上逆咳喘，舌淡红，苔薄白，脉浮紧。

方证论述：本方是治疗风寒表实证的总方，如大青龙汤、小青龙汤、葛根汤、桂枝麻黄各半汤、桂枝二麻黄一汤、桂枝二越婢一汤、麻杏石甘汤、麻黄连翘赤小豆汤、麻黄附子甘草汤、麻黄附子细辛汤等均由本方变化而成，后世发汗平喘之剂也多以本方加减。本方证的病机是风寒束表，营卫凝涩不利，腠理闭塞，肺气不宣（肺主皮毛）。我们在临床诊疗过程中要善于辨识麻黄汤证的表现，最常见症状有：恶寒，发热，无汗，皮肤起鸡皮疙瘩，用手摸皮肤光滑干燥，头痛，肢体酸痛，咳嗽或喘息，口不渴，舌质淡，苔薄白，脉浮紧。《成方便读》对本方的解释，认为"治寒伤太阳之表，过卫入营，血脉凝敛，无汗恶寒，发热身痛，头项强痛，脉浮而紧等症。麻黄辛温，中空外达，善行肌表卫分，为发汗之主药。桂枝辛温发散，色赤入营，协同麻黄入营分，解散寒邪，随麻黄而出卫，汗之即已。然寒主凝敛，表既壅遏，则里气不舒，故太阳伤寒表不解者，每见喘促上气等症。肺主一身之气，下行为顺，上行为逆，苦杏仁入肺，苦温能降，辛温能散，用之为佐，为助麻黄之不逮。又恐麻桂之性猛，以致汗多亡阳，故必监以甘草之甘缓，济其直往无前之势，庶可邪解而正不伤，乃为立方之善耳"。其对本方组成分析透彻，四味药物相辅相成，环环入扣，此经方精华所在，值得吾辈深研细读。对于本方的临床使用，诸多专家认为，如果辨证准确，效果可"一剂知，再剂愈"，很少用三剂以上。如果用桂枝汤、葛根汤，一般可以连用至病愈再停药，麻黄汤则不可。

应用要点：寒闭失音。本证是指在没有发出任何高音、歌唱、喊号等前提下，因风寒着凉，外邪或突食冰凉后，骤然不能发出声音，中医称"金石不鸣""金破不鸣"，是风寒束表，肺气不宣，在咽喉局部形成凝滞而致，用本方发汗解表，宣肺开窍。

验案：贺某，女，40岁，1985年8月9日初诊。患者参加朋友婚礼活动后，燥热难忍，口舌干燥，连吃两块雪糕，三小时后发音低沉，次日早晨则失音，其余并无不适，舌脉并无特殊异常。证属冰寒束肺。处方：麻黄6 g，桂枝3 g，苦杏仁6 g，甘草10 g，桔梗12 g，蝉蜕3 g。1剂，用滚开水将药泡在茶杯中，半小时后开始少量多次饮用，水少时再续水，一天饮用完，并嘱不可进冰凉饮食，次日发音正常后不再用药。

病例分析：患者在高温气候下，又加工作操劳上火，骤食冰凉饮品，寒将火包裹在内，不得宣发，使发音器官闭而无音。此时如用寒药治之，必寒上加冰，将邪冰伏其内；用本方以散风寒，宣肺气，使发音器官恢复其本来功能即可。在煎服方法上采用开水泡服，取其气薄力轻，重在散寒宣肺，而不用其发汗解表，直捣咽喉。

小青龙汤

(《伤寒论》)

组成： 麻黄9g 炒白芍9g 细辛3g 干姜6g 甘草6g 桂枝9g 五味子9g 半夏9g

功能与主治： 外解风寒，内散水饮。治疗外感风寒，内有痰饮，恶寒发热，无汗，咳嗽，咯痰稀白成泡沫状；甚则喘息不得卧，苔薄白而润，脉浮或浮紧；并治溢饮，四肢浮肿重痛，不汗出。

方证论述： 本方证之病机，《素问·咳论》中讲"皮毛者，肺之合也。皮毛先受邪气，邪气以从其合也。其寒饮食入胃，从肺脉上至于肺则肺寒。肺寒则外内合邪，因而客之，则为肺咳"。小青龙汤证病机符合此病机，说明脾虚肺寒是病机关键所在，一则形成咳喘，一则形成溢饮、支饮之肺失宣降，水饮内停证。治疗方法用宣肺降逆，温化水饮，表里双解。张志民先生在《伤寒论方运用法》一书中讲"咳喘是本方证的主要症状，但必须是寒性咳喘，遇寒加剧；甚则咳逆倚息不得卧；或咳时牵引胸胁，腹部作痛，以双手捧腹而躬其背；或背部有冷感如掌大；痰稀薄呈泡沫状，色白或透明，量多而不易咳出；即使咳出稠痰，放置不久便如水样。一般多由感冒风寒，再受凉，或恣啖瓜果生冷等而发病。患者还可因水饮溢于肌肤而浮肿胀满，小便不利，多与咳喘并发。病人还可因水气上冲而发眼疾，亦和咳喘并发"。此段论述细致入微，足见其对本方领悟之深，令人敬仰。对于本方的临床应用，张志民先生也有独到见解："表实无汗，恶寒咳喘重者，可重用麻黄，再加苦杏仁、厚朴、苏子以宣肺定喘。表虚有汗者，应以桂枝芍药汤为主，并将麻黄改用炙麻黄。新病咳不畅，痰稀薄难咳出者加重干姜、细辛而减轻五味子、芍药；旧病咳久肺虚者，轻用干姜、细辛，而重用芍药、五味子。肺寒饮重，背部冷甚如掌大者，加重干姜。口渴烦躁，咳剧面赤，苔薄黄，痰黏稠色转黄者，邪从热化，当轻用姜辛，加生石膏、黄芩、前胡等清热之品。黄昏咳喘阵作宜加盐知母、黄柏。五更咳喘频作可加黛蛤散、桑叶、菊花，寒温并用，标本兼顾，使寒外解，火得内平……"确属经验之谈，编者遵其法，临床大受其益，故录于此，共同学习。

应用要点：

1.慢性支气管炎：本病简称慢支，指凡咳嗽、咯痰为主要症状，部分患者伴喘息，每年发作累计超过 3 个月，并持续两年以上，排除其他心肺疾患引起的咳嗽、咯痰、喘息等症状者，属中医"咳嗽""痰饮""喘证"等范畴。本病的临床表现是，初期每在冬季咳嗽吐痰，随后可逐年加重，直至整年反复咳嗽吐痰。一般服用常用的治疗咳嗽类方药很难见效，而小青龙汤疗效显著。处方：干姜 10 g，桂枝 10 g，麻黄 10 g，炒白芍 6 g，甘草 10 g，细辛 3 g，半夏 9 g，五味子 6 g，白芥子 10 g，莱菔子 10 g，紫苏子 10 g，川贝母 10 g，苦杏仁 10 g。

验案：王某，男，71 岁，1980 年 1 月 20 日初诊。患者诉 5 年多来反复咳嗽吐痰，秋冬季加重，春夏减轻，且逐年加重，动则气短，常用抗生素、茶碱类药物维持，咳嗽吐白痰而清稀，背恶寒，动则喘息气短，胸脘胀满，苔薄白腻，脉滑。处方：炙麻黄 9 g，苦杏仁 10 g，甘草 9 g，干姜 9 g，桂枝 9 g，白芍 9 g，细辛 3 g，半夏 9 g，五味子 9 g，紫苏子 10 g，白芥子 10 g，川贝母 10 g，陈皮 12 g，厚朴 12 g。5 剂，水煎服，每日 1 剂，早、晚两次温服。二诊咳嗽轻，痰量减少，背冷好转，肢体乏力，上方加生黄芪 30 g，党参 15 g 以益气，继服 10 剂。三诊时大有好转，自己可外出活动半小时左右，但遇冷空气则咳嗽一阵，上方加入防风 9 g，炒白术 9 g，服用 10 剂后愈。

病例分析：该老年患者患慢性支气管炎，俗称"老慢支"。其临床表现为慢性咳嗽，咳吐黏液泡沫痰，清晨和傍晚症状加重，且逐年加重，几乎每年发病，甚则一年多次发病。有部分患者可出现哮喘状态，称之为哮喘支气管炎，本病类似中医"痰饮""喘证"。因外感风寒与内饮相结，使肺失宣降而致本病。本例患者有 5 年病史，以咳嗽吐白稀痰、动则喘息为主症，伴胸脘胀满，舌苔薄白腻，脉滑，属外寒内饮之咳喘，治疗以小青龙汤为主，外解风寒，内散水饮；三子养亲汤加苦杏仁、川贝母增强降气化痰止咳作用，加入厚朴、陈皮以理气健脾，消胀除满。二诊时症状好转，但有气短自汗，动则气短，属气虚现象，故加黄芪、党参以益气补肺，扶正祛邪。三诊时诸症均好转，为防伤风寒后复发，方中加入玉屏风散巩固治疗而愈。

2.外感咳嗽（风寒夹饮型）：咳嗽一病，在临床时一定要分清内伤与外感，否则必将小病治大。外感咳嗽需辨明风、寒、热、燥之邪孰轻孰重；是否有两种以上的外因共同作用，如风寒、风热就属两种病邪，共同致病，同时对其兼夹证辨识而随症施治。小青龙汤用于外感咳嗽是编者多年临床实践得来的经验，其特点是临床症状和风寒咳嗽无异，但咳逆上气，胸闷气急，舌淡红，苔薄白而滑，脉浮紧或滑。此正是外感风寒，皮表被束，同时和内饮相结，肺失宣降，而致咳嗽。同时还表现有风寒咳嗽的症状，如痰稀薄白，咽痒，鼻塞流涕，恶寒无汗，骨节疼痛等。治用小青龙汤合杏苏散加减：干姜10 g，桂枝10 g，麻黄10 g，白芍10 g，甘草10 g，细辛3 g，半夏9 g，五味子3 g，苦杏仁10 g，紫苏叶10 g，陈皮12 g，桔梗12克，川贝母10 g。

验案：陆某，男，51岁，1989年3月21日初诊。患者诉咳嗽1个月，凡是治疗咳嗽的中西成药均使用过，不但未能治好，反而出现胸闷气急，喘息呕逆。现症见咳吐痰白清稀，背恶寒，四肢疼懒，有时会鼻流清涕，打喷嚏，舌淡红，苔薄白而水滑，脉滑。证属风寒咳嗽和饮邪相结，治宜外解风寒，内化饮邪。处方：干姜10 g，桂枝10 g，麻黄10 g，白芍6 g，甘草10 g，细辛3 g，半夏9 g，五味子5 g，苦杏仁10 g，紫苏叶12 g，陈皮12 g，桔梗12 g，川贝母10 g，荆芥10 g，防风10 g。5剂，水煎服，日1剂，早、晚分服。患者服3剂后已不咳嗽，呼吸通畅，又将后2剂服完告愈。患者甚感其方神奇，此乃中医辨证施治之神奇。

病例分析：患者咳嗽1个月未治愈，并非病情深重，实为风寒夹内饮之咳嗽，若能早日辨出此证，两剂药即愈。造成此后果，原因种种暂且不去探究，就本例辨证治疗加以分析，鼻流清涕，打喷嚏，背恶寒，四肢疼懒，属风寒束表之症状；胸闷气急，喘息呕逆，舌苔水滑，属内饮作怪；外之风寒与内之饮邪相结，表里不通，升降失常，所以有此症状。此时用止咳祛痰类药治之，并不能得效。因风马牛不相及，必须外解风寒与内化饮邪结合治疗才是关键所在，如果说此方神奇，不如说此法准确。治疗用小青龙汤化饮，将白芍、五味子用量减少，是怕敛风寒不能外出；杏苏散又加入荆芥、防风，是恐解表之力不足。

大青龙汤

（《伤寒论》）

组成： 麻黄 15 g 苦杏仁 9 g 生石膏 30 g 甘草 6 g 桂枝 6 g 生姜 2 片 大枣 2 枚

功能与主治： 外解风寒，内清里热（寒包火）。治疗外感风寒无汗，而里热烦躁，表现为发热恶寒，寒热俱重，头痛身痛，不汗出而烦躁，舌淡红，苔薄黄或薄白，脉浮紧有力。

方证论述： 本方证病机是风寒紧束其体表，郁热于内不能外宣，太阳阳明合病。古人认为，龙能升天作雨而使地气凉爽，本方以此为喻，因其能发汗清热，使患者神清气爽，故名大青龙。喻嘉言讲："天地郁蒸，得雨则和，人身烦躁，得汗则解。"本方麻黄、桂枝、石膏是主药，但需注意麻黄、桂枝、甘草的用量，其原方三药比例是 3：1：1。麻黄用量大是怕发汗之力不足，又因郁热在里则桂枝减量；生石膏清里热，达到表寒解、里热除的效果。本方是辛温发汗与辛凉清解于一体之《伤寒论》方中的典范。石膏辛凉之性既能解肌热，又善清胸中蕴蓄之热。麻黄、桂枝得辛寒之石膏，发表而不助热；石膏得麻黄、桂枝，清热而不恋邪，达到云行雨施，一汗而解。《金匮要略》云："病溢饮者，当发其汗，大青龙汤主之。"此是指饮溢肌表，身体疼重，治以汗解，使饮邪外出而病愈。

应用要点：

感冒（上呼吸道感染）：西医认为本病是病毒感染人体，局限于鼻腔咽喉的疾病，部分患者混合有细菌感染，临床以发热、恶寒、头痛、鼻塞、流清涕、打喷嚏为主症。中医认为感冒是风邪乘人体御邪能力下降时袭肺卫皮毛所致，中医治疗感冒之关键在于分清不同类型之感冒。本方所治之感冒属表寒里热，即"寒包火"。编者体会大青龙汤证主要症状是：头身疼痛，肌肤粟起，无汗而呼吸急促，烦躁口干，脉浮紧数，舌质淡红，苔薄黄或薄白。

验案：李某，男，37 岁，1979 年 11 月 20 日初诊。患者诉于体育活动后大汗出，身感疲乏而卧于沙发睡着，次日上班时觉四肢酸痛，头痛难忍，背恶寒，肌肤粟起，口干舌燥，心烦难忍，舌淡红，苔薄黄，脉浮紧。证属外感风寒，热郁于里，治宜发汗清热。处方：麻黄12 g，桂枝5 g，苦杏仁9 g，甘草6 g，生石膏40 g，生姜3片，大枣3枚，芦根30 g，葛根20 g。3剂，水煎服。1剂后汗出身轻，3剂而愈。

病例分析：此病例属典型表寒里热型感冒，由于诊疗及时，症状典型，用3剂药而愈。实际临床上如此典型病例并不多见，编者专用大青龙方屈指可数，但用大青龙法（合辛温发散、辛凉清解于一剂）治外感热病病例不计其数。如刘河间的防风通圣散、陶节庵的三黄石膏汤、吴鞠通的银翘散等为代表的常用方剂，均由大青龙汤的方和法化裁而来。所以说用经方治病一是用其方，二是用其法，只有如此才能拓展临床思路，将经方的实际价值最大化。

葛根汤　桂枝加葛根汤　葛根加半夏汤

（《伤寒论》）

组成：葛根汤：葛根 20 g　麻黄 9 g　桂枝 6 g　白芍 6 g　大枣 10 g　生姜 10 g　炙甘草 9 g

桂枝加葛根汤：葛根汤去麻黄，加重桂枝、白芍用量。葛根 20 g，桂枝 9 g，白芍 9 g，炙甘草 9 g，生姜 10 g，大枣 10 g。

葛根加半夏汤：葛根汤原方加半夏 9 g。

功能与主治：解肌发汗，生津舒筋。主治发热，恶寒无汗，头痛身疼，项背强几几，口噤不能语，欲作刚痉。如果上症又夹呕则加半夏，名为葛根半夏汤；如果上症兼汗出则去麻黄，加大桂枝、白芍用量，名为桂枝加葛根汤。

方证论述：葛根汤证与桂枝加葛根汤证病位相同，但前者表实无汗，脉浮紧；后者表虚有汗，脉浮缓。葛根汤证与葛根加半夏汤证区别在于，前者无呕吐，而后者有呕吐。三方一并讨论，能使葛根汤和类方广泛应用于临床。下面所讨论之内容均以葛根汤为对象，葛根汤证病机为寒邪外束，经输不利，寒为阴邪，侵犯肌表，经络营阴为之凝滞，故无汗、恶寒、身痛，项背强几几，苔薄白，脉浮紧；卫阳被郁不得发散而发热。如果表热不得外越，内迫于胃，胃气不和，应降反升则呕吐，即是葛根加半夏汤证。葛根汤组成即桂枝汤加入葛根、麻黄而成，葛根当然是主药，轻升解肌，生津舒筋；麻黄发汗散寒，芍药、甘草治挛急，生姜、大枣和表里。如呕者加半夏，若有汗者去麻黄。本方临床时葛根一般用 20 g，麻黄用量大于桂枝。《金匮要略》用本方治"气上冲胸，口噤不得语，欲作刚痉"，此应是项背强几几的加剧证，类似西医脑膜刺激征之角弓反张，是脑部病变的迹象，应认真对待。

应用要点：

1.颈椎病：此是因颈椎间盘变性，颈椎骨质增生引起的综合征，以颈肩疼痛，上肢麻木，肌肉无力，甚则眩晕猝倒和四肢瘫痪为主要表现，属于中医痹证范畴。中医认为本病是外伤、劳损、外感风寒湿邪等致病。治疗以祛风寒，通经络，活血化瘀为法。方用葛根汤加减：葛根 30 g，麻黄 9 g，桂枝 6 g，甘草 9 g，赤芍、白芍各 15 g，大枣 3 枚，生姜 3 片，汗多者去麻黄。加减如下：颈椎病早期，加羌活 9 g，防风 9 g，当归 12 g，片姜黄 10 g；如果兼有头颈、肩背痛，上肢麻木，上肢肌肉萎缩者，加姜黄 10 g，海桐皮 10 g，生黄芪 30 g，豨莶草 20 g，丝瓜络 10 g，威灵仙 20 g，全蝎 6 g，蜈蚣 1 条；如颈性高血压者，加天麻 15 g，生石决明 30 g，川牛膝 20 g，杜仲 12 g，桑寄生 15 g。

验案：尹某，男，51 岁，2013 年 5 月 17 日初诊。患者 5 年前因颈痛连及左上，渐致肢抬举受限伴肌肉萎缩，故来门诊就诊。既往高血压、糖尿病史 10 余年，规律口服药物控制。舌质黯，苔薄、白腻，脉弦滑。证属风寒湿痹，气滞血瘀。治宜散风祛湿，通络活血。处方：葛根 30 g，桂枝 9 g，麻黄 9 g，赤芍、白芍各 15 g，甘草 9 g，生姜 3 片，大枣 3 枚，片姜黄 10 g，海桐皮 10 g，豨莶草 20 g，丝瓜络 10 g，威灵仙 20 g，鸡血藤 20 g，天麻 12 g，全蝎 6 g，蜈蚣 1 条。日 1 剂，水煎服，早、晚温服。连服 1 个月后复诊，症状均大为减轻，左上肢能自由活动，萎缩之肌肉已长一半，颈肩不痛，舌黯，苔薄腻，脉弦，上方加入苍术 12 g，再服 1 个月而愈。为巩固疗效，改服同仁大活络丸，每日 3 次，每次 1 丸，连服 1 个月。

病例分析：患者身患数疾，既有糖尿病、高血压，又患颈椎病、肩周炎与肌肉萎缩。在门诊治疗时在用原西药维持血压、血糖的前提下，用中医治疗颈椎病、肩周炎和肌肉萎缩。患者三种病症互为因果，其病机属风寒湿邪，痹阻颈肩，气血运行受阻而致痿证，因此治疗应同步施治，不可分离。处方以葛根汤为主方，加入舒筋活络、活血止痛之片姜黄、海桐皮、豨莶草、丝瓜络、威灵仙、鸡血藤、天麻、全蝎、蜈蚣等，共达解肌发汗、生津舒筋、通络止痛之目的。由于痹证、痿证的缠绵难治，病入筋骨，治疗长达 3 月有余，处方修改不大。3 个月后为巩固成效，又用大活络丸治疗 1 个月而愈。

2. 面神经麻痹：中医称面瘫或口眼歪斜，西医将面瘫分为中枢性面瘫和周围性面瘫两种。本方讨论内容是周围性面瘫，此病多见于非特异性神经炎。中医认为本病系风邪夹湿客于阳明经络；或因气血不足，阳明经络失养，均可牵动缺盆与面颊，出现口眼歪斜，甚则引起面部肌肉扭动或肉瞤筋惕等症。治疗上应解肌发汗，散风寒，生津，舒筋，通络。处方用葛根汤加当归12 g，川芎10 g，天麻12 g，防风9 g，全蝎6 g，蜈蚣1条。治疗两周后，邪去正虚之际加入黄芪30 g，取扶正祛邪、邪去不伤正之意。如果患者来诊时已经是患病中后期，或初诊时已有虚象，开始时便可加入黄芪30 g。

验案：成某，男，51岁，2001年2月17日初诊。患者诉半月前外出办事，劳累一天后自觉身乏无力，次日晨起后发现左侧面瘫，口眼歪斜，随即就医，诊为面神经麻痹，输液治疗10天，但效果甚微，转而求诊中医。刻下舌淡红，苔薄白，脉弦细。处方：葛根30 g，麻黄9 g，赤芍9 g，甘草g，生姜3片，大枣3枚，当归12 g，川芎10 g，天麻12 g，防风10 g，全蝎6 g，蜈蚣1条，生黄芪40 g，地龙12 g。每日1剂，水煎服，早、晚两次温服。10天后复诊，左侧面部肌肉已活动自如，口眼歪斜明显好转，但大笑时仍口角右偏，上方去防风、麻黄，加桂枝6 g，再服用10天而愈。

病例分析：面神经麻痹属中医面瘫，多系风邪夹湿侵袭阳明经络，或是气血不足，阳明经络失去滋养所致。治疗用本方意在用葛根之甘、辛、凉入脾、胃二经，生津舒筋，其他药物发汗、散风寒、通经，而达治疗目的。由于本患者病程较长，体质偏弱，在方中加入黄芪以起到扶正祛邪作用。

3.肩关节周围炎：本病简称"肩周炎"，是发生于中老年的慢性肩部疾病，特点是肩部逐渐产生疼痛，夜间加重，肩关节活动逐渐受限，后期疼痛逐渐减轻、消失，肩关节活动范围可缓慢恢复，病程一般半年至两年不等。中医称之为"漏肩风""冻结肩""五十肩"等，是气血亏虚，风寒湿痹所致。治宜散风寒，益气血，通经络。处方：葛根20 g，麻黄9 g，桂枝9 g，赤芍、白芍各12 g，甘草9 g，生姜3片，大枣3枚，羌活9 g，防风9 g，川芎10 g，生黄芪20 g，片姜黄10 g，全蝎6 g，蜈蚣1条。若肩痛明显者加乳香、没药各6 g，肩冷明显者加制附子^{先煎}6 g。

验案：侯某，女，52岁，1998年2月18日初诊。患者诉右肩痛3个月，昼轻夜重，活动后可缓解，局部恶寒喜暖，肩关节活动明显受限，经针灸治疗半个月后疼痛略减轻，但仍觉不理想，遂来诊。舌淡，苔薄白，脉沉弦。证属气血虚弱，风寒湿痹。治宜益气养血，散风祛寒除湿。处方：葛根20 g，麻黄9 g，桂枝9 g，甘草10 g，赤芍10 g，生姜3片，大枣3枚，羌活10 g，防风10 g，川芎10 g，生黄芪30 g，片姜黄10 g，全蝎6 g，蜈蚣1条，制附子^{先煎}6 g。每日 1 剂，水煎服，早、晚两次温服。半个月后复诊，肩关节疼痛减大半，活动范围明显扩大，但肩关节局部仍怕冷，上方制附片加量到 10 g，再服 20 天而愈。

病例分析：肩周炎为中老年常见病症，大部分是气血亏虚在先，反复受风、寒、湿侵袭所致。编者一般用葛根汤加蠲痹汤，合而用之，效果明显。疼痛明显者加入虫类药物，寒邪明显者加入川乌或附子。

葛根黄芩黄连汤

(《伤寒论》)

组成： 葛根 20 g　黄芩 10 g　黄连 10 g　甘草 10 g

功能与主治： 解肌表，清里热。用于外感表证未解，热邪入里，身热，下利臭秽，肛门灼热，胸脘烦热，口干口渴，喘而汗出，舌苔黄，脉数。

方证论述： 本方证原文所指为表证未解，因误下形成协热下利。在临床时不必拘泥是否误下，牢记表邪未解，里热已成，身热下利，胸腹烦热即可。本方外解肌表，内清肠胃之热。本方证需要注意和虚寒性下利区别。《伤寒论新注》讲："其辨法，脉搏之有力无力，及舌苔淡白与黄厚，及下利热与不热，色之黄赤与黄淡。虚寒者脉无力，实热者脉有力；虚寒者舌苔薄白，实热者舌红苔黄；实热者下利灼热，色黄赤而臭，此不可不知也。"在用药方面，《成方切用》讲："葛根主阳明之表，葛根能升阳明清气，又为治泻要药，加芩、连以清里热，甘草调和胃气，不治利而利自止，乃太阳阳明之变法也。"此段将本方分析得非常透彻。

应用要点：

1. 细菌性食物中毒：本病是临床常见的一种急性胃肠炎，是由进食不洁的食物造成的中毒性疾病。临床表现有急性呕吐、腹泻，伴发热恶寒，腹痛，腹胀等，符合本方证，用本方加减治疗。处方：葛根 20 g，黄芩 10 g，黄连 10 g，甘草 10 g，炒白芍 12 g，藿香 10 g，紫苏叶 10 g，半夏 9 g，生姜 10 g，木香 12 g。加减：大便水泻者，加入苍术 12 g，车前子 30 g，茯苓 15 g；大便臭秽，呕吐酸腐食物者，加焦三仙各 20 g，陈皮 12 g。

验案：李某，男，21 岁，2000 年 8 月 15 日初诊。患者诉食剩菜后突发腹痛、腹泻，恶心呕吐，发热头痛而入院治疗，诊断为细菌性食物中毒。补液消炎 1 天后，体温下降，呕吐减轻，但腹泻不止，且泻出物臭秽、黄黏，腹胀痛，口干口渴，舌红，苔黄腻，脉滑数，证属肠胃湿热。处方：葛根 20 g，黄芩 10 g，黄连 10 g，甘草 10 g，白芍 12 g，木香 15 g，焦三仙各 20 g，陈皮 12 g，苍术 12 g。5 剂，水煎服，日 1 剂，早、晚分服，服药后大便正常而愈。

病例分析：患者因食剩菜引发腹痛腹泻，恶心呕吐，发热等症。本病发病从里证开始，并未外感，属由里及表，和表证未解，热邪入里的机理相同。从临床症状可以看到，临床诊疗不能过分刻板，应从有其证而用其方的辨证角度看问题。葛根黄芩黄连汤是表里同治法的代表方剂。太阳、阳明合病，属阳证和表里俱热之实证，舌苔白腻转为薄黄，舌边尖红绛，脉浮数或滑数。本例方中加入白芍、木香、陈皮、苍术、焦三仙，意在调肝脾，消积热。

2. 胃肠型感冒：本病是由病毒感染引起，也可能同时伴有其他细菌感染。患者主要表现为腹痛、腹泻，身体乏力等，伴有感冒症状，如头痛，四肢酸懒，发热，舌红，苔薄黄，脉浮数，符合太阳、阳明病诊断。处方：葛根 20 g，黄芩 10 g，黄连 10 g，甘草 10 g，柴胡 12 g，半夏 10 g，生姜 10 g，大枣 10 g，藿香 12 g，紫苏叶 10 g，木香 12 g。

验案：吴某，女，37 岁，1985 年 9 月 7 日初诊。患者诉近两日感冒后觉四肢酸懒，头痛，恶寒发热，不思饮食，恶心呕吐，腹胀痛，便稀黏，每日 3～5 次，自用感冒药未奏效，又用消炎药，仍不见效。舌红，苔薄黄，脉浮数。用上方加入羌活 9 g，白芷 10 g，5 剂愈。

病例分析：本患者因感冒而西医治疗不效转投中医，从四诊分析，患者表证未解（头痛，四肢疼懒，发热等），热邪入里（恶心呕吐，大便稀黏），舌红，苔薄黄，脉浮数。病机属三阳合病，病邪由表及里，在用药方面以葛根芩连汤为主，加柴胡、半夏、生姜、大枣以和解少阳；加藿香、紫苏叶、木香以解表化湿，理气和中；患者头痛，故在方中加入羌活、白芷以治太阳、阳明头痛。

3. 细菌性痢疾：本病是由痢疾杆菌感染引起的肠道传染病。其主要表现为发热，腹痛，大便次数增多，一日可数次到十数次，初为稀便不爽，后则大便脓血，里急后重，肛门灼热，恶心呕吐，舌红，苔黄腻，脉浮数。证属胃肠湿热，毒邪结滞。处方：葛根 20 g，黄芩 10 g，黄连 10 g，甘草 10 g，白芍 15 g，炒槟榔 12 g，木香 12 g。加减：脓血便重者，加白头翁 12 g，金银花 20 g，牡丹皮 10 g。

验案：王某，男，39 岁，2016 年 7 月 5 日初诊。患者诉连续 3 年夏末秋初患痢疾，近来又感腹胀痛，里急后重，大便每日 5～8 次，便黏不爽且带有血丝，舌红，苔黄腻，脉滑数。用上方加生大黄^{后下}10 g，厚朴 12 g，连服 12 剂愈。

病例分析：患者连续 3 年夏天患痢疾，素有饮酒习惯，且饭量较大，近日又有腹胀痛，里急后重，大便黏而不爽，带有血丝，舌质红，苔黄腻，脉滑数等。本病病因有三，一是属湿热内盛体质；二是饮食过饱，素有积滞，加之饮酒积热；三是不能适应湿热气候。这三者之间互相影响，互为因果而患本病。治疗用本方为主，但解热消积力弱，故加入生大黄、厚朴以泻下热结，理气导滞。

麻杏石甘汤

(《伤寒论》)

组成：麻黄 10 g　苦杏仁 10 g　甘草 6 g　生石膏 50 g

功能与主治：清热宣肺，降气平喘。治疗热郁于肺，发热口渴，有汗或无汗，咳逆气喘，甚则鼻翼煽动，舌质红，苔薄黄，脉滑数。

方证论述：本方证病机是太阳、阳明合病，风寒化热，热遏肺闭。喘咳气粗，甚则鼻翼煽动，发热口渴，苔黄、脉数是主症。宣肺清热，降气平喘是治疗原则。其组成为麻黄汤去桂枝加生石膏。张仲景曰："发汗后不可更行桂枝汤，汗出而喘，无大热者，可与麻黄杏仁甘草石膏汤。"此处讲已用过桂枝汤，因桂枝汤有固卫气作用，寒邪没有充分外解，反而气上逆，所以喘加重。此处讲无大热是指热邪郁伏于内，而伤寒证仍在；故麻黄发肺邪，苦杏仁定喘宣肺气，甘草退热和中缓肺急，石膏清肺热又能定喘，是用治太阳之药通治太阴经病。运用本方须注意各药在方中比例。麻黄、石膏的比例是1∶5，如果热重者可1∶10。麻黄汤系列类似证之鉴别：麻黄汤证如风寒不解，里有郁热，可见烦躁，即大青龙汤证（前文已述）；风寒减但里热更胜者，则传变为麻杏石甘汤证；如表证已罢而见里热者就传变为白虎汤证；麻黄汤证而内有水饮者，可传变为小青龙汤证。临床应细心研究。

应用要点：

1.肺热咳喘：本病证由热郁于肺而致，以咳嗽喘息、发热口渴、烦躁为主要临床表现，大都发生在上呼吸道感染、肺炎、急性支气管炎等疾病过程中。加减：高热者，加黄芩 12 g，生栀子 10 g，连翘 20 g，金银花 30 g；呼吸急促者，加桑白皮 10 g，地龙 10 g；咳嗽重者，加浙贝母 12 g，桔梗 12 g；痰中带血者，加白茅根 30 g。

验案：穆某，男，45 岁，1992 年 3 月 20 日初诊。患者以大叶性肺炎入院治疗，由于其对青霉素、链霉素均过敏，西医只能输液维持加对症处理，故以中医诊治为主。患者发热39.5℃，咳嗽喘息，咳而汗出，喉间痰鸣，口渴烦躁，大便干，吐黄痰，有时痰中带血丝，脉数，舌红，苔黄燥少津，治以清热宣肺，降气平喘之法。处方：麻黄9g，生石膏50g，甘草10g，苦杏仁10g，黄芩12g，生栀子12g，金银花30g，连翘20g，生大黄^{后下}10g，桔梗12g，浙贝母12g，白茅根30g，瓜蒌15g。3剂，水煎服，在两日内服完（1日1剂半）。二诊，服药后大便3次，周身汗出后体温已正常，咳喘减大半，上方去大黄加陈皮12g，再服5剂，每日1剂。三诊时已无特殊不适，带药5剂出院巩固。

病例分析：患者以发热，咳喘，咳则汗出，喉间痰鸣，吐黄痰，痰中带血丝为主症，兼有口渴，烦躁，大便干，舌红，苔黄少津。本证属风寒化热，热遏肺闭。由于里热壅肺则熏蒸汗出，肺气闭塞则气喘咳逆，治宜宣肺清热，表里双解。用麻黄与石膏开泄肺气，直清里热，苦杏仁佐麻黄以降气平喘，甘草调和诸药。以麻杏石甘汤作为主方，为此规定基调，根据病情又予加减。由于肺热连及阳明也热，表现为高热、便秘，故又加入既清肺热而又清阳明之热之黄芩、栀子、生大黄、金银花、连翘。麻杏石甘汤证病机本身就是太阳、阳明合病，此患者正合本病机。加桔梗、浙贝母、瓜蒌以止咳化痰治疗兼症；加白茅根是因热伤肺络，痰中有血丝，取其清肺热，凉血止血之效。初诊后两日内服3剂，以防发生变证，用药后体温正常，大便通畅，咳喘大减，起到预期效果。二诊时去大黄加入陈皮以理气化痰，调和脾胃，且日服一剂即可。三诊时病已愈九成，带药出院。

2.鼻窦炎：鼻窦炎是鼻病的常见病之一，分急慢性两种，慢性鼻窦炎较急性多见，常继发于急性鼻窦炎之后；急性鼻窦炎多发于单个鼻窦，慢性鼻窦炎多发于一侧或两侧所有的鼻窦。临床症状，急性期以鼻塞、流涕、头痛为主，慢性期以流涕、鼻塞、嗅觉障碍、头痛为主，可伴有头昏，记忆力减退，精神不振等。本病属中医"鼻窒""脑漏""鼻渊"范畴。中医辨证时需分清虚实。本方所治范围属实证、热证，病机属于风寒化热。临床加减：①伴有流涕、鼻塞者，加苍耳散（苍耳子、薄荷、辛夷、白芷）以疏风，清热透窍；②伴嗅觉障碍者，加辛夷散（辛夷、藁本、防风、白芷、升麻、木通、川芎、细辛、甘草）以散风通窍；③伴头痛者，加入川芎茶调散（川芎、荆芥穗、防风、细辛、白芷、薄荷、甘草、羌活）以疏风止痛，清利头目、鼻窍。

验案：朱某，男，39岁，1988年12月21日初诊。患者诉一年来鼻塞、头痛，嗅觉减退大半，鼻流浊涕，有时咳吐黄痰，若着凉感冒时头痛更甚，平时头脑昏沉，伴有口舌干燥，咽喉不利。五官科诊为慢性鼻窦炎，消炎治疗10日效果不明显。舌质红，苔薄黄，脉滑。证属风寒化热，热邪壅肺，循经上移鼻窦、鼻窍而致本病。治宜宣肺清热，疏风通窍。处方：麻黄9g，苦杏仁10g，生石膏60g，甘草9g，川芎10g，荆芥穗12g，防风10g，细辛3g，白芷12g，薄荷12g，羌活12g，苍耳子10g，辛夷10g，黄芩15g，金银花30g。5剂，水煎服，日1剂，早、晚分服。二诊时鼻流浊涕消失，口舌干燥好转，头痛好转，但嗅觉仍未改善。处方已对证，因病已一年多，非速效之疾，原方连服10剂。三诊时诸症均大减，但察舌质红，苔少，恐本方燥烈有伤阴之嫌，上方又加入芦根30g，麦冬20g，再服5剂后愈。

病例分析：患者临床症状以鼻咽、头面为主，但病变起因在肺，先由风寒伤及皮毛，寒入里而化热，热邪循经移热于鼻窦多部位而致本病。治病必求于本，此中医治病之基本原则。此本在肺，其末在鼻窍，若舍其本而治其末，则只取一时之效；而从本着手，标本兼顾则取效彻底。故用麻杏石甘汤宣肺清热，用川芎茶调散加减治其标，表里双解。方中加入黄芩、金银花取其清热解毒之力，因病已一年，在体内积热成毒，方中只有石膏一味清热之药，有些力弱，故加此二味，实践证明属正确选择。

五苓散

(《伤寒论》)

组成： 茯苓 30 g　猪苓 10 g　泽泻 10 g　白术 12 g　桂枝 10 g

功能与主治： 化气行水。治疗：①外有表证，内停水湿，头痛发热，烦渴欲饮，或水入则吐（水逆），小便不利，苔薄白，脉浮。②水饮内停，水肿泄泻，小便不利。③痰饮所致脐下悸动，吐涎沫而眩晕。

方证论述： 本方所治诸证，均属脾不运湿，气不化行，水湿停滞所致。脾的功能之一就是为胃行津液，又为三焦水道之机括，由于脾不能运湿，气化不行，水湿停滞，于是产生多种病证。脾不能转输津液上承，故烦渴饮水；水蓄积于胃为水逆证；肾与膀胱气化不行，水道为之壅滞，故小便不利。治宜运脾除湿，化气行水，俾水液能正常运行则诸症自愈。从五苓散之药物组成分析，茯苓、猪苓甘淡入肺，通膀胱，茯苓走气分，猪苓走血分；泽泻甘咸入肾、膀胱，通利水道，补土能治水；白术苦温，健脾祛湿；桂枝辛热，热因热用，将四药之药力引入膀胱以化其气，使湿热之邪皆由小便而出。

应用要点：

1. 水肿：水肿是因感受外邪，或劳倦内伤，或饮食失调，使体内气化不利，津液输布失常，导致水液潴留，泛溢于肌肤，临床以头面、眼睑、四肢、腹背甚至全身浮肿等为主要特征，与西医的急慢性肾小球肾炎、肾病综合征、充血性心力衰竭、内分泌失调以及营养障碍等疾病所出现的水肿相近。水肿的病机，历代医家多从肺、脾、肾三脏加以分析。《景岳全书·肺胀》讲："凡水肿等证，乃肺、脾、肾三脏相干之病。盖水为至阴，故其本在肾；水化于气，故其标在肺；水惟畏土，故其制在脾。今肺虚则气不化精而化水，脾虚则土不制水而反克，肾虚则水无所主而妄行。"说明肺、脾、肾三脏与水肿发病密切相关，以肾为本，以肺为标，以脾为制水之脏，此是水肿病之关键。

对于水肿病的治疗，《黄帝内经》提出"开鬼门""洁净府""去菀陈莝"三法。五苓散此三法俱全，所以用其治疗水肿时临床疗效好。编者的体会是，掌握水肿之膀胱气化不利、水湿内停这一病理特点和本方可化气利水、健脾渗湿的治疗作用，可使其在治疗水肿病的过程中发挥更大的作用。编者治疗水肿病的方法是从五脏辨水肿，以五苓散为基础方再加辨证方药。以肺水肿为例，①风邪遏肺：眼睑头面浮肿，后浮肿延及全身，兼恶风、发热、咳嗽，或咽红肿痛，舌淡红，苔薄白，脉浮。证属风邪外袭，肺失宣发，风水相搏，水郁气结，不能通调水道下输膀胱。治宜疏风解表，宣肺利水。方用五苓散加越婢加术汤加减。②痰热壅肺：头面或四肢浮肿，咳嗽痰黄稠，胸闷气促，舌质红，苔薄黄腻，脉滑数。证属痰热壅肺，津液气化失常，不能下输膀胱，浸溢肌肤为水肿。治宜清肺化痰，利尿消肿。方用五苓散加麻杏石甘汤加减。③肺气虚寒：头面四肢浮肿，气短乏力，面色苍白，形寒畏冷，咳声无力，痰质清稀，舌淡苔白，脉虚无力。证属肺气虚寒，不能通调水道，水液潴留致肿。治宜温阳散寒，宣肺行水，方用五苓散加小青龙汤加减。其他四脏之水肿治疗亦遵此法，不再一一列举。

2. 肾积水：本病是泌尿系统结石或慢性肾盂肾炎等病的并发症，属肾与膀胱气化不利所致。处方：茯苓 30 g，猪苓 10 g，泽泻 10 g，白术 10 g，桂枝 10 g，川牛膝 20 g，生黄芪 30 g，杜仲 10 g，益母草 30 g。

验案：王某，男，67 岁，2000 年 3 月 12 日初诊。患者素体健康，近半年来腰酸怕冷，血、尿检查均正常，彩超发现右肾积水。舌质淡红，苔薄白，脉沉弦。用上方治疗 1 个月后复查彩超，积水消失，腰酸怕冷亦消失。

病例分析：本患者临床无特殊症状，只是体检发现肾积水而求医。辨证从中医蓄水于内着手，用五苓散以化气利水，加入牛膝、黄芪以补肾益气、扶正祛邪获良效。

3. 膝关节积液、积血：本病症大多由膝关节创伤性滑膜炎引起，滑膜血管扩张充血产生大量黏液素，属中医水肿（体内）、瘀血范畴。证属水湿内停，瘀血内结。治宜利水祛湿，行瘀活血。方用五苓散加减。处方：茯苓 30 g，猪苓 10 g，泽泻 10 g，桂枝 10 g，苍术 15 g，川牛膝 20 g，生薏苡仁 20 g，鸡血藤 20 g，益母草 20 g，木瓜 20 g。

验案：关某，男，27 岁，1995 年 7 月 19 日初诊。患者诉右膝关节肿痛月余，骨科以滑膜炎诊治，但膝关节仍肿大疼痛，穿刺发现有黏液和血液，嘱其卧床休息，对症处理，在此期间又转求中医诊治。予上方加汉防己 10 g，连服半月，肿痛消退，又服半月愈。

病例分析：本患者由骨科门诊转诊而来，多次出现膝关节肿痛，意在以中医方法根除此患。辨证时也同样从蓄水于内的理论进行辨治，不同之处是本病大都和外伤有关，故方中加入了活血通络药。

炙甘草汤（复脉汤）

（《伤寒论》）

组成： 炙甘草 20 g　大枣 20 g　桂枝 9 g　生姜 10 g　火麻仁 10 g　麦冬 10 g　生地黄 20 g　人参 6 g　阿胶 10 g　黄酒 50 mL

功能与主治： 滋阴养血，通阳复脉，宁心益神。治疗气虚血少所致心动悸，脉结代，舌红少苔；或虚劳肺痿，咳吐涎沫，身体瘦弱，盗汗咽干，舌燥，大便干，脉虚数。

方证论述： 本方之病机是心血少，心气弱，阴阳俱虚。心血少则心失所养，心气弱则鼓动无力，故脉结代。脉结代的产生大都和气血不足、血瘀、痰阻有关。血、瘀、痰均有形属阴，气无形属阳。当人体气虚弱的时候，阴大于阳，阳的动力不足，血、瘀、痰阴性物质的凝聚性增加而致血流不利，则脉结代。如果阴阳两虚时，因无力完成血液升降运动的连续性，亦可出现脉结代。结代脉习惯上都连在一起读，实际是有区别的：结脉是指脉间歇或缓而中止，止而复还，一止后有多个加速波动；代脉是指一止后无加速之递补，止而复动。在治疗大法上，以滋阴养血、通阳复脉为法。本方组方以滋阴补血之剂加入桂枝、生姜，也符合张景岳所讲："善补阳者，必于阴中求阳，则阳得阴助而生化无穷；善补阴者，必于阳中求阴，则阴得阳升而泉源不竭"。生地黄、阿胶、麦冬乃甘寒柔润之品，阴药无阳不生，养阳之力有余，通阳之力不足。患者服药后会有口腻感，胸闷纳呆，必加桂枝、生姜之辛以鼓动阳气；人参、大枣和胃气，再加酒与药同煎以通阴药之腻滞，同时有阴得阳助之意，养血通脉才能发挥功效。在用药方面还应注意，煎药时加入 50 mL 黄酒，水酒同煎；甘草一定要用炙甘草，大枣用量 20 g；人参或西洋参以舌质为标准，舌淡胖用人参为好，舌光红无苔用西洋参较妥。临床可随症加减。

本方治疗脉结代、心悸动如上所述，了解者甚多，但本方治疗虚劳、肺痿者讨论较少。《备急千金要方》用治"肺痿涎唾多，出血，心中温温液液"。

《千金翼方》用治"虚劳不足，汗出而闷，脉结而心悸，行动如常，不出百日，危急者十一日死"。编者认为此类疾病属现代慢性心肺虚弱性疾病，如贫血、甲亢、肺心病等，在疾病的发展过程中也会出现炙甘草汤证，均属本方治疗范畴，如此本方的应用范围将更加扩大。

应用要点：

1. 心律失常：本病临床常见，是心血管疾病中重要的一组疾病，也可发生于其他疾病的某个阶段，属中医"心悸""怔忡""虚劳"等范畴。作为中医，发现心律失常的第一手段是脉诊，如下三种脉是确定心律失常的依据：①促脉：脉来急促，时而一止，止无定数。大都见于心率快而心律不齐，如房颤、频发早搏。②结脉：脉来缓慢，时而一止，止无定数。见于心率慢而间歇，如各种早搏、窦房传导阻滞。③代脉：脉来中止，良久复动，止有定数。见于早搏、二联律、三联律。促、结、代三种脉象均是心阴心血不足所致。另外迟脉也属心律失常，每分钟不足 60 次，是心阳虚弱之象，多见于Ⅱ、Ⅲ度房室传导阻滞，病窦综合征，病情较重，需要专科诊治，不属于本方讨论范围。治疗心律失常基础方：炙甘草 20 g，大枣 30 g，桂枝 9 g，生姜 12 g，火麻仁 15 g，麦冬 15 g，生地黄 30 g，人参 9 g，阿胶 12 g（原方），加入丹参 15 g。加减：气虚明显者，加生黄芪 30 g；舌红无苔者，人参改西洋参；心悸明显者，加炒酸枣仁 30 g，茯神 20 g，生龙骨 20 g。

验案：吴某，男，62 岁，1990 年 5 月 19 日初诊。患者有冠心病史 5 年，用药维持病情稳定，近 1 年来发现活动量大时心悸胸闷，头晕乏力气短，心电图示心律不齐，心房纤颤。舌淡红少苔，舌尖有细小瘀点，脉结代。处方：在上方基础上加黄酒 50 mL，生黄芪 30 g，炒酸枣仁 20 g。水、酒同煎，连服 1 个月诸症同减，可连续行走约 2 km，但觉胃胀食差，上方加入陈皮 12 g，焦三仙各 20 g，砂仁 10 g，再服 1 个月后愈。

病例分析：患者有心脏病史，每日用西药维持，尽管未发生心绞痛、心肌梗死，但心脏功能虚弱是不争之事实。中医认为此属心气血不足，阴阳俱虚。其临床表现为心悸胸闷，头晕乏力，动则气短，脉结代，舌淡红少苔，舌尖有瘀点等。在治疗方面，首要任务是滋阴养血，通阳复脉，保证心功能的强健。本病例于炙甘草汤中加入了丹参、生黄芪，方中人参由开始 9 g 逐渐加至 20 g，取效明显，1 个月后患者可独立行走，加陈皮、焦三仙、砂仁以健脾和胃，增强体质。

2. 肺心病缓解期之心气阴两虚证：慢性肺心病是由慢性支气管炎、肺气肿和其他肺胸疾病或肺血管疾病引起的心脏病，临床有肺动脉高压、右心室增大或右心功能不全，属中医"肺痿""心悸""虚劳"范畴。中医辨证时分为"缓解期"和"急性发作期"，本方讨论内容属肺心病缓解期，临床表现为咳嗽气短，活动后加重，有少量泡沫痰，心悸、心慌，自汗出，语声低微，舌红少苔或无苔，脉沉细或结代，辨证属心肺肾虚衰，气阴阳俱虚，此时治疗以强心为第一要务，用炙甘草汤加生黄芪 30 g，五味子 12 g，川贝母 10 g，百合 20 g。加黄酒 50 mL 与水同煎，每日 1 剂。

验案：张某，男，70 岁，1989 年 12 月 27 日初诊。患者患肺源性心脏病（肺心病）多年，每年冬季均在医院治疗，清明节前后逐渐好转出院，现要求中医调养治疗。其临床表现为咳嗽气短，动则喘息，偶有泡沫痰，心悸、心慌，口舌干燥，腰酸下肢无力，舌淡红无苔，脉细而无力。证属心肺肾气阴不足。处方：炙甘草 15 g，大枣 20 g，桂枝 10 g，生姜 12 g，炒酸枣仁 20 g，麦冬 20 g，生地黄 20 g，西洋参 12 g，阿胶珠 12 g，五味子 12 g，生黄芪 30 g，川贝母 10 g，百合 20 g。黄酒 30 mL，水酒同煎，每日 1 剂。连服 1 个月后症状好转，为预防感寒，上方加入防风 10 g，炒白术 12 g，取玉屏风之意，再巩固治疗 1 个月。

病例分析：本患者明确诊断为肺源性心脏病（肺心病）。从临床表现上看，有咳嗽气短，吐少量痰，但更主要是心悸、心慌，自汗，语音低微，脉沉细无力，舌红少苔等症。此时如果重点治疗咳嗽、咳痰则不妥，因心肺肾气虚血亏是矛盾的主要方面，因此采用了炙甘草汤加生黄芪、川贝母、百合以补心肺肾之气虚阴不足，又兼止咳化痰。

关于炙甘草在原方中有以"清酒七升、水八升"同煎之说，编者临床均以黄酒 50 ～ 100 mL 代替，取酒能宣通百脉、流行气血、疏通经络之意。

小柴胡汤

(《伤寒论》)

组成：柴胡 12 g　半夏 9 g　甘草 9 g　党参 15 g　黄芩 12 g　生姜 12 g　大枣 12 g

功能与主治：和解少阳，扶正散邪。治疗寒热往来，胸胁苦满，嘿嘿不欲饮食，心烦喜呕，口苦，咽干，目眩，舌苔薄白，脉弦；妇人伤寒，热入血室，寒热如疟，夜则谵语，如见鬼状（指妇人经期、产后感受外邪，乘虚入血室，与热相搏出现的症状）。

方证论述：本方证的病机为邪犯少阳，枢机不利。太阳主表，阳明主里，少阳主半表半里，少阳又内属胆与三焦。邪犯少阳，邪郁则恶寒，正胜则发热，正邪纷争则寒热往来。少阳经脉循行于两胁，少阳经气不利故胸胁苦满。胆气犯胃，胃失和降则嘿嘿不欲饮食，心烦喜呕。《成方切用》对小柴胡汤证分析认为："寒为阴，热为阳，里为阴，表为阳。邪客于半表半里，阴出与阳争，阴胜则寒；阳入与阴争，阳胜则热。太阳行身之后，属膀胱寒水，为表；阳明行身之前，属胃燥金，为表之里；邪在于中，近后膀胱寒水则寒，近前阳明燥金则热也。寒热有定时者为疟，无定时者为往来寒热。以热在表而浅，邪恶正，故恶寒；寒已复热，此邪未并于表里，故寒热微而无定时也。半表半里属足少阳胆，脉行于两胁；手少阳三焦之脉，络心包。风邪干之，心气不得宣畅，故烦满，或攻胸胁，故又痞而痛也。邪在表则不烦不呕，在里则烦呕，表方传里，故心烦喜呕也。邪在表则呻吟不安，在里则烦而闷乱，邪自表而方传里，故嘿嘿静也。经曰：阳入之阴则静。邪在表则能食，入里则不能食，今在表里之间，故但不欲食，未至于不能食也。"

关于小柴胡汤在临床的使用标准，大都认为但见一症便使用，对于小柴胡汤几大症问题，《伤寒论汇要分析》认为："口苦咽干，目眩为一症；寒热往来为一症；心烦喜呕为一症；胸胁苦满为一症；胁下痛为一症。"在这五症的前提下，但见一症便可用原方，不必悉俱，可供参考。

小柴胡汤为和剂，其治疗总体法则是解外和里，疏利三焦，调和脾胃，祛邪扶正。所谓和剂应包括：寒热并用，补泻合方，表里双解，苦辛合化，上下分消，调气和血。如《成方切用·和解门》所言："凡病兼虚者，补而和之；兼滞者，行而和之；兼寒者，温而和之；兼热者，凉而和之。和之为义广矣，亦犹土兼四气，其于补泻温凉之用，无所不及。务在调平元气，不失和中之为贵也。"《成方便读》解释小柴胡汤时云："以少阳为枢，其经在表之入里、里之出表处，故邪客少阳之经，其治法不可发汗、不可攻，且补、泻、温、清之法，皆不得专，或为之证不定，故特立此和解一法。以少阳为稚阳，生气内寓，犹草木初萌之时，一遇寒气，即萎弱而不能生长，是以少阳受寒，即有嘿嘿不欲饮食之状。本方之意，无论其在表在里，或寒或热，且扶其生气为主，故以人参、甘草补正而和中，正旺即自可御邪。然后以柴胡得春初生发之气，入少阳之经，解表祛邪；黄芩色青属木，能清泻少阳之郁热，乃表里两解之意。如是寒热可愈，心烦喜呕、口苦、耳聋等证亦可皆平。半夏虽生于盛夏，然得夏至阴气而始生，能和胃而通阴阳，为呕家圣药，其辛温之性，能散逆豁痰。加以姜枣者，以寒热往来皆关营卫，使之和营卫、通津液也。"

应用要点：

1. 慢性肝炎、慢性胆囊炎：慢性肝炎（包括迁延性肝炎）是由于病毒性肝炎迁延不愈，一些症状和体征持续存在，因活动劳累过度、饮食不当、酒精刺激而使肝炎复发，临床以食欲减退，疲乏无力，腹胀，腹泻，肝区不适或疼痛，或兼黄疸等为主症。慢性胆囊炎一般无明显体征，或仅有上腹部或胆囊区的轻度压痛，B超检查发现胆囊壁粗糙。在情绪激动、感冒、过度劳累后有上腹不适，并表现出消化系统症状。以上两病属中医"胁痛"范畴。基础方：柴胡 12 g，半夏 9 g，甘草 9 g，党参 15 g，黄芩 12 g，生姜 12 g，大枣 12 g，茵陈 12 g，丹参 12 g，郁金 12 g，白术 10 g。加减：①低热者，加青蒿 12 g，地骨皮 10 g；②腹胀明显者，加木香 12 g，枳壳 12 g；③食欲减退者，加砂仁 10 g，焦三仙各 20 g；④黄疸者，加龙胆草 12 g，车前子 30 g，茵陈加至 30 g；⑤肝胆区疼痛者，加川楝子 12 g，延胡索 12 g，白芍 15 g，片姜黄 10 g；⑥转氨酶高者，加五味子 12 g；⑦气阴两虚者，加生黄芪 30 g，黄精 20 g；⑧脾虚者，加茯苓 20 g，白扁豆 20 g，山药 15 g。

验案：李某，男，38岁，1990年5月24日初诊。患者患急性肝炎，治疗一个月后化验肝功能正常，后未再治疗，饮食起居与生病前无改变，经常饮酒，熬夜加班，两个月后出现身乏无力，不思饮食，肝区胀痛，小便鲜黄，下午3点至5点低热37.8℃，肝功能异常，舌红，苔薄黄，脉弦数。处方：柴胡15 g，半夏9 g，甘草9 g，党参15 g，黄芩15 g，生姜12 g，大枣12 g，丹参15 g，郁金12 g，茵陈15 g，车前子30 g，川楝子10 g，延胡索12 g，白术10 g，青蒿12 g，地骨皮10 g。10剂，水煎服，日1剂。10天后复诊，症状全消，精神状态欠佳，舌、脉正常。处方：柴胡12 g，半夏9 g，甘草9 g，党参15 g，黄芩12 g，生姜12 g，大枣12 g，丹参12 g，茵陈15 g，郁金12 g，白术10 g。每日1剂，水煎服。10天后复诊，肝功能正常，无不适，嘱上方继续服用1个月后愈。

病例分析：患者患慢性肝炎，或者称急性肝炎复发，由疲劳及饮食不节制所致。其主症是身乏无力，不思饮食，胁胀痛，舌红，苔薄黄，是典型小柴胡汤证，故以小柴胡汤为主方以和解少阳，扶正散邪；加入川楝子、延胡索（金铃子散）及郁金、丹参行气活血，恢复肝功能；茵陈、青蒿、地骨皮以加大清热利湿之力，共同组成和肝利胆、清热祛湿、调和脾胃之剂。

2.反流性食道炎：本病指胃或十二指肠内容物反流到食管中，而引起食管黏膜发生消化性炎症。本病常和慢性胃炎、消化性溃疡和食道裂孔疝并存。其临床表现以胸骨后烧灼感或烧灼样疼痛为特征，这种特征一般在进食后1小时左右发生，平卧或俯卧时诱发加重，站立和坐位时可缓解。反流性液体蚀及咽部时即出现咽部酸苦灼辣感，引起慢性咽炎和声带炎症；还可出现口腔黏膜糜烂和口唇、口腔烧灼感。本病属中医"胸痛""胸痹"和小柴胡汤证"胸胁苦满"范畴。基本方：柴胡12 g，半夏9 g，甘草9 g，党参12 g，黄芩12 g，生姜12 g，大枣12 g，瓜蒌15 g，枳壳12 g，黄连4 g。加减：①吞咽困难时，或有梗阻感者，加旋覆花10 g，代赭石10 g；②泛酸重者，加吴茱萸4 g，海螵蛸10 g，煅瓦楞子10 g；③咽喉异物感，咳嗽咯痰者，加苦杏仁10 g，紫苏子12 g，桔梗12 g，射干10 g。

验案：武某，女，52岁，1997年4月7日初诊。患者因胸骨后烧灼样痛，咽喉不利，咳嗽吐痰，去医院就诊，行心脏及肺部相关检查均无异常，胃镜示食道裂孔疝、反流性食道炎、胃糜烂。舌红，苔薄黄，脉弦。处方：柴胡

12 g，半夏 9 g，甘草 9 g，党参 12 g，黄芩 12 g，生姜 12 g，大枣 12 g，瓜蒌 15 g，射干 10 g，苦杏仁 10 g，厚朴 12 g，黄连 6 g，吴茱萸 3 g。7 剂，水煎服，每日 1 剂，早、晚分服。1 周后二诊，症状好转，但仍觉咳嗽吐痰明显，饭后胸骨后仍痛，上方加枳壳 15 g，桔梗 12 g，再服 7 剂后症状消失，为巩固治疗，上方再服半月后愈。

病例分析：本患者以胸骨后烧灼样痛、咽喉不利、咳嗽吐痰为主症，治疗用小柴胡汤，其理论依据源自小柴胡汤五大症之一，即"胸胁苦满"。从定位角度，将食道炎症定在肝、胆经，胆气犯胃，胃失和降。治疗方法是以小柴胡汤解外和里，疏利三焦，调和脾胃。在加减用药方面，用瓜蒌、厚朴以利气宽胸；黄连、吴茱萸（左金丸）清热祛湿，疏肝和胃；射干、苦杏仁降气利咽，止咳祛痰（治疗反流性食道炎引起的咽炎）。

3.眩晕：眩晕是头晕与目眩的总称，头晕即感觉自身或外界景物旋转，站立不稳；目眩即眼花或眼前发黑，视物模糊。二者常同时并见，故统称为眩晕。眩晕多属肝的病变。西医将眩晕分为五大类，即耳源性眩晕（梅尼埃病、迷路炎、前庭神经炎、位置性眩晕、晕动病），以及神经源性、眼源性、颈源性、全身性眩晕。小柴胡汤所治疗之眩晕属耳源性。基本方：柴胡 12 g，半夏 9 g，甘草 9 g，党参 12 g，黄芩 12 g，生姜 12 g，大枣 12 g，天麻 12 g。加减：①痰饮症状明显者（恶心、呕吐、舌苔白腻），加茯苓 30 g，泽泻 20 g，白术 15 g，吴茱萸 6 g，桂枝 9 g；②耳鸣重者，加菊花 20 g，钩藤 20 g；③头蒙头胀，心烦，面红目赤，口苦咽干者，加石决明 30 g，珍珠母 30 g。

验案：郝某，男，47 岁，1987 年 3 月 27 日初诊。患者诉近日因工作劳累，加班多，晨起时突发眩晕，行走摇晃，耳鸣，恶心呕吐，自汗出，急诊入院，诊断为梅尼埃病，门诊输液 3 天后可以进食，但眩晕仍时有发作，因此请中医参与治疗，苔薄黄，脉弦滑。处方：柴胡 12 g，半夏 9 g，甘草 9 g，党参 15 g，黄芩 12 g，生姜 15 g，大枣 15 g，天麻 12 g，吴茱萸 6 g，茯苓 30 g，白术 15 g。7 剂，水煎服，每日 1 剂，早、晚分服。7 剂后复诊，症状大为好转，但觉起身时仍有眩晕小发作，轻度耳鸣，上方再服两周愈。

病例分析：患者以眩晕为主症，西医诊断为梅尼埃病。用本方治疗，其理论依据同样是源自小柴胡汤五大症之一，即"口苦、咽干、目眩"。再加之

《黄帝内经》"诸风掉眩，皆属于肝"等理论，用以和解少阳，调理枢机，疏利三焦；加入茯苓、白术用以加大健脾化饮之力；用吴茱萸以降逆止呕；加天麻以平肝息风。

4. 经期感冒：此就月经前几日、带经期、经后几日内发生的感冒而言。中医认为此时的感冒和平时的感冒治疗应有所区别，其原因在于月经期妇女气血不和，外邪乘虚而入。治疗上应和而治之，用小柴胡汤加减。处方：柴胡 12 g，半夏 9 g，甘草 9 g，党参 15 g，黄芩 12 g，生姜 12 g，大枣 15 g。加减：①夹风寒，身体疼痛者，加桂枝 9 g，羌活 9 g；②咽痛咽干者，加桔梗 12 g，芦根 20 g；③头痛者，加川芎 15 g，当归 12 g；④心烦喜呕者，加紫苏叶 10 g，藿香 10 g；⑤感冒症状 7～10 天不愈，既不加重又不彻底好转者，加生黄芪 30 g，防风 9 g，白术 9 g。

验案：左某，女，39 岁，1979 年 12 月初诊。患者诉 1 年来月经来潮前 1～2 天即感冒，出现头痛，鼻塞，乏力，不思饮食，咽干，肢体酸痛，月经结束后逐渐好转，下次月经来潮前重复出现感冒症状。舌淡红，苔薄白，脉弦。证属气血不和，风寒外袭。处方：柴胡 12 g，半夏 9 g，甘草 9 g，党参 15 g，黄芩 12 g，生姜 12 g，大枣 12 g，川芎 15 g，当归 12 g，防风 9 g，白术 10 g，生黄芪 30 g，砂仁 10 g。每月月经结束后开始服用 14 剂，日服 1 剂，早、晚分服，连服两个月后不再感冒。

病例分析：本患者主症是经前感冒，时间近一年之久，属气血不和，风寒外袭，用本方治疗，依据是小柴胡汤本可治"妇人伤寒"，所以以小柴胡汤为主和解少阳，扶正达邪；因气血不和，故加入当归、川芎增调和气血之功；又因每在月经前感冒，说明表虚不固，加防风、白术、黄芪（玉屏风散）益气固表，增强体质，预防感冒。

5. 胆心综合征：本病是指胆道系统疾病（胆囊炎、胆结石），通过神经反射引起冠状动脉收缩，导致冠状动脉供应心脏血液不足（供氧需氧失衡），从而引起心绞痛、心律失常，更有甚者可发展为心肌梗死等一系列临床综合征。中医认为此为母病及子之后果，治疗也要采取母子同治法，采用小柴胡汤和枳实薤白桂枝汤加减。处方：柴胡 12 g，半夏 9 g，甘草 9 g，党参 20 g，黄芩 12 g，生姜 12 g，大枣 12 g，枳实 20 g，薤白 12 g，瓜蒌 20 g，桂枝 9 g，厚朴 15 g，丹参 15 g，红花 10 g。加减：①胸胁胀痛，厌食油腻，恶心欲吐，便秘者，加生大黄^{后下}9 g，郁金 12 g，片姜黄 12 g；②心烦喜呕，心下痞满，呃逆嗳气者，加旋覆花 10 g，代赭石 10 g，黄连 5 g，吴茱萸 3 g；③动则气短，自汗出，脉结代、心动悸者，加人参 9 g，炙甘草 30 g，麦冬 20 g，生黄芪 30 g，去原方党参、甘草。

验案：李某，女，76 岁，2017 年 3 月 4 日初诊。患者诉患胆石症 20 年，医生嘱其手术治疗，因恐惧未做。近几年经常出现胸痛、心慌、出汗等症状，医院诊断为心绞痛，予以对症治疗，时而好转，时而发作，西药治疗效果越来越差，故求中医治疗。患者体型胖，面色晦暗，胸痛、胁痛、心下痛，恶心欲吐，睡眠不能平卧，否则胸闷气短，大便 3 日一行且不爽，舌质紫黑，苔黄腻，脉沉、滑数。处方：柴胡 12 g，半夏 9 g，甘草 9 g，党参 15 g，黄芩 12 g，生姜 12 g，大枣 12 g，瓜蒌 20 g，薤白 12 g，枳实 20 g，厚朴 15 g，桂枝 9 g，丹参 20 g，红花 12 g，生大黄^{后下}10 g，郁金 12 g，片姜黄 10 g。每日 1 剂，水煎服。5 天后复诊，大便通，胸脘胁已不痛，并能平卧入睡，上方去生大黄再服 10 剂。三诊时，面色已显红润，可以行走，饮食正常，但舌质仍紫黑，说明瘀血较重，上方加水蛭 6 g，连服 1 个月症状消失，嘱其最好行手术治疗，以免后患。家属接受建议，选择手术治疗，未再发作。

病例分析：患者由西医确诊为胆石症、胆心综合征。中医认为属肝胆疾病久而不愈，累及心脏，亦即母病及子。临床症状以胸胁痛，恶心欲吐，大便不爽，舌质紫黑，舌苔黄腻，脉沉、滑数为主，符合小柴胡汤证，同时存在气滞血瘀征象，符合中医久病入血之理论。治疗以小柴胡汤为主，以和解少阳，疏利肝胆；加入枳实薤白桂枝汤以通阳散结，消解胸痹；加丹参、红花活血化瘀以通心脉；加郁金、黄芩以增强疏肝理气之效；生大黄后下，一则泻腑清热，一则活血祛瘀。通过 20 天治疗，诸症大减，唯舌质仍紫如黑炭，方中加入水蛭，以血肉有情之品增强活血祛瘀力度，果然 1 个月后舌由黑炭色转为黯色，他症也随即消除。

大柴胡汤

(《伤寒论》)

组成： 柴胡 12 g　生大黄^{后下}10 g　枳实 15 g　半夏 9 g　白芍 12 g　黄芩 12 g　生姜 12 g　大枣 12 g

功能与主治： 和解少阳，内泻热结。治疗少阳、阳明合病，往来寒热，胸胁苦满，呕吐，郁郁微烦，心下满痛，或心下痞硬，大便不利，或协热下利，舌苔黄，脉弦有力。

方证论述： 大柴胡汤证是小柴胡汤证的深化，热邪更甚，犯病部位更大，由小柴胡汤证之功能失调转变成器质性病变。临床表现为口苦，往来寒热，胸胁苦满，心下急，心下痞硬，呕吐，便干。从临床实践来看，还可有黄疸、小便黄。《成方切用》对本方的解读是："表证未除，故用柴胡以解表，里证又急，故用大黄、枳实以攻里；芍药安脾敛阴，能泻肝火使木不克土；黄芩退热解渴；半夏和胃止呕；姜辛散而枣甘缓，以调营卫而行津液。此表里交治，下剂之缓者也。"此处所讲大柴胡汤是缓下之剂，是和三承气汤相比而言。依次的排序是大承气汤最猛，小承气汤次之，调胃承气汤又次之，大柴胡汤再次之。

应用要点：

1. 急腹症：本病症是以急性腹痛为主要临床表现的腹腔器官急性疾病的总称。所涉病种很广，最常见有急性阑尾炎、胆石症、胆道系统感染、急性肠梗阻、胃十二指肠病急性穿孔、急性胰腺炎等。急腹症以腹痛、恶心呕吐、大便改变、发热为主症。致病因素有热邪、寒邪、湿热、食滞、结石、粪团、气滞血瘀等，打破了六腑以通为顺的总规律而发病。对于急腹症的治疗有六大法——通里攻下法、清热解毒法、理气开郁法、活血化瘀法、清热利湿法、健脾和胃法与补气养血法。但此六法是指中医保守治疗法，不包括手术等外科疗法。编者对于急腹症的治疗就是以大柴胡汤为基础方结合以上六大法，再结合具体病种加减治疗，临床疗效满意。此处介绍最常见的两种：急性单纯性阑尾炎、胆道系统感染和胆石症。

①急性单纯性阑尾炎：其主要临床表现有转移性右下腹痛，持续性疼痛，阵发性加剧，伴有脘腹胀闷，恶心，嗳气纳呆，大便秘结，小便黄。治宜内泻热结，清热解毒。处方：柴胡 12 g，生大黄^{后下}10 g，枳实 15 g，半夏 9 g，白芍 15 g，黄芩 12 g，生姜 12 g，大枣 12 g，蒲公英 20 g，败酱草 20 g，牡丹皮 12 g，木香 12 g。加减：发热甚者（体温超过 38℃），加生石膏 40 g，葛根 20 g；恶心呕吐明显者，加藿香 12 g，紫苏叶 12 g；阑尾处有包块，且肿痛明显者，加赤芍 12 g，三棱 10 g，莪术 10 g。

验案：李某，男，37 岁。患者诉转移性右下腹痛两天，在外科确诊为阑尾炎，因病情不急重，家属要求保守治疗。刻下症见右下腹痛，活动时明显，低热，体温 37℃，恶心纳呆，身懒无力，大便干，两日未通，舌红，苔黄腻，脉弦数。处方：柴胡 12 g，生大黄^{后下}12 g，枳实 15 g，半夏 9 g，白芍 15 g，黄芩 12 g，生姜 12 g，大枣 12 g，牡丹皮 12 g，蒲公英 30 g，败酱草 30 g，木香 15 g。7 剂，每日一剂半。因为本病属急腹症，又不用西药配合，每日 1 剂恐不能控制炎症，故每日用一剂半。二诊时，大便通，并且每日两次，同时体温正常，腹痛减轻大半，已能吃饭，嘱其清淡饮食，以流食为主，舌红，苔薄黄，脉数，上方加白术 12 g，陈皮 12 g，以顾护脾胃，7 剂，每日 1 剂，早、晚分服。三诊时已无特殊不适，为巩固疗效，上方生大黄改为熟大黄 10 g，枳实改为枳壳 12 g，加蒲公英 15 g，败酱草 15 g，再服 7 剂。

②胆道系统感染和胆石症：本病症的临床表现也是以腹痛为主要症状。急性胆囊炎的腹痛常发生于饱餐后，于晚上或凌晨突然发生中上腹或右上腹剧烈绞痛，为持续性发作，阵发性加剧，多数患者疼痛可放射至右肩、左肩及腰背部。如伴有结石，则疼痛程度更为严重。急性梗阻性化脓性胆管炎，多突然在剑突下或右上腹出现顶、胀痛或绞痛；肝内胆管结石患者常感右肋缘下疼痛，并向胸或右背部放射。其次的症状是发热。急性胆囊炎为中度发热，但不恶寒；化脓性胆管炎常先出现寒战，继而高热。从舌苔、脉象看，早期轻症一般无明显变化，重症者可出现舌质红，苔黄腻或黄燥，脉弦数。辨证治疗时应注意，胆总管结石直径在 1 cm 以内，急性胆道感染无明显休克现象，胆管结石有梗阻者，均不适于中医保守治疗，以免发生意外。

基础方：柴胡 12 g，生大黄^{后下}10 g，枳实 15 g，半夏 9 g，白芍 15 g，黄

芩 12 g，生姜 12 g，大枣 12 g，川楝子 12 g，延胡索 12 g，郁金 12 g，片姜黄 12 g。加减：结石，加金钱草 20 g，海金沙 10 g，鸡内金 15 g；恶心呕吐，厌油腻，舌苔白、厚腻者，加藿香 12 g，茵陈 15 g，佩兰 12 g；发热明显，体温 39 ℃～ 40 ℃者，加金银花 30 g，连翘 30 g，滑石粉 30 g。

验案：余某，男，42 岁。患者患胆石症多年，时有发作，口服药物后好转，因节日期间饮食不注意，突发上腹痛，伴恶心欲吐，便干尿黄，发热 39 ℃，收入院治疗，常规消炎治疗后配合中医治疗。处方：柴胡 12 g，生大黄^{后下} 12 g，枳实 15 g，半夏 9 g，白芍 15 g，黄芩 12 g，生姜 12 g，大枣 12 g，郁金 12 g，川楝子 12 g，延胡索 12 g，金钱草 20 g，海金沙 15 g，片姜黄 12 g。7 剂，水煎服，每日 1 剂，早、晚分服。二诊大便通，每日两次，疼痛已消，体温 37.5 ℃，但仍不思饮食，恶心，上方加藿香 12 g，佩兰 12 g，砂仁 10 g，7 剂。三诊时诸症均减轻，但胆石症仍存在，带药 7 剂出院。

柴胡桂枝汤

（《伤寒论》）

组成：柴胡 12 g　半夏 9 g　黄芩 12 g　党参 12 g　生姜 12 g　大枣 12 g
桂枝 9 g　白芍 12 g　炙甘草 9 g

功能与主治：调和营卫，和解少阳。治疗发热恶寒、自汗，四肢关节烦疼，口苦咽干，呕吐恶心，心下支结，舌淡苔白，脉浮。

方证论述：本方由小柴胡汤和桂枝汤合方而成。因其证候轻，张仲景在原方用量上各取半量，但临床实践中因量小而效差，故编者将原方用量加大至常用量。柴胡桂枝汤证临床表现有两组，一是发热恶寒，鼻塞，自汗，肢节烦疼；二是心下支结，微呕，口咽干，不欲饮食。此处所讲"肢节烦疼"实际是关节肢体酸楚，可以是局部关节亦可是全身关节。"心下支结"实际是指心下部位有物支撑结聚不适感。

《金匮要略·脏腑经络先后病脉证第一》载："夫病痼疾加以卒病，当先治其卒病，后乃治其痼疾也。"在此理论指导下编者用本方治疗宿疾挟外感之病，以取一举两得之效，不但外感可解，宿疾亦随之减轻或消失。《伤寒来苏集》载："仲景书中最重柴、桂二方。以桂枝解太阳之表，又可调诸经之肌表；小柴胡解少阳半表，亦可以和三阳之半表。故于六经之外，独有桂枝证、柴胡证之称，见二方之任重不拘于经也。……表证虽不去已轻，里证虽已见而未甚。故取桂枝之半，以散太阳未尽之邪；取柴胡之半，以解少阳微结之证。"

应用要点：

1.慢性胃炎夹外感：本病症是指素有胃病而夹外感，此种外感临床表现不典型，也就是无明显的流涕、鼻塞、喷嚏等，而是以胃脘胀满、不思饮食、周身酸楚、微发热、恶寒自汗等为表现而就诊。如果不细心研究和分析，分别是否挟有外感就有困难。编者也是从大量的患者身上摸索到此种现象并加以总结，临床疗效满意。处方：柴胡 12 g，半夏 9 g，甘草 9 g，党参 12 g，黄芩12g，生姜12g，大枣12g，桂枝9g，白芍12g。加减：①发热明显者，加葛根20g，荆芥12g，紫苏叶10g；②便秘者，加熟大黄12g，枳实12g。

验案：石某，女，65岁，1987年4月10日初诊。患者胃病多年，近1个月来胃脘胀满，不思饮食，周身酸楚，自汗出，背恶寒，在内科门诊治疗两周后不见效，转中医就诊，舌淡苔白，脉浮。处方：柴胡12g，半夏9g，甘草9g，党参12g，黄芩10g，生姜12g，大枣12g，桂枝9g，白芍12g，陈皮10g。3剂，水煎服，每日1剂，早、晚分服。3天后复诊诉诸症消失，但胃脘胀，不思饮食，用调和脾胃之药后愈。

病例分析：患者有胃病史，近1个月以来因胃脘胀满不思食，周身痛楚，自汗出，背恶寒去内科门诊，治疗两周未见效果而转投中医。四诊分析后发现患者有胃病症状是真，但同时也有外感表证，未被医生发现，故用治胃之药解除目前病症未能奏效。其原因在于外感引动宿疾，正确治疗应以解表为主，治宿疾为辅，或先解表邪后治宿疾。这一点在临床诊疗中非常关键，但又经常被人忽视。本例患者选用了柴胡桂枝汤，加一味陈皮以健脾和胃，仅3剂药，效果明显，二诊时仅以胃病为主，用泻心汤调理而愈。

2.胆石症夹外感：素有胆石症又兼夹外感，此类患者往往以"老病"复发而就诊，如果医生按"老病"治疗，效果可想而知。临床表现：发热恶寒，恶心欲吐，胁肋胀痛，胃脘胀满，大便干，肢体酸楚，脉浮数或弦数。证属外感引动宿疾。处方：柴胡12g，半夏9g，党参12g，黄芩12g，生姜12g，大枣12g，桂枝9g，白芍12g，甘草9g。加减：①发热明显者，加葛根20g，金银花20g，石膏30g；②胁痛明显者，加片姜黄12g，川楝子12g；③便秘者，加生大黄^{后下}10g，枳实12g。

验案：霍某，男，52岁，1989年4月7日初诊。患者患胆石症（泥沙样）数年，每遇劳累过度、心烦易怒、食入肥腻食物过多则发作，近1周发热恶寒，体温37.8℃，恶心欲吐，胁肋胀满，胃脘胀闷，肢体酸楚，大便干，自汗出，舌淡红，苔薄白，脉数。证属外感引动宿疾。处方：柴胡12g，半夏9g，甘草9g，党参12g，黄芩12g，生姜12g，大枣12g，桂枝9g，白芍12g，川楝子12g，片姜黄12g，葛根30g，生石膏30g，生大黄^{后下}10g。5剂，水煎服，每日1剂，早、晚分服。药后复诊诉发热消退，胁肋、胃脘舒适，大便正常，又用柴胡桂枝汤原方5剂后愈。

病例分析：患者有胆石症，近日发热 1 周，以低热为主，同时伴有胆石症常见症状，一般会考虑是胆石症合并感染，但细分析得知，患者兼有肢体痛楚、舌淡苔薄白等外感症状，四诊合参以外感引动宿疾论治，以柴胡桂枝汤为主，加入生石膏、生大黄以加强清热通便之力；加入川楝子、片姜黄疏肝利胆；加葛根以清热解肌。5 剂后病症大减，二便正常，体温正常，后用柴胡桂枝汤调和 1 周而愈。

3. 高血压夹外感：素有高血压病，用药后血压平稳，突然出现血压升高，头昏头沉，嗜睡，肢体酸楚，发热恶寒，加大降压药量而不能使血压下降，此时一定要细心诊察是否夹有外感，可见舌淡红，苔薄白，脉浮数。处方：柴胡桂枝汤加减。①发热恶寒，加葛根 30 g，生石膏 30 g；②头晕头胀，血压高而不降者，加天麻 12 g，钩藤^{后下}30 g，石决明 30 g。

验案：成某，男，58 岁，1991 年 11 月 8 日初诊。患者有高血压病史 20年，西药控制平稳，近 20 天血压突然升高 10 ～ 15 mmHg。到某医院就诊，医生在原有降压药基础上又加一种，原有降压药加倍服用，但血压仍未降至平日水平。就诊时除血压升高外，兼有头昏沉，四肢酸懒，背恶寒，自汗出，舌淡红，苔薄白，脉浮数。证属高血压病夹外感。处方：柴胡 12 g，半夏9 g，甘草 9 g，党参 12 g，黄芩 12 g，生姜 12 g，大枣 12 g，桂枝 9 g，白芍12 g，葛根 30 g，天麻 12 g，钩藤^{后下}30 g，石决明 30 g。7 剂，水煎服，每日1 剂，早、晚分服。1 周后复诊诉血压恢复正常，头脑清利，肢体轻松，嘱原方再服 7 剂以巩固疗效。

病例分析：患者高血压病史 20 年，用药控制平稳，近 20 天来血压升高，加大降压药量但并未下降，其原因在于外感作怪，如头昏沉，四肢疼懒，背恶寒，脉浮数等。风寒外束，表里不通，内热上窜而使血压升高，只有解表散风寒才可达到稳定血压的目的，所以治疗以柴胡桂枝汤为主，加入了石决明、天麻、钩藤平肝潜阳之品；又加入葛根清热解表，两周后恢复正常。

4. 产后感冒：妇女产后百日之内，由于气血尚未恢复至正常，又值哺乳期，略有不甚则会外感风邪，出现发热恶寒自汗出，肢体酸懒，骨节酸痛，胃脘胀闷，不思饮食，舌淡，苔薄白，脉浮，切勿用苦寒伤胃之药。用本方加减治疗：①咽干咳嗽者，加苦杏仁 10 g，桔梗 12 g，白前 10 g；②乳汁不足者，加生猪蹄 50 g，当归 10 g，漏芦 10 g；③乳房有硬结肿痛者，加青皮

9 g，蒲公英 20 g。

验案：祝某，女，27 岁，1995 年 4 月 12 日初诊。患者产后 20 天，突然发热 37.6℃，肢体酸楚，骨节酸痛，自汗出，自服感冒清热颗粒两天无效，故来门诊求诊，舌淡，苔薄白，脉浮数。处方：柴胡 9 g，半夏 9 g，甘草 9 g，党参 12 g，黄芩 10 g，生姜 12 g，大枣 12 g，桂枝 9 g，白芍 12 g，当归 9 g。3 剂，水煎服，日 1 剂，早、晚分服，药后而愈。

病例分析：患者产后 20 天，发热，肢体痛楚，骨节烦痛，自汗出，用感冒药无效而来中医诊治。本例和常人感冒最大不同点是，患者产后 20 天，气血亏损尚未恢复，再加上哺乳期，属气血虚而感风寒，治疗以调理和解为主，如单解表则伤阳，单清里则败胃，调和营卫、和解少阳为最佳方法。处方用本方加入当归以补血养血，3 剂而愈。

柴胡加龙骨牡蛎汤

(《伤寒论》)

组成：柴胡 12 g　半夏 9 g　黄芩 9 g　桂枝 9 g　茯苓 12 g　党参 12 g　铅丹（以代赭石代）10 g　生龙骨、生牡蛎各 20 g　生大黄^{后下} 9 g　大枣 10 g　生姜 10 g

功能与主治：和解少阳，化痰镇惊，扶正达邪。治疗胸胁满闷，烦躁谵语，小便不利，全身困重，不能转侧，苔白或微黄，脉弦滑。

方证论述：本方由大柴胡汤、小柴胡汤、柴胡桂枝汤、桂枝加龙骨牡蛎汤化裁组合而成，由此可以看出本方证之病机、病症的复杂性。也正因如此，对于本方的研究和临床应用甚少，在常用的方剂学书籍中都未录入。有的书将其附录在后，论述也少。通过长期的临床实践，编者认为本方治疗范围甚广，疗效确切，值得研究，大力推广。《类聚方广义》言："柴胡加龙骨牡蛎汤，治狂症，胸腹动甚，惊惧避人，兀坐独语，昼夜不眠，或多嫌疑，或欲自死，不安于床者；又治痫症，时时寒热交作，郁郁悲愁，多梦少寐，或恶接人，或屏居暗室，殆如劳瘵者。狂癫二证，亦当以胸胁苦满，上逆，胸腹有动，每月二三发者，常服此方勿懈，则无屡发之患。"喻昌先贤认为本方治疗素有痰饮又加外感误下后形成之证："此伏饮素积，为变之最钜者。盖积饮之人，津液素结，原不足以充灌周身，及遇外感，一切汗吐下定法，漫难轻试，其误下之变，更有进于结胸者，仅此一证，八九日过经乃下之，可谓慎矣。孰知外邪未尽，乘虚而陷，积饮挟之，填满胸中，胸中既满，则膻中之气不能四布，而使道绝。使道绝则君主孤危，所以心惊而神乱也。烦与谵语，本属胃，此则兼心。小便不利，本属津液内竭，此则兼小肠火燔。一身尽重，不可转侧者，又神明内乱，治节不行，百骸无主之明征也。夫邪方在表里，其患已及神明，于此而补天浴日，宁复寻常表里所辨。故用人参、茯苓之补，以盖心虚；铅丹之重，以镇心惊；龙骨、牡蛎之涩，以载神之舟楫。一方而批郤导窾，全收安内攘外之功。后人不察，谓是总三阳而和之之法，岂其然哉？按：伤寒虽云传足不传手，其实原无界限。此证手少阴心主为邪所逼，神明内乱，因致谵语无论，较他证谵语之属胃实者，相去悬绝。若复以治足经之法治之，必无幸矣。方中药只九味（此处有错，应是十二味药——编者按），用入心药五种，不以为复；且重用涩药三种，不以为猛。盖都城震动，势必悉力入援，非孤注可图侥幸也。至于痰饮搏膈，最为剥床者，但用半夏一味；表邪内袭，首发难端者，但从太少之例，用桂枝、柴胡二味；阳邪入阴，最宜急驱者，但用大黄一味。是则治伤寒吃紧之处，咸落第二义。"喻昌之论述详尽而透彻，观点独树一帜，告诉我们柴胡龙牡汤证是扶正祛邪、调和表里、调和肝胆、化痰逐饮、安神养心之方，治疗现代精神类疾病也大有作为。

应用要点：

1. 神经症：神经症是一组临床表现差异较大的疾病，各个类型有共同特点，可归纳为以下症状：（1）情绪障碍；（2）各种躯体主诉而又无阳性体征；（3）自主神经系统失调；（4）强迫症状，包括强迫思维和动作；（5）人格解体症状；（6）癔病性精神发作等。根据临床实践，可分为如下几型：①焦虑症；②神经衰弱；③癔症；④抑郁性精神症；⑤恐怖症；⑥强迫症；⑦疑病症。基础方：柴胡 12 g，半夏 9 g，黄芩 9 g，桂枝 9 g，茯苓 12 g，党参 15 g，代赭石 10 g，生龙骨、生牡蛎各 20 g，生大黄[后下]6～9 g，大枣 10 g，生姜 10 g。加减：①肝胆火盛明显者，加龙胆草 12 g，生栀子 12 g；②热极生风者，加天麻 12 g，钩藤[后下]30 g，石决明 30 g，羚羊角粉[冲服]0.6 g；③兼有心脾两虚者，加黄芪 20 g，炒酸枣仁 30 g，当归 12 g，龙眼肉 12 g，白术 12 g；④失眠明显者，加石菖蒲 10 g，远志 10 g，龟甲 10 g，炒酸枣仁 30 g；⑤烦躁易怒，情绪激动甚者，加黄连 12 g，栀子 12 g，茯神 20 g，郁金 12 g；⑥兼肝肾阴虚症状者，加六味地黄汤；⑦兼有气滞血瘀者，加血府逐瘀汤；⑧自汗、盗汗明显者，加当归六黄汤。

验案：胡某，女，18 岁，1990 年 4 月 27 日初诊。此病例距今已 20 余年，仍记忆深刻，因其弟弟半年前突然腹痛，抢救无效后死亡（死因为急性胰腺炎），患者因此总觉自己腹痛，经县医院彻底检查，均无异常，但仍觉每日腹痛，不能参加劳动，形体消瘦，月经不调，睡眠浅，口干舌燥，大便干，舌淡红，苔薄黄，脉弦。此属于疑病症，予柴胡加龙骨生牡蛎汤加减。处方：

柴胡 12 g，黄芩 10 g，半夏 9 g，桂枝 9 g，茯苓 12 g，代赭石 10 g，生龙骨、生牡蛎各 20 g，党参 15 g，生大黄^{后下} 9 g，生姜 12 g，大枣 12 g，当归 12 g，白芍 12 g，红花 10 g。每日 1 剂，水煎服，早、晚分服。3 日后复诊，诉腹痛减大半，一天中偶有腹痛，月经来潮，较前正常，大便通，脉仍弦，上方去生大黄再服 3 剂后已正常，为巩固疗效，上方又服 10 剂而愈。

病例分析：本患者属"疑病症"，是神经官能症一类，属精神系列疾病范围。此类患者临床很常见，治疗也不易收效。编者常以本方加减治疗神经官能症一类疾病，得心应手，每获佳效。本方的功效在于扶正祛邪，调和表里，疏解肝胆，化痰逐饮，安神养心。本病例因是女性，同时伴有月经不调，故在处方中加入了养血活血药当归、白芍、红花以更进一步增强疗效，取效明显。

2. 癫痫：本病是常见的神经系统慢性发作性疾病，属中医"痫证""癫证"范畴。基本方：柴胡 12 g，半夏 9 g，黄芩 12 g，桂枝 10 g，茯神 20 g，代赭石 20 g，生龙骨、生牡蛎各 30 g，党参 15 g，生大黄^{后下} 10 g，生姜 12 g，大枣 12 g。加减：①发作时伴有精神异常者，加石菖蒲 10 g，远志 10 g，郁金 12 g；②发作时有抽动、麻木者，加全蝎 6 g，蜈蚣 1 条，天麻 15 g，地龙 12 g；③有瘀血迹象者，加水蛭 5 g，桃仁 10 g。需要说明的是，癫痫病的治疗需要 1～2 年的时间，不能按常见多发病治疗。编者治疗的病例中，没有少于 1 年者，最长治疗时间达 4 年才不再发作。

验案：范某，男，47 岁，1991 年 2 月初诊。患者脑外伤后第二年，家属发现其有时在睡眠中起立行走，徘徊几分钟；有时又突然搓手，摸衣角，语言重复，过后对自己的行为毫无记忆。家属认为是"冲邪"，采取民间方法处理，结果并不能解决病痛。现每年发作 10 次左右，最后在省级医院确诊为癫痫，用药治疗后好转，但 1 年后复发，舌黯、有瘀点，脉弦。处方：柴胡 12 g，半夏 9 g，黄芩 12 g，桂枝 9 g，茯苓 20 g，代赭石 20 g，生龙骨、生牡蛎各 30 g，党参 15 g，生大黄^{后下} 9 g，生姜 12 g，大枣 12 g，水蛭 5 g，桃仁 12 g，天麻 12 g，石菖蒲 10 g，远志 10 g。每日 1 剂，水煎服，早、晚分服。10 天后复诊，服药后大便略稀，每日两次，余无不适，上方将生大黄改为熟大黄 10 g，每月服 20 剂，每月一诊。在治疗第一年发病两次，第二年未发作。为巩固疗效，又复诊半年，后追访两年未再发作。

病例分析：患者确诊为外伤后遗癫痫，属神经系统疾病。中医将此类疾病归于狂癫症，是素有伏饮，与痰相结，神明内乱，肝胆失和所致。本患者有脑外伤史，既有惊则神乱，又有瘀血内结，而发本病。治疗以本方为主，调和肝胆，化痰逐饮，安神养心；水蛭、桃仁取抵当汤之意逐瘀血治狂癫；石菖蒲、远志以安神定志；天麻平肝息风。此方修改不大，患者坚持治疗两年后愈。

3. 紧张性头痛：本病大都由忧郁、焦虑所致，因持久性头面、颈、肩部的肌肉痉挛及血管收缩所产生的疼痛牵涉或扩散至头部，头痛以胀痛、压痛或束紧感为主，以额或颞部多见，属中医"头痛"中的内伤头痛，与外感无关。基础方：柴胡 12 g，半夏 9 g，黄芩 9 g，桂枝 10 g，茯苓 12 g，代赭石 20 g，生龙骨、生牡蛎各 20 g，党参 15 g，生大黄^{后下}9 g，生姜 12 g，大枣 12 g，天麻 12 g，全蝎 6 g，葛根 20 g，白芍 20 g，川芎 20 g。加减：①失眠心烦者，加黄连 6 g，炒酸枣仁 20 g；②胸胁胀痛、颈肩酸痛者，加片姜黄 10 g，郁金 12 g。

验案：师某，女，39 岁，2011 年 12 月 3 日初诊。患者从事会计工作多年，每月月底头痛，持续两年余，以前额及颞部为主，睡眠浅，颈肩背酸痛，用止痛片类药无效，舌暗，苔薄黄，脉弦。以上述基础方连服两周后未再发作。

病例分析：本患者属神经衰弱性头痛，尽管自述以头痛为主，其实和睡眠不佳、疲劳过度、工作压力大密不可分。治疗时不能只考虑头痛一症，而应整体辨证，用本方治疗两周后患者睡眠正常，心情愉悦，头痛消除。

旋覆代赭汤

（《伤寒论》）

组成： 旋覆花 10 g　代赭石 10 g　人参 6 g　半夏 9 g　生姜 10 g　大枣 10 g　甘草 9 g

功能与主治： 镇肝和胃，降逆消痰。治疗心下痞硬，按之不痛，噫气不除，呕吐呃逆，时吐涎沫；或噎膈反胃，大便秘结，舌苔薄白，脉弦缓。

方证论述： 本方是治疗嗳气呃逆的著名方剂，同时也治疗心下痞，与泻心汤有类似之处，但本方治疗重点是肝胃气逆而痞满嗳气，而泻心汤治疗重点为寒热互结、虚实相挟之脾胃之气升降失常和腹中雷鸣下利。本方之嗳气是气从胃上逆，胃出有声，其声沉长，不似呃逆声急短促。胃虚气结在中焦不降，而发为嗳气。《成方便读》载："正虚无邪而心下痞硬者，其必因素有正虚无邪而心下痞硬者，其必素有之痰涎虚而不化，遏郁气道而不通，故时欲嗳气以伸之。旋覆花能斡旋胸腹之气，软坚化痰，而以半夏之辛温散结者协助之。虚则气上逆，故以代赭石之重以镇之。然治病必求其本，痞硬、嗳气等疾，皆由正虚而来，故必以人参、甘草补脾而安正，然后痰可消，结可除，且旋覆、半夏之功，益彰其效耳。用姜、枣者，病因伤寒汗、吐、下后而得，则表气必伤，籍之以和营卫也。"在应用本方时学习前人经验，旋覆花、代赭石用量不宜过大，一般在 10 g 左右为妥，量大入下焦，量小入中焦，本方是治中焦病证。

应用要点：

1. 食道癌、胃癌：此两种疾病属中医学"噎膈""反胃"等范畴，临床表现为吞咽困难，进行性加重，食物反流，反出物为食物伴泡沫状黏液或伴呕吐，上腹部饱胀感，嗳气，泛酸，胃灼热等一系列症状。大部分患者可以得到早期诊断，早期手术，放化疗治疗；但也有小部分患者发现时已到中晚期，错过手术放化疗等机会。中医治疗往往能为之减轻痛苦，延长寿命。编者总结多年经验，针对此类患者的临床表现，其治疗在本方基础上加减。处方：

旋覆花 10 g，代赭石 10 g，人参 9 g，半夏 9 g，生姜 12 g，大枣 12 g，甘草 9 g。加减：①脾胃阳虚者，加白术 10 g，丁香 10 g，制附子 6 g；②脾胃阴虚者，加太子参 12 g，麦冬 20 g，百合 20 g，生地黄 10 g，石斛 10 g；③兼肝火、肝气者，加柴胡 10 g，黄芩 9 g；④便秘者，加枳实 15 g，生大黄^{后下} 10 g；⑤痰湿内停者，加茯苓 20 g，苍术 10 g；⑥有出血倾向者，加三七粉^{冲服} 6 g，白及粉^{冲服} 6 g。

验案：李某，男，68 岁，1986 年 4 月 9 日初诊。患者两月前在某肿瘤医院诊断为"食道癌晚期"，因多处转移无法手术，只能化疗配合中医治疗。刻下症见胸脘胀满，呃逆哽噎，频繁嗳气，吐出痰液，不思饮食，便干，舌淡，苔白腻，脉沉弦。证属脾胃虚弱，痰气交阻。处方：旋覆花 10 g，代赭石 10 g，人参 10 g，半夏 10 g，生姜 15 g，大枣 15 g，甘草 10 g，茯苓 15 g，白术 12 g，枳实 15 g，生大黄^{后下} 10 g。3 剂，水煎服，早、晚分服。二诊，患者诉感觉良好，能饮食，不再吐痰沫，大便通，上方减去生大黄，改为熟大黄 12 g，7 剂。三诊时感觉更好，但是不能食硬物，仍以半流食为主，少食多餐，每日 6 顿。先后用本方加减治疗 10 个月，后因不能吞咽，滴水不进而停诊。

病例分析：本患者西医诊断明确。中医理论认为，六腑以通为顺，因肿瘤致六腑不通，上则胸脘胀满，中则呃逆呕吐，下则大便不通。从病机分析属痰气交阻，肝胃气逆。治宜镇肝降气和胃，健脾化痰益气。处方以旋覆代赭汤为主，加茯苓、白术以健脾化痰，加枳实、大黄以降气通便，达到逆气能降、腑气能通、脾胃能和而解除病痛。但终属不可治愈之疾，也只能延长寿命，减轻痛苦而已。

2. 梅核气：本病症属中医病名，类似西医之咽部异物感和咽部神经官能症，多由肝郁气滞痰凝，痰气互结所致，患者感觉咽中有梅核堵塞，吞之不下吐之不出，伴有胸脘胀闷，气郁不畅，吐逆恶心。治疗以镇肝和胃，降逆消痰为法。处方：旋覆花 10 g，代赭石 10 g，党参 12 g，半夏 9 g，生姜 12 g，大枣 12 g，甘草 9 g，厚朴 12 g，枳壳 12 g，紫苏子 12 g，苦杏仁 10 g。

验案：张某，女，47 岁，1979 年 10 月 28 日初诊。患者咽部有异物感数年，反复发作，因此做多种检验，均未发现特殊病变，舌淡红，苔薄白，脉沉滑。以"梅核气"辨证，用上方治疗 1 个月而愈。

病例分析：本患者以咽部异物感为主症，反复发作，查无异常，当时是从肝郁气滞痰凝予以辨证，效果明显。如果从现在角度分析类似食管炎、反流性咽炎，用本方治疗也可获效。

3. 嗳气、呃逆：嗳气、呃逆并非疾病，只是症状而已。但在临床中会发现，许多疾病在发展过程中均出现本症状，此症状不解除会影响整个疾病的治疗。故往往以急则治其标法治疗，而随着本症状的好转其主证也有所好转。具体处方：旋覆代赭汤加减，脾胃虚寒者加丁香 9 g，柿蒂 9 g；胃中有虚热者加竹茹 10 g，陈皮 12 g。

验案：石某，男，62 岁，1993 年 5 月 15 日初诊。患者因脑梗死入院治疗，入院一周后出现呃逆嗳气，胸脘胀满，便干，因为症状频发，住院后请中医会诊。诊见舌淡，苔白腻，脉弦。证属胃气虚弱，痰浊内阻，浊气上逆。处方：旋覆花 10 g，代赭石 10 g，党参 20 g，半夏 9 g，生姜 12 g，大枣 12 g，甘草 10 g，丁香 10 g，柿蒂 10 g。3 剂，水煎服，早、晚分服。用药后嗳气、呃逆消除，整体病情亦好转，精神清爽，食欲好，二便正常，以上方加入陈皮 12 g，焦三仙各 20 g，继续治疗，后转入脑梗死正常治疗流程。

病例分析：本患者住院治疗脑梗死，住院期间呃逆频作，胸腹胀闷，便干。四诊合参认为属中风后胃气虚弱，痰浊内阻，浊气上逆，以调脾胃、化痰降浊、利气为主，用原方加丁香、柿蒂取效明显，不但呃逆消除，脑梗死症状也减轻，可以认为是脾胃升清降浊功能正常后带来的效果。

半夏泻心汤　生姜泻心汤　甘草泻心汤

（《伤寒论》）

组成：半夏泻心汤： 半夏9g　黄芩9g　干姜9g　人参9g　甘草9g　黄连3g　大枣15g

生姜泻心汤： 上方加生姜12g，干姜减为4.5g。

甘草泻心汤： 半夏泻心汤中甘草加量至12g。

功能与主治： 和胃降逆，开结消痞。治疗心下痞满，按之柔软不痛，呕而腹中雷鸣，或下利，不思饮食，舌苔腻或微黄，脉濡滑带数。

方证论述： 三泻心汤是编者临床运用频率最多、最得心应手的方剂之一，是治疗消化系统疾病不可替代之良方妙药，故重点讨论。关于三方的深入探讨引用《伤寒论方运用法》的内容更显有力度："三泻心汤证之病机大同小异。同的是：寒热错杂。表邪不解，邪热入里；或误下损伤胃气，表邪内陷，脾胃之气受损，升降失职，气机不畅，胃气受损，故心下痞满；但非实邪阻结，故心下部位按之柔软不痛；胃气上逆则呕逆；脾运失常，挟有水气，则肠鸣下利。异的是：半夏泻心汤证内挟痰饮；生姜泻心汤证内挟水气，兼饮食停滞；甘草泻心汤证是误下之后，复更下之，胃气更虚，下利益甚，谷不化。"

三泻心汤为苦降辛开，寒温并施，和胃降逆之和剂。因气机升降不利，中焦痰塞，胃气不降而生热，故以黄连之苦寒以降之；脾气不足而生寒下利，故以干姜之辛热以温之；痰饮扰胃，上逆作呕，故以半夏化饮降逆以止呕；脾胃气弱，不能斡旋上下，故以人参、甘草、大枣以补之。半夏泻心汤是三泻心汤中主方，若饮食停滞，兼夹水气，干噫食臭者，加生姜并重用其剂量，即生姜泻心汤；若胃气更虚，下利益甚者，谷不化，心烦不得安者，宜重用甘草，即甘草泻心汤。

三泻心汤均以黄芩、黄连、干姜、半夏为主药。黄连苦寒泻热，为泄痞之主药，三泻心汤皆用之。半夏降逆散水，必得干姜或生姜而止呕和胃之效始著。呕吐与心下痞关系密切，故干姜、半夏与黄芩、黄连合用，人参、甘草、干姜、大枣甘温益气，为健脾理中之常用药，与黄芩、黄连同用，具寒温相制、虚实兼顾之义。

三泻心汤，仲景轻用黄连（仅一两），重用干姜（三两），生姜泻心汤是仅用干姜一两，但重用生姜四两，合起来共达五两。三泻心汤皆是寒多热少，是以黄连宜轻用，而干姜宜重用。如证有变化，超越三泻心汤病机时，则又当随证变化。寒可加附子，如附子泻心汤；热可加重黄芩、黄连；虚可加重人参；实可加大黄，如大黄泻心汤；兼有表证者，可参用桂枝，如黄连汤；或加柴胡，即小柴胡汤半夏泻心汤合剂。

总结三泻心汤临床特征和适应证：三泻心汤都属阴证、里证，寒多热少，虚实错杂。三方有四个主症：①干呕或干噫食臭；②心下痞硬满；③腹中雷鸣；④下利，脉象沉濡或弦细，舌苔黄腻或白厚，或边黄中黑腻，舌质湿润，口腔黏腻。

应用要点：

1.慢性胃炎：编者多年以来用三泻心汤治疗急慢性胃炎、消化不良、胃酸过多、胃肠功能紊乱、胃十二指肠溃疡、反流性食道炎、慢性腹泻，包括中医内科学所讲的呕吐、反胃、吐酸、痞满等病症，均取得满意疗效，此处重点讲慢性胃炎（浅表性胃炎、萎缩性胃炎、胃窦炎、糜烂性胃炎）。慢性胃炎是一种常见多发病，但临床时缺少特异性症状，在静止期甚至可无任何表现。部分患者是在体检时（胃镜检查）发现胃炎和幽门螺旋杆菌感染后才知道得了胃炎。大部分患者门诊时以心下痞满、嗳气、吞酸、嘈杂、呕吐、反胃、纳呆等为主诉。此类病症总的病机属脾胃升降失常，阴阳不调，寒热互结，上下不能交通。通过泻心汤的治疗，达到中焦得和，升降复常，上述诸证可除。

基本方：半夏9g，黄连3g，黄芩9g，干姜9g，甘草6g，党参20g，大枣3枚。加减：呕吐者加藿香10g，紫苏叶10g；反胃（脘腹痞胀，宿食不化，朝食暮吐）和幽门不全梗阻有关，加丁香9g，豆蔻9g；吐酸加吴茱萸3g，乌贼骨20g，煅瓦楞子20g；嘈杂（胃中空虚，似饥非饥，似辣非辣，似痛非痛，胸膈懊恼，莫可名状）加栀子6g，淡豆豉6g；胃痛（寒性）加草豆蔻6g，香附10g；食积加焦四仙（焦山楂、焦神曲、焦麦芽、焦槟郎）各 20 g，延胡索 10 g；肝郁加白芍 30 g，延胡索 10 g；血瘀加丹参 20 g，延胡索 10 g；虚寒加黄芪 20 g，桂枝 10 g；胃胀明显加枳壳 12 g，厚朴 12 g；便秘者加枳实 12 g，生大黄[后下] 9 g；大便不畅加枳实 10 g，炒槟榔 10 g；萎缩性胃炎，胃阴不足加麦冬 10 g，百合 10 g，白芍 10 g，黄精 12 g；肝郁化热加柴胡 12 g，蒲公英 20 g；肝胃气虚加黄芪 30 g，白术 12 g；血瘀加丹参 20 g，延胡索 10 g。

验案 1：王某，男，57 岁，1992 年 3 月 21 日初诊。患者患慢性胃炎十余年，每于春秋季发作明显。胃镜显示：反流性食管炎，胃体息肉，慢性非萎缩性胃炎，胃窦为主。息肉在胃镜下已切除。临床症见：饭后脘胀，平时心下痞，偶有反酸、呃逆、胃痛，饮食正常，大便黏腻不爽，浅睡眠，四肢困乏，舌淡红，苔薄黄腻，脉滑。处方：半夏 9 g，黄连 5 g，黄芩 9 g，干姜 9 g，甘草 9 g，党参 15 g，大枣 12 g，枳实 12 g，厚朴 15 g，吴茱萸 3 g，乌贼骨 10 g，煅瓦楞子 10 g。每日 1 剂，水煎服，早、晚分服。服药期间忌食辛辣刺激食物及酒、冰凉饮食。两周后诸证消除，为巩固疗效，上方去乌贼骨、煅瓦楞子，加白术 10 g，连服 3 周后胃镜复查已正常。

病例分析：本患者确诊为慢性胃炎，类似病症临床最为多见，临床表现以心下痞满、食后加重为主，有兼反酸、呃逆、胃痛者；也有兼食少便稀者；还有兼便黏、便干者，均属本方加减治疗范围。本患者属例证之一，用原方和胃降逆、开结消痞，加枳实、厚朴降气除胀导积滞；加吴茱萸、乌贼骨、煅瓦楞子以制酸。通过两周治疗，症状大都消除后，将乌贼骨、煅瓦楞子去掉，加入白术，和方中枳实组成枳术丸，有健脾消积，复虚弱之脾胃之功。

验案 2：郭某，男，64 岁，1998 年 2 月 21 日初诊。患者 3 年前胃镜确诊为"食管多环黏膜切除术（MBM）后，慢性萎缩性胃炎"，刻下症见胃脘胀闷，食欲欠佳，消瘦，嗳气，大便时有黏腻，每日 1～2 次，肠鸣，舌淡红，苔薄白腻，脉沉弦。处方：半夏 9 g，黄连 3 g，黄芩 6 g，干姜 9 g，甘草 6 g，党参 30 g，大枣 12 g，厚朴 12 g，枳壳 12 g，白术 12 g，生黄芪 20 g，焦三仙各 20 g，砂仁 10 g。每日 1 剂，连服 20 日后复诊，症状消除，体重增加约 2.5 kg，大便正常，每日 1 次。上方去焦三仙、砂仁，加丹参 9 g，连服 3 个月，已无自觉症状，胃镜检查结果为浅表性胃炎，又以浅表性胃炎治疗 1 个月愈。

病例分析：本患者诊断为慢性萎缩性胃炎，主症为胃胀闷不思食，消瘦，嗳气，肠鸣，舌淡，苔薄白，脉沉等。病机是脾胃虚弱，寒热交错，升降失司，中焦痰阻，治疗以苦降辛开、寒温并施、和胃降逆、益气健脾为法。处方用半夏泻心汤，减少连芩用量，加大党参量；并加入黄芪、白术之益气健脾药，防补气滞气又加入枳壳、厚朴以行气降胃，助泻心汤升降之力；不思饮食是胃气呆滞，加入焦三仙、砂仁醒胃健脾。此方修改不大，患者先后治疗 4 个月愈。

2. 胃与十二指肠溃疡：本病又称消化性溃疡，临床表现为慢性周期性发作，并有节律的上腹部疼痛，属中医"胃痛""胃脘痛""心下痛"等范畴。编者认为本病应和慢性胃炎之病因病机类似，只是临床症状以疼痛为主，故仍以泻心汤加减治疗。基础方用半夏泻心汤：半夏 9 g，黄芩 6 g，干姜 9 g，党参 20 g，甘草 9 g，黄连 4 g，大枣 12 g。加减：①脾胃虚寒者加乌药 12 g，白术 12 g，草豆蔻 6 g；②疼痛明显者加延胡索 10 g，甘松 9 g；③黑便者加三七粉^{冲服} 6 g，白及粉^{冲服} 6 g；④泛酸者加海螵蛸 10 g，煅瓦楞子 10 g；⑤胃阴虚者加百合 20 g，麦冬 20 g；⑥血瘀者加丹参 20 g，延胡索 10 g。

验案：李某，男，36 岁，2004 年 4 月 21 日初诊。患者以黑便伴上腹痛入住消化内科治疗，确诊为十二指肠球部溃疡。经区医院诊治半个月，临床症状减轻出院转中医门诊治疗。诊见上腹空腹时隐痛，身乏无力，面色白，饮食尚可，大便软，日两次，舌淡红，苔薄白，脉沉弦。处方：半夏 9 g，黄连 3 g，黄芩 6 g，干姜 9 g，甘草 9 g，党参 30 g，白术 12 g，生黄芪 20 g，甘松 6 g，白及 9 g。日 1 剂，水煎服，早、晚分服。连服 1 个月，症状基本缓解，已能正常饮食。上方未变，连服两个月，胃镜检查示溃疡愈合，浅表性胃炎表现，用中成药治疗 1 个月后停药。

病例分析：本患者确诊为十二指肠溃疡出血，入院治疗后因大便潜血阳性来门诊治疗，以上腹隐痛，身乏无力，面色白，大便软，舌淡、苔薄，脉沉就诊。病机类似慢性胃炎验案 2，不同之处在于大便潜血和上腹隐痛，故在方中加入甘松，是因本药辛甘温入脾、胃经，可行气止痛，醒脾健胃；加入白及，因其苦、甘、涩入肺、胃、肝经，能收敛止血，是辨证和辨病的有机结合。

3. 慢性腹泻：慢性腹泻是一个临床症状，主要表现为大便次数增多，粪便不成形，溏软或溏稀，呈薄状或稀水样，或带黏液，或有脂肪。在临床上如腹泻持续或频繁反复，超过两个月以上者即可称慢性腹泻。本病症为消化系统疾病或消化功能紊乱引起的慢性疾患，也可由其他原因而引起。其病理改变主要是器质性的，个别属功能性。本病症属中医"泄泻""利下"范畴。病因以脾胃的运化升降功能失调为主。临床用甘草泻心汤加减治疗。基本方：甘草15 g，半夏9 g，黄连3 g，黄芩9 g，干姜9 g，党参20 g，大枣12 g。加减：①泄泻清稀如水，肠鸣腹痛者，加茯苓15 g，猪苓10 g，白术15 g，桂枝9 g，车前子20 g；②泄泻腹痛，排便急迫，便黄褐色而臭味大，伴肛门灼热者，加葛根20 g，白芍15 g，枳实15 g，黄连9 g；③溏泻腹痛，嗳气不适，矢气不畅，加陈皮10 g，白芍12 g，防风9 g，柴胡12 g，白术10 g；④便稀不思饮食，肢倦身乏，手足不温，畏寒肢冷者，加茯苓12 g，炒扁豆20 g，炒山药15 g，桂枝10 g；⑤五更泻者，加入吴茱萸6 g，肉豆蔻6 g，五味子10 g，补骨脂10 g，白术12 g，乌梅12 g；⑥大便成堆，但色浅，发泡多，有酸臭味者，加焦三仙各20 g，鸡内金15 g，陈皮12 g；⑦大便有未消化的肉质纤维、蔬菜叶等物时，为胰胆类疾患所致，加柴胡12 g，鸡内金12 g，茵陈10 g。

验案：吕某，男，57岁，1984年10月21日初诊。患者患慢性腹泻3年，大便每日3～5次，不成形，消瘦身乏，口服止泻药效果不佳，舌淡胖，苔薄白、湿润，脉沉。处方：炙甘草15 g，半夏9 g，黄连3 g，黄芩9 g，干姜10 g，党参30 g，大枣15 g，炒白术20 g，乌梅12 g，川椒9 g，肉桂6 g，陈皮12 g。日1剂，水煎服，早、晚分服。连服10天后复诊，大便已成形，每日1～2次，身上渐有力。再服20天后大便成行，每日1次。上方未变，再服半月愈。

病例分析：本患者以慢性泄泻为主症，用甘草泻心汤调升降和脾胃，加入乌梅丸清上温下，温补脾肾，以调上热下寒，共同组成温中补虚散寒、降逆消痞清热，兼调肝脾不和之剂。由于患者病程较长，治疗达两个月方愈。

理中汤

（《伤寒论》）

组成：人参 9 g　干姜 9 g　炙甘草 9 g　白术 12 g

功能与主治：温中祛寒，补气健脾。治疗中焦虚寒，呕吐腹痛，不欲饮食；又治阳虚失血；也可治小儿急慢惊风，病后喜唾涎沫。

方证论述：本方是《伤寒论》治太阴病主方，用以温中祛寒，健脾运湿。病机属脾阳虚衰，寒湿不化。其临床主要表现是腹满而吐，食不下，时腹自痛，下利，口不渴，舌苔薄白润，脉沉无力。《成方切用》载："王海藏曰：上吐下泻不止，但渴而反不渴，脉细微而弱者，理中汤主之。三阳传阴经而下利者，为协热下利；阴寒直中阴经而下利者，为寒利。三阳下利身热，太阴下利手足温，少阴厥阴下利身冷，其大较也。"又云："寒多而呕，腹痛粪溏。太阴脾经，食满而吐食不下，自利腹痛，为太阴病。自利渴者为热，不渴喜呕，腹痛便溏，皆虚寒所致。外邪传里而腹痛者，其痛不常；阴寒在内而腹痛者，痛无休止，时欲作利。大腹属太阴，少腹属少阴，脐下属厥阴。"从药物组成分析，人参补气益脾为君，白术健脾燥湿为臣，甘草和中补脾为佐，干姜温中散寒为使。因脾土居中，本方又补气健脾，故名"理中汤"。后世医家在本方的基础上加减衍化而成多种温中散寒的方剂，以适应多种类型的脾胃疾病，在此一并列举以供参考。本方加附子，名"附子理中汤"，治阳虚较甚，下利不止，手足不温，脉微等；加枳实、茯苓，名"枳实理中汤"，治阳虚气滞饮停之脘腹痞满，纳减多痰等症；加丁香、豆蔻名"丁蔻理中汤丸"，治中阳虚衰之脘腹胀痛，呕吐，呃逆等症；加乌梅、川椒名"理中安蛔汤"，治胃寒蛔动之脘腹疼痛；加半夏、茯苓名"理中化痰丸"，治中焦虚寒之痰饮咳嗽；加橘红、青皮名"治中汤"，治脾虚食滞之腹胀满吐泻；加黄连名"连理汤"，治中焦虚寒错杂，腹泻呕吐酸水等。以上理中汤加减为我们治疗慢性脾胃病拓展了广阔的思路，也足见本方之用途广泛。

应用要点：

1.局限性肠炎：本病又称克罗恩病，是原因不明的肠炎。发病以青壮年为多，大多是慢性经过，病变多数局限于末段回肠，少数可累及结肠。临床表现以腹泻为主，每日可泻 2～10 次，便软多不成形，伴右下腹胀痛，食欲减退，乏力消瘦，舌淡胖，苔薄白，脉细弦。病机为脾阳虚衰，寒湿不化，治宜温中祛寒，补气健脾。处方：党参 20 g，白术 20 g，干姜 10 g，甘草10 g，茯苓 20 g，木香 12 g，乌梅 15 g，川椒 9 g。

验案：仝某，男，47 岁，1992 年 9 月 17 日初诊。患者腹痛腹泻 1 月余，每日可泻 5～8 次，以软便、不成形为主，偶有部分水样便，腹胀隐痛，不思饮食，体重下降 10 余斤，在医院输液、口服药治疗半个月，略有好转，但每日腹泻仍 5 次左右，舌淡，苔薄白，脉沉弦。用上方 5 剂后，大便日 2～3次，腹胀痛消，连服 20 日后愈。

病例分析：本病例以腹痛腹泻为主症，每日数次，便不成形，不思饮食，体质消瘦，舌淡，苔薄白，脉沉弦。病机属中焦虚寒，治以温中散寒为法，处方以理中汤为主方以温中祛寒，补气健脾；加茯苓、木香，加强理气健脾、渗湿止痛之力；加入乌梅、川椒，取涩肠温中止痛之长，共同组成温中散寒止痛、补气健脾祛湿之剂。

2.功能性腹泻：本病的特点是持续或反复发作的慢性腹泻，但查不出消化系统或消化系统以外的有关病变，称功能性腹泻。其原因可能和精神紧张、情绪波动、气候变化、饮食生冷等有关。中医认为此类患者大多素体脾阳虚弱，寒湿内停，受到外因不良刺激则易泄泻。治宜温中健脾。处方：党参20 g，白术 20 g，甘草 10 g，干姜 10 g，茯苓 20 g，白扁豆 20 g，木香 12 g。加减：精神因素诱发者加防风 10 g，陈皮 10 g，炒白芍 12 g；饮食生冷诱发者加丁香 9 g，豆蔻 9 g，厚朴 15 g；气候因素诱发者加藿香 12 g，半夏 9 g，紫苏 10 g，大枣 10 g。

验案：张某，女，42 岁，1982 年 10 月 15 日初诊。患者诉近 3 年来，每逢季节交替前后出现腹泻，多则每日 5～6 次，少则 3 次，便软不成形，腹胀痛，饮食正常。前两年不用治疗，10 天左右自愈，今年则 1 月余仍腹泻，日 5～6 次，舌淡，苔薄白，脉沉弦。处方：党参 15 g，茯苓 15 g，甘草 10 g，白术 12 g，白扁豆 15 g，干姜 10 g，木香 12 g，藿香 12 g，紫苏 12 g，大枣 10 g，半夏 9 g。7 剂，水煎服。每日 1 剂，早、晚分服。复诊时泄泻已明显好转，减至每日 2 次，再服 7 剂愈。

病例分析：本病例为交季腹泻，尤以夏末秋初为甚，说明与外界气候关系密切，乃脾阳不足，寒湿内生，外感风寒。治疗以理中汤为主，以温中健脾，加入藿香、紫苏、半夏、茯苓，取藿香正气散之意，以发散表邪，化湿和中，适应季节更替。

3. 复发性口疮：本病的口腔黏膜病变大多反复发作，以口腔无角化黏膜发生浅层溃疡为主，有周期性或无规律反复的特点，属中医"口疮"范畴。中医对于口疮的辨证有多种病因病机认识和治疗方法，本方证属其中之一，其病机属脾阳虚弱。临床表现是口疮数量不多，散在分布，表面渗出物较多，疮口成灰白色，周边无红肿，疼痛不明显，兼口淡无味，食纳不香，便软等脾胃虚寒征像。治宜温中祛寒，益气健脾，驱散寒湿。处方：党参 15 g，白术 12 g，甘草 10 g，干姜 10 g，吴茱萸 5 g，丁香 9 g，陈皮 10 g，焦三仙各 20 g，砂仁 10 g。

验案：胡某，男，42 岁，1988 年 3 月 9 日初诊。患者素有胃病，反复口腔溃疡 1 年余，胃脘不适，大便稀薄，每日两次，肠鸣腹胀，身乏怕冷，查口腔溃疡有玉米粒大小两处，色灰白无红肿，不太疼痛，舌淡胖，脉沉细。证属中焦虚寒，中阳不足，寒湿侵袭，故疮口不愈。治宜温阳健脾，祛寒化湿，如同太阳一出，阴霾驱散之意。处方：党参 12 g，白术 12 g，干姜 10 g，甘草 10 g，制附片 5 g，吴茱萸 5 g，砂仁 10 g，厚朴 12 g，木香 12 g，茯苓 15 g。7 剂，水煎服，日 1 剂，早、晚分服。二诊口疮愈合大半，便已成形，日 1 次，上方加白芍 10 g，再服 7 剂而愈。为巩固疗效，嘱患者服附子理中丸 1 个月，以恢复脾胃阳气，以绝后患。

病例分析：本病例以复发性口疮为主。对口疮的诊治以清热化湿滋阴者较多，而温中健脾者为少数。但如果口疮呈灰白色，周边无红肿，疼痛不严重，兼有脾胃虚寒症状者，断不可清热或滋阴，应用本方以温中祛寒，益气健脾，待脾阳健则寒湿化，如同太阳一出，阴霾驱散之意。在方中加入制附子、吴茱萸以加强温中散寒之力；加木香、厚朴、茯苓取理气化湿之功。

黄连阿胶汤

(《伤寒论》)

组成： 黄连 10 g　阿胶 12 g　鸡子黄 2 枚　黄芩 10 g　白芍 12 g

功能与主治： 育阴清火。治疗阴虚火旺引起的心烦不得眠，口燥咽干，舌红少苔，脉细数。

方证论述： 本方证属阴证，里证，虚热证。临床症见心中烦热、不得安卧，神情急躁，眼窝深，面色青黄，入晚则面热耳赤，两颧艳红，唇红而焦，咽干口燥，舌质红绛，舌尖更赤，苔净而光，渴不多饮，喜冷饮漱口，手足心热，大便涩滞或带有血丝，小便淋涩、热痛而黄，脉细数无力，或有口疮。从药物组成分析，苦寒与咸寒并用，苦寒上泻心火，咸寒下滋肾水，俾心肾相交，坎离既济，心烦不寐可解，此即"泻南补北"法。

应用要点：

1. 失眠（不寐）：本病症临床很常见，对其病机《灵枢·大惑论》讲："卫气不得入于阴，常留于阳，留于阳则阳气满，阳气满则阳跷盛，不得入于阴则阴气虚，故目不瞑矣。"临床关键之处在于心烦失眠，舌红少苔或无苔，脉细数，否则不可用本方。编者临床上常加生龙骨 30 g，炒酸枣仁 30 g，茯神 20 g，效果更佳。

验案：桑某，女，47 岁，1979 年 12 月 9 日初诊。近半年来经常失眠，头昏脑涨，面部热赤，心烦不安，口舌干燥，耳鸣腰酸，小便黄赤，大便不畅，舌红少苔，脉细数。证属心肾不交。处方：黄连 9 g，阿胶^烊10 g，鸡子黄^{吞服}2 枚，黄芩 10 g，白芍 12 g，生龙骨 30 g，炒酸枣仁 30 g，茯神 20 g。5 剂，水煎服，每日 1 剂，早、晚两次温服。二诊时已能入睡，诸症同减，但均未彻底解除，故上方再服 1 周而愈。

病例分析：心烦失眠，头晕面赤，舌干口燥，同时兼有耳鸣，腰酸，舌红少苔，脉细数等症，属典型心肾不交证，即肾阴不能制心阳，心阳扰动所致失眠。治宜育肾阴而清心火，即泻南补北法，不能只用安神助眠药。本病例在处方中加入了生龙骨、炒枣仁、茯神三药，意在育阴清火方中加入安神药助眠，也是编者辨证加辨病观点的体现。

2.舌炎：心为火脏，开窍于舌，一般舌炎均和心火有关。临床表现为舌面干燥无苔，整个舌面疼痛或烧灼感，影响饮食。此病大都发生在热性病后期。治疗用本方加玄参10 g，麦冬10 g，生地黄10 g，芦根20 g。

验案：侯某，男，37岁，1985年3月5日初诊。患者因大叶性肺炎住院治疗20天，出院后即觉口干舌痛，不敢食热性食物，咽干，便干，舌面干燥无苔，脉数。证属心、肺、肾阴亏津伤，虚火上炎。处方：黄连5 g，阿胶珠10 g，鸡子黄^{吞服}2枚　黄芩6 g，白芍10 g，玄参10 g，麦冬10 g，生地黄10 g，芦根20 g，陈皮10 g。7剂，水煎服，日1剂，早、晚分服。二诊时已长出薄白舌苔，疼痛消失，上方继续服用5剂愈。

病例分析：本患者属热病后期津伤阴亏引起的舌炎。尽管《伤寒论》中未述本方能治舌炎，但临床以辨证为准。正所谓有是证用是方。因心开窍于舌，舌炎因火而生，火致高热伤津耗液，阴虚无疑，此处之阴应以心、肺、肾亏损为主，用本方以育阴清火符合中医辨证。关于本方中鸡子黄一药，每剂药中两枚，早晚各一枚，随汤药送服。

四逆散

（《伤寒论》）

组成： 甘草 10 g　枳实 12 g　柴胡 12 g　白芍 12 g

功能与主治： 解郁泻热，调和肝脾。治疗肝失疏泄，气郁致厥，手足厥冷，或咳，或悸，或小便不利，或腹中痛，或泄利下重，舌质红，苔薄黄，脉弦细。

方证论述： 四逆散一方出自《伤寒论》318 条："少阴病，四逆，其人或咳，或悸，或小便不利，或腹中痛，或泄利下重，四逆散主之。"四逆散属哪一经、哪一经病方？尚有不少争论。有学者认为属少阴病证，也有以厥阴病论述者。《伤寒论方运用法》一书中讲到："从方药论，柴胡为少阳经药，芍药柔肝止痛，枳实行气通阳明之积滞，甘草和中；本方取大柴胡汤之半，是疏肝解郁，调和肝胃之和剂。既非温少阴寒化之救逆剂，亦非治少阴热化之育阴清热剂。"日人丹波元简谓"此方虽云治少阴，实阳明少阳药也"。《伤寒论方运用法》一书，总结四逆散之临床证候为"口干苦，厌食，胸胁满闷或疼痛，四肢不温，或腹痛腹肌紧张，大便秘或干涩，小便短赤，舌红，苔黄或白腻，脉弦细"；还认为，本方证之手足厥逆是一时性的，且程度轻，而且是在肝胃气郁结证发作时手足不温最明显。

应用要点：

1. 慢性胰腺炎：本病是一种胰腺实质的慢性疾病，主要临床表现是腹痛，进食多脂饮食或酒精类常常诱发，疼痛可反射到左腰背或左肩。由于慢性炎症的发展，可致胰腺功能下降，表现出食欲减退，食后胀满，嗳气，厌油腻，腹泻，有时会脂肪泻，消瘦等。本病最易误诊为消化不良、慢性胃肠炎，属于中医腹痛、泄泻、肝脾不调证范畴。

验案：刘某，男，53 岁，2011 年 7 月 8 日初诊。患者有饮酒史 20 余年，近半年来上腹痛，左肩背痛，嗳气，食后上腹胀满，有时大便黏腻，以上症状时发时止，常以胃炎治疗后似有好转，但几日后又再发作。1 个月前因疼痛明显到某医院消化科诊治，确诊为慢性胰腺炎，给予对症治疗。因再次发作而来中医门诊就诊。舌质红，苔薄黄，脉弦。证属肝脾不调，气滞湿阻。处方：柴胡 10 g，枳实 10 g，白芍 20 g，甘草 10 g，厚朴 20 g，木香 12 g，茯苓 12 g，苍术 12 g，黄芩 10 g，生姜 10 g，大枣 10 g。水煎，分两次温服。1 周后复诊，腹痛已消，但食后上腹胀满未减，上方加半夏 9 g 再服 1 周，后感诸症均未再发作，上方继续服用 3 周后未复发。

病例分析：本病例西医诊为慢性胰腺炎，但从临床症状分析属肝脾不调、气滞湿阻所致，过去经常以胃炎治疗显然不够全面，所以效果不佳。加之患者有长期饮酒史，肝伤脾湿定不能排除，因此治疗时选四逆散为主方，加入厚朴、木香以行气止痛，茯苓、苍术以健脾燥湿，加入黄芩取其苦寒清热又可燥湿。二诊时腹痛消，左肩背也不痛，大便通畅，但食后上腹胀满，加入半夏以降气燥湿，除痞满。三诊时诸症消除，又服两周愈。

2. 支气管扩张：本病为临床常见肺部感染性疾病，是因感染或支气管分泌物排出障碍引起，以长期咳嗽、咯痰，胸闷、胸痛，有时咯血为主症，编者认为属木火刑金型患者可用四逆散加减治疗。处方：柴胡 10 g，枳实 10 g，白芍 12 g，甘草 10 g，芦根 30 g，苦杏仁 10 g，鱼腥草 20 g，浙贝母 12 g，瓜蒌皮 12 g。咯血加白茅根 30 g，三七粉^{冲服}0.3 g，白及 9 g；痰多者加白芥子 10 g，紫苏子 10 g，半夏 9 g。

验案：赵某，女，80 岁，1999 年 4 月 15 日初诊。患者有支气管扩张病史 20 余年，每年发病数次，最多可一年发病 6 次，发病时咳嗽咳痰，胸胀胸痛，咯血量大，常以急诊入院治疗。开始编者以常规辨证论治，未见效果，诊治两次后，究其病因才发现，患者每次发病均于情绪激动后发作，且其性格内向，舌质红，苔薄黄，脉弦，有胸胀胸痛、咯血等症状。《伤寒论》第 318 条言："少阴病，四逆，其人或咳……四逆散主之。"《素问·咳论》讲："肺之令人咳，何也？岐伯对曰：五脏六腑皆令人咳，非独肺也。"因此采用四逆散加减治疗：柴胡 12 g，枳实 12 g，白芍 12 g，甘草 6 g，苦杏仁 10 g，浙贝母 12 g，鱼腥草 30 g，瓜蒌皮 20 g，白及 10 g，三七粉^{冲服}3 g，藕节 10 g，枇杷叶 12 g。7 剂，水煎服，日 1 剂，早、晚分服。二诊时果然效果很好，咳嗽、咳痰大减，咯血已消除。处方：柴胡 12 g，枳壳 12 g，白芍 12 g，甘草 10 g，半夏 9 g，陈皮 12 g，紫苏子 12 g，莱菔子 10 g，白芥子 12 g，苦杏仁 10 g，浙贝母 12 g，鱼腥草 30 g，白及 10 g。7 剂，水煎服，日 1 剂，早、晚分服。三诊时症状已消除，再服上方 7 剂以巩固疗效。本患者 20 多年以来发作时均来门诊求诊，编者均以四逆散作为主方加减治疗，每获良效。患者已 80 多岁，仍健康生活。

病例分析：本患者西医确诊为支气管扩张，以咳嗽、咳痰、咯血，胸胀痛为主症。初诊用清燥救肺汤加减治疗。五日后复诊时，诉诸症同前未减轻，在寻找原因时发现患者每次发作均有生气在先，然后发病，结合舌红苔黄，脉弦等，对其病机进行了重新辨识，属肝火犯肺。真如《黄帝内经》所言："五脏六腑皆令人咳，非独肺也。"

3. 不射精症：本病症是指阴茎能勃起，但不能射精；或性交时阴茎保持坚硬状态能进入阴道，但无性欲高潮亦不射精。性盲，心理因素，器质性疾病如包茎、输精管梗阻，以及局部神经病变，性生活不和谐等，均可导致本病。中医认为此属肝肾阳气郁闭，气机受阻。治宜解郁疏气，方用四逆散加减。处方：柴胡 10 g，枳实 10 g，白芍 12 g，甘草 10 g，丝瓜络 10 g，王不留行 10 g，僵蚕 10 g，白芥子 10 g。

验案：武某，男，47 岁，1987 年 1 月初诊。患者诉近一年来间断发生不射精现象，未予重视，以为与年岁有关。近两个月出现每次房事不射精，故前来就诊。平素无他疾，唯性格暴躁，一年多来工作常不顺。舌质红，苔薄黄，脉弦。证属肝郁气滞，经脉血络受阻。处方用上方加川牛膝 20 g，服用两周后射精正常，后又巩固两周而愈。

病例分析：本患者以不射精为主症，可从多个角度辨治。可从肾之阴、阳、气辨治；也可从肝之阴、阳、气辨治；亦可从气血理论辨治。就本患者而言，其个性属性格暴躁型，肝气郁滞。而中医认为肝气舒畅、肾气充足才可完成射精。因患者舌红苔黄、脉弦，显无肾虚之象，而以肝郁为主，故用四逆散治疗，又加入通络行气开闭之品，以增强效果；加牛膝者，取其引气血下行之意。

4. 男性乳房发育：本病症是指乳晕部出现半圆形肿块，状若棋子，埋于乳晕部。本病男女老幼皆可发病，属中医乳疬，此处专论男性乳房发育。《外科秘录》引岐天师曰"男子乳房忽然臃肿如妇人之状"，就是形容男性乳房发育。叶天士云"男妇乳疬"，可理解为男、女皆可患此病。《医学入门》述男子乳疬:"盖由怒火房欲过度,以致肝虚血燥,肾虚精怯,不得上行,痰瘀凝滞,亦能结核。"中医认为,乳头属肝,女子乳房属胃,男子乳房属肾,所以本病发病与肝肾有关,肝气郁结,肾脏亏损是主要病机。处方:柴胡 12 g,枳实 12 g,白芍 12 g,赤芍 12 g,甘草 10 g,夏枯草 30 g,天花粉 15 g,浙贝母 12 g,玄参 20 g。

验案:温某,男,57 岁,2000 年 8 月初诊。患者诉两个月以来右乳晕处肿如核桃大小,略显疼痛,有时乳头有少量分泌物,性情急躁,胸胁胀满,头晕耳鸣,舌质红,苔薄黄,脉弦有力。证属肝郁气滞,痰火凝结,用上方加蒲公英 20 g,连服 40 天而愈。

病例分析:患者是本院家属,因患此疾而甚感不安,在有关专科确诊为良性后,用中医治疗。用四逆散解郁泻热,调和肝脾,加夏枯草、天花粉、浙贝母、玄参以软坚散结。

真武汤

《伤寒论》

组成： 制附片^{先煎}6～12 g　茯苓 30 g　白术 15 g　白芍 10 g　生姜 12 g

功能与主治： 温阳化气行水。治疗肾阳虚微，水气为患，心下悸动，头昏眩，身瞤动，振振欲擗地，肢体浮肿，小便不利，肢体沉重疼痛，或腹痛下利，舌淡胖有齿痕，舌苔淡黑、水滑，脉沉细弱。

方证论述： 本方证之病机是少阴肾虚伤及脾，致水气泛溢。由于水气泛溢伤及各脏腑功能，故可表现出一系列相应证候。若水气凌心则心下悸动；水气上犯清阳则头目昏眩；肾病及脾，脾主四肢肌肉，故而四肢沉重疼痛，或四肢筋肉跳动，震颤欲倒；脾阳虚、脾气弱故腹痛下利，肢体浮肿。关于真武汤治疗水气病的机理，《成方切用》给出更深刻的见解："水气唯太阳少阴有之，然二经同司水也。然太阳从表得之，腠理不宣，水气为元腑所遏，故以小青龙发之。少阴由下焦有寒，不能制服本水，寒邪得深入而动其本气，缘胃阳衰而提防不及也。故用真武汤温中镇水，收摄其阴气。按青龙主太阴表水，十枣主太阳里水，真武主少阴里水。"关于真武汤的临床使用范围，上面讲到的症状还不够，必须具备舌体胖大有齿痕，舌质润滑，苔薄白或淡黑，脉沉弱等舌脉象。真武为北方水神，以真武为方名说明肾是本方之主治。从药物组成分析，制附子为方中主药温肾阳；肾虚伤脾，脾阳不振，故用白术、茯苓以健脾；白芍制约附子辛热，防伤阴；生姜一则解附子之毒性，二则宣散水气。对制附子的用量，编者一般是从 3～5 g 开始用起，根据病情逐步加量，最多到 30 g；加大附子用量的同时也加生姜用量，以一比一为妥。主水者肾，但制水者脾，故附子加量时也同样加大茯苓、白术之量。

应用要点：

1. 慢性肾炎水肿、慢性肾炎（肾病型）和肾病综合征：主要临床表现是浮肿，蛋白尿，肾虚水泛最为多见，常以真武汤合五苓散加减。处方：制附子^{先煎}6 g，茯苓 30 g，白术 12 g，白芍 6 g，生姜 10 g，猪苓 10 g，泽泻 10 g，桂枝 6 g，生黄芪 50 g，汉防己 10 g。加减：①如果患者治疗期间有伤风寒，上方加入麻黄 9 g，苦杏仁 10 g，紫苏叶 10 g，桑白皮 10 g（华盖散），外感症状消除后，逐渐将华盖散方去掉；②如果患者出现脾胃不和，脘腹胀满，纳呆便溏，上方加入干姜 9 g，木瓜 10 g，木香 12 g，以温脾健胃。本方肾阴虚者禁用。

验案：李某，女，27 岁，1987 年 11 月 2 日初诊。患者患慢性肾炎 1 年余，蛋白尿，浮肿，腰酸腿软，头晕目眩，形寒肢冷，四肢无力，易感冒，月经延后、量少，尿频而尿量少，大便正常，舌淡，苔薄白，脉沉而无力。证属肾虚水泛，治宜温肾利水。处方：制附片^{先煎}6 g，茯苓 30 g，白术 12 g，白芍 6 g，生姜 10 g，猪苓 10 g，泽泻 12 g，桂枝 9 g，汉防己 10 g，生黄芪 50 g，防风 9 g，紫苏叶 10 g。每日 1 剂，水煎服，分两次早、晚温服。1 个月后复诊，诉用药以来再未感冒，浮肿基本消除，尿不频且尿量正常，尿蛋白（+-），但胃脘胀满，吃饭不香，便软，舌淡，苔薄、白腻，脉沉弱。上方去防风、紫苏叶，加干姜 9 g，党参 15 g，木香 12 g，连服 1 个月后诸症消除，蛋白尿消失，但仍觉身乏无力，腰劳累后发酸，上方去干姜加炒杜仲 12 g，再服 1 个月而愈。

病例分析：患者慢性肾炎史 1 年，以浮肿、蛋白尿为主症来诊，伴腰疼腿软、头晕目眩、形寒肢冷、尿频而量少、易着凉感冒、舌质淡、脉沉等症。四诊合参认为属肾虚伤脾，水气泛溢，病位在肾脾，病性为阳虚水泛，治疗应补肾健脾，温阳化气行水。处方以真武汤为主，加入五苓散以温阳化气，健脾利水；防风、白术、黄芪取玉屏风散之意以益气固表，使腠理致密，风邪无可乘之机，同时，生黄芪对消除尿蛋白有肯定作用；紫苏叶用以宣通肌表，有提壶揭盖之用；汉防己用以行散脾络中水气而消肿。上方前后服用 1 个月，水肿消除，蛋白尿消失，但胃脘胀满，不思食，大便稀软，说明脾胃虚寒，上方去紫苏叶、防风，加入干姜、党参、木香以温脾、健胃理气。再服 1 个月后，诸症消除，有时腰疼，原方加入杜仲以强肝肾，再服 1 个月愈。

2. 慢性肺源性心脏病：本病是指由于呼吸道慢性反复感染等，导致阻塞性肺气肿或肺纤维化改变，进而引起肺循环障碍，右心室肥大、扩张，临床表现以心悸、气急、紫绀、浮肿、喘息、胸胀、面色黧黑、少尿等为主要表现。从中医辨证分析，此为心、肺、肾重度虚衰之危象，属水气凌心之征象。

治宜温肾补肺，宁心利水。处方：制附片^{先煎}6 g，茯苓 30 g，白术 12 g，赤芍 9 g，生姜 10 g，泽泻 12 g，猪苓 10 g，人参 9 g，生黄芪 30 g，车前子 30 g，炙甘草 10 g。加减：咳喘明显，喉中痰鸣，呼吸急促者加半夏 9 g，白芥子 10 g，紫苏子 10 g，莱菔子 10 g；如果合并外感者加入小青龙汤（干姜 9 g，桂枝 9 g，炙麻黄 9 g，细辛 3 g，五味子 6 g，苦杏仁 10 g）。

验案：唐某，男，71 岁，1984 年 12 月 17 日初诊。患者因肺源性心脏病入院治疗 20 天，病情稳定，但下肢浮肿、心悸气短、不能平卧、少尿等症未好转，察患者口唇发绀，面目微微浮肿，舌紫，苔白腻，脉沉滑。证属肺肾两虚，水气凌心。处方：制附片^{先煎}6 g，茯苓 30 g，白术 10 g，赤芍 9 g，生姜 10 g，泽泻 10 g，猪苓 10 g，人参 9 g，生黄芪 30 g，车前子 30 g，紫苏叶 10 g，汉防己 10 g，丹参 12 g。3 剂，水煎服。二诊诸症均减，已能平卧入睡，脉由沉滑转为滑。上方不变再服 7 天，患者感觉已恢复到入院前状态，带药出院。

病例分析：患者以肺心病入院，中医参与治疗，以下肢浮肿、心悸气短、不能平卧、尿少、面目浮肿、舌紫、苔白腻、脉沉滑为主症。病机属心、肺、肾重度虚衰之重症，人体气血、水液运行受阻。治宜温肾补肺宁心，以恢复水器的正常功能。处方以真武汤为主，加入五苓散温阳化气、健脾行水。将原方中的白芍改为赤芍，加丹参，以起到活血行气作用；因心肺功能虚弱，后形成气滞血瘀，加生黄芪、车前子、汉防己、紫苏叶以益气利水。用药 3 日后症状明显改善，上方继服 7 日后患者已能平卧入睡，且可行走 10 分钟，原方继服 1 周。

真武汤是《伤寒论》治疗少阴病阳虚水泛的主方，少阴属心肾，是人体性命之所在，水火相济之原地，因此真武汤所治之病大都以危重之心、肺、肾病为主，除上述肺心病外，还有心力衰竭、心源性水肿等均可应用。

3. 成人黏液性水肿：本病多出现在甲状腺切除术后，或用放射性碘 ¹³¹ 治疗后，临床主要表现有表情呆滞，面颊、眼睑虚肿，毛发脱落、稀疏，舌肥厚，言语缓慢不清等。本病属中医"虚劳""水肿"等范畴，病机是脾肾阳虚，用真武汤加减治疗。处方：制附片^{先煎}6 g，茯苓 30 g，白术 20 g，白芍 9 g，生姜 10 g，生黄芪 30 g，党参 12 g，当归 12 g。水煎服，每日 1 剂。治疗时间一般为 3 个月左右。

验案：陈某，女，62岁，1997年2月19日初诊。患者两年前行甲状腺切除术，近1年来感觉头面浮肿，身乏无力，少气懒言，头晕目眩，怕冷，四肢不温，大便软，舌淡胖，苔白腻，脉迟。证属脾气不足，肾阳亏损。用上方1个月后，诸症均减，中间休息半个月，再服上方两个月后愈。

病例分析：患者于甲状腺术后出现头面浮肿，伴身乏无力，少气懒言，头晕目眩，怕冷，且四肢不温，大便软，舌淡脉沉等症。病情虽不严重，但病机属脾肾阳气不足，水液代谢失调，同样可用本方治疗。本患者仅用真武汤原方加生黄芪、党参、当归以增强补气养血之功即可；因患者除阳虚水泛外，气血也不足，故先后调理两个月愈。

乌梅丸

（《伤寒论》）

组成： 乌梅12g　细辛3g　桂枝9g　党参15g　制附片^{先煎}6g　当归12g　川椒6g　黄连9g　黄柏6g　干姜6g

功能与主治： 缓肝调中，清上温下。主治厥阴病寒热错杂之杂症，如昏厥眩晕，头摇，肢体麻木、痉挛、僵直，面赤热，头痛，胁痛，耳鸣耳聋，目赤肿，下利，遗泄，蛔厥腹痛心烦等。

方证论述： 本方证病机为邪陷厥阴，肝阳妄动，肝火上炎，上热下寒，上盛下虚。厥阴属肝，内寄相火，阴中有阳，性喜升发，一旦有病则会厥、热相兼。乌梅丸证候应分为三组：①肝阳妄动，上冲巅顶则昏厥，眩晕，头摇；横窜经络则肢体麻木、痉挛、僵直，口噤。②肝火上炎则面赤热，舌边尖红，头痛，胁痛，耳鸣耳聋，目赤暴肿。③正虚脏寒则肢冷面青，爪甲青，或遗泄，或蛔厥腹痛心烦，大便不调，食欲差。本方为息风、清火、温阳、扶正、制虫之和解剂，合酸收、苦泻、辛升、甘补，大温大寒为一炉。乌梅为君，平肝熄风制虫；黄连、黄柏清火安胃止呕；川椒、干姜、附子、细辛辛温，以温阳、祛寒、止痛；人参、当归、桂枝甘温扶正补气血。正如《伤寒论后条辨》所言："乌梅丸，于辛酸入肝药中，微加苦寒，纳上逆之阳邪，而顺之使之下也。虽曰安蛔，实是安胃，故并治久利。见阴阳不相顺接，而下利之证，皆可以此方括之也。"

需要强调的是，乌梅丸不可局限于治疗蛔虫病，如此认识，有曲解本方之嫌。乌梅丸是治疗厥阴病之主方，因为厥阴是三阴之尽，又是阴尽阳生之脏。伤寒邪入厥阴，其病情大多寒热错杂，虚实互见，上热下寒，肝阳妄动，肝火上炎，又四肢厥冷等，这才是研究乌梅丸的重点。

应用要点：

1. **群集性头痛：** 本病症是一种以眶部疼痛和头痛为主症的神经血管功能障碍，其临床特征为反复密集性发作。头痛发作大多自一侧眼眶开始，疼痛性质为钻痛或波动性，殊为强烈，甚至触及头部皮肤或周围动脉，均能使之加剧。患者往往焦躁不耐，伴有患侧流泪，鼻塞流涕，结膜充血，面部潮红，眼睑浮肿，恶心厌食，畏光。此属中医头痛范畴，用乌梅丸加天麻钩藤饮加减治疗。处方：乌梅12 g，细辛3 g，桂枝9 g，党参12 g，制附片^{先煎}6 g，当归12 g，川椒6 g，干姜9 g，黄连9 g，黄柏9 g，天麻15 g，钩藤20 g，生石决明30 g，川牛膝12 g，全蝎6 g。加减：①疼痛甚者，去制附片，改用制川乌6 g，白芍30 g；②焦躁不安甚者加羚羊角粉^{冲服}0.6 g，柴胡12 g，茯神20 g。

验案：吴某，男，37岁，2005年10月10日初诊。患者患群集性头痛两年余，每次发作均到神经内科住院治疗，同时配合针灸，每天发作2～3次，每次发作1个月左右，今日刚出院即来诊。每谈及本病均令患者恐惧，头痛发作时手脚冰冷。平素脾气急躁，大便黏腻，舌边尖红，苔薄黄腻，脉弦。因当下未发作，故以基础方治疗。连服1个月，患者无不适，又用1个月后停药，追访3年未发作。

病例分析：患者以头痛为主症，同时伴有手足冰冷，情绪焦躁，恶心厌食，流泪畏光，鼻塞流涕，眼结膜充血，面部潮红，舌边尖红，苔薄黄腻，脉弦等症。病机为寒热错杂，虚实并见，表里混乱，属邪陷厥阴，肝阳妄动，肝火上炎，上热下寒，上盛下虚之证。治疗用上方，合息风、清火、温阳、扶正、和解于一体，以调整厥阴之阴阳。本患者门诊时属头痛间歇期，故上诉基础方未做加减，乌梅丸原方加入天麻、钩藤、石决明、牛膝以增强平肝潜阳之功；加全蝎以息风止痉，通络止痛，先后治疗两个月未再发作。

2.肠易激综合征：本病是常见的肠道（大肠或小肠）功能性疾病，为肠道运动与内分泌功能异常所引起。其特点是肠道无结构上的缺陷，但肠道对刺激有过度的反应或反常现象，主要表现为腹痛，便秘，腹泻，或腹泻与便秘交替出现，伴有腹胀痛，或黏液性大便等。本病曾被称为结肠功能紊乱、结肠痉挛、黏液性结肠炎、过敏性结肠炎等，属中医"腹痛""腹泻""大便不调"等范畴，符合乌梅丸方证。基础方：乌梅12 g，细辛3 g，肉桂6 g，党参15 g，制附片^{先煎}6 g，当归10 g，川椒6 g，黄连6 g，黄柏6 g，干姜10 g。加减：①腹痛甚者加白芍30 g，甘草10 g，厚朴15 g，木香15 g；②腹泻者加葛根20 g，白术15 g；③便秘者加枳实12 g，熟大黄9 g。

验案：孙某，男，47岁，1990年4月20日初诊。患者自诉大便不规律，便稀便秘交替出现，如有几日便稀，每日3次左右，数天后3～5天不排便，并且伴有排便困难，腹痛。阴雨天则便稀，晴天时又便秘。舌淡红，苔薄白腻，脉弦。处方：乌梅12 g，细辛3 g，肉桂6 g，党参15 g，制附片^{先煎}5 g，当归9 g，川椒6 g，黄连9 g，黄柏9 g，干姜10 g，白芍30 g，甘草10 g，陈皮10 g，防风10 g，白术12 g。每日1剂，水煎服，早、晚分服。服药期间忌食生冷、油腻。两周后复诊，症状好转，有时大便前后腹痛，上方加入厚朴20 g，木香15 g，再服半个月后愈。

病例分析：本病例诊断为肠易激综合征，以大便干稀交替发生为主要症状，伴有腹痛，和气候关系密切，属于寒热错杂，虚实并见之证。治疗时以乌梅丸方调肝脾，清热散寒，理脾胃升降；大便不调常伴腹痛，故加入痛泻要方，重用白芍30 g以泻木调肝，缓急止痛。两周后病情好转，但大便前后仍有腹痛，为气滞所致，故加入厚朴、木香理气止痛，两周后愈。

3. 慢性非特异性结肠炎：本病是一种原因不明的慢性炎症性肠道病变，主要侵犯直肠和乙状结肠，也可侵及结肠其他部分和全部结肠，临床以黏液血便，腹痛腹泻，或里急后重为主症。本病病程漫长，病情轻重不一，常反复发作，属中医"痢疾""泄泻"范畴。也有学者认为属"肠风""脏毒"，编者观点认为属"脏毒"。基础方：乌梅12 g，细辛3 g，肉桂6 g，党参20 g，制附片^{先煎}6 g，当归10 g，川椒6 g，干姜10 g，黄连10 g，黄柏10 g，黄芩10 g，葛根30 g，甘草10 g。加减：①血便者去附子加白及粉^{冲服}6 g，三七粉^{冲服}6 g，槐花20 g，山楂炭20 g；②腹痛明显者加白芍30 g，木香15 g，厚朴15 g；③黏液便、稀便明显者加苍术15 g，炒薏苡仁30 g，炒白扁豆20 g；④ 稳定期时加茯苓15 g，白术12 g，白扁豆20 g，山药15 g，薏苡仁20 g，莲子肉20 g，陈皮12 g。

验案：朱某，男，61岁，2002年3月9日初诊。患者患慢性非特异性结肠炎3年多，平时灌肠维持，时好时发，腹胀痛，大便每日3次左右，以黏液便为主，有时带血便，口腔反复溃疡，舌边红，苔薄黄腻，脉弦。处方：乌梅12 g，细辛3 g，肉桂5 g，党参20 g，制附片^{先煎}5 g，当归10 g，川椒6 g，干姜10 g，黄连10 g，黄柏10 g，葛根20 g，黄芩12 g，甘草10 g，白及粉^{冲服}6 g，三七粉^{冲服}6 g，山楂炭20 g，白术12 g。每日1剂，早、晚分服。

1个月后复诊，大便每日1～2次，便后有少量黏液，未再便血，偶有腹痛，上方未改，再服1个月，症状已消除，大便每日1次，性状正常；上方再服3个月，再未发作。

病例分析：本患者被确诊为慢性非特异性结肠炎，本病临床治疗取效慢，易反复，病程长，属消化系统之顽疾，编者认为属中医"脏毒"。所谓"脏毒"，在《三因极一病证方论·辨肠风论》载为"脏中积毒所致痢疾"。其主症是腹痛腹泻，黏液血便，里急后重等。病机是寒热错杂，虚实并见，肝脾胃功能失和。治疗用乌梅丸以调肝脾、散寒清热解毒；加入葛根芩连汤以加强清热止痢之力；加白及、三七、山楂炭以收敛止血，消肿生肌。以本方随症加减，治疗半年后愈。

麻黄附子细辛汤

（《伤寒论》）

组成：麻黄9g　制附片6g　细辛3g。

功能与主治：发散表邪，温经祛寒。治疗外感风寒所致发热，头项强痛，肢体酸楚疼痛，恶寒，手足冷，困倦嗜卧，舌淡，苔薄白，脉沉。

方证论述：本方证病机为肾阳素虚，感受风寒，太阳与少阴同病。因外感风寒，患者可表现出头颈、腰背、四肢酸软沉重或疼痛；又因素体肾阳不足，故可表现出手足寒，困倦嗜睡，脉沉。《成方便读》将本方功效总结为"肾弱阳虚寒外伤，温经解表妙无双"，并有论述："治少阴阳虚，寒邪外至，始得之，身发热而脉沉者。夫太阳与少阴为表里，少阴之阳虚则里不固，里不固则表益虚，故寒邪由太阳之经，不传于腑，竟入于脏。然虽入脏，而邪仍未离乎经，故仍发热；若全入于脏，则但恶寒而不发热矣。但虽发热，不得为太阳之表证，以太阳之表必有头项强痛、脉浮等证；此不但不头项强痛，脉亦不浮反沉，则便知太阳之邪离经入脏之枢纽。急乘此时用附子以助少阴之阳，细辛以散少阴之邪，麻黄以达太阳之表，邪自表而及里者，仍由里而还表，此亦表里相通之一理耳。"

以上论述使我们认识到本方属于温阳发汗，表里并治之剂，在实际临床应用时范围可扩大到多方面，如妇女产后受风寒、月经期受风寒、房事后受风寒等均属于此方适应证。

应用要点：

1.产后肢体关节痛（包括流产后）：本病症是妇女在特定生理阶段的常见病，是指在产后气血虚弱的情况下，感受风寒湿邪，以肢体关节疼痛、酸楚、麻木、重着以及活动障碍为主要症状的一组病症，主要病机是气血虚弱，肾阳不足，感受风寒，气血痹阻，经络关节失于温润滋养。治宜补气血，温肾阳，祛风寒，处方用麻黄附子细辛汤合黄芪桂枝五物汤加减。

验案：纪某，女，38 岁，2018 年 8 月 1 日初诊。患者诉 1 个月前行人工流产术，近 1 周出现全身关节酸楚，身恶寒，膝踝关节痛，精神疲惫，嗜卧，饮食二便一般，察面色白而虚浮，舌淡，苔薄白、水滑，脉沉。四诊合参辨为气血虚弱，肾阳不足，风寒邪气外袭之产后（流产）肢体关节痛。处方：生麻黄 9 g，制附片^{先煎}9 g，细辛 3 g，生黄芪 20 g，桂枝 9 g，白芍 12 g，生姜 20 g，大枣 20 g，当归 12 g，羌活、独活各 10 g。7 剂，水煎服，日 1 剂，早、晚分服。7 日后二诊，诉精神已振作，不再嗜卧，不恶寒，肢体酸楚消失，但关节仍有疼痛。原方再服 7 剂而愈。

病例分析：患者行人工流产术后损伤气血，亦伤及肾气肾阳，此属必然现象。但患者自以为和平时一样，在工作和做家务时不甚注意，则感风受寒，由于气血阳气不足，所感风寒可直入筋骨，而致本病。民间将此类疾病称为"月子病"，类似中医痹证之"虚痹"。本病证治疗重点是补气血、营卫，温肾阳散风寒。处方以麻黄附子细辛汤为主，以温阳发汗；加黄芪桂枝五物汤以补气血和营卫；加羌活、独活意在增加散风寒之力；加当归以补血和血，活血止痛。因患者发病后诊治及时，病邪未深入，故两周则治愈，如久拖不治，将成顽疾，不可忽视。

2. 三叉神经痛。请参阅川芎茶调散中应用要点 3 之内容。

3. 月经前后感受风寒疼痛：本病症是指妇女于月经前、中、后期出现身体多部位疼痛，包括四肢、肩背、腰部以及关节。此类患者大多素体阳虚，血脉虚寒，月经前后反复感受风寒之邪而渐成本病。治宜温阳散寒，温经通络，处方用麻黄附子细辛汤合当归四逆汤加减。

验案：柯某，女，37 岁，1988 年 11 月 17 日初诊。患者近 3 个月来每于月经后期出现周身酸楚疼痛，手足冷，夜间易腿抽筋，月经量少，色暗，舌质淡，苔薄白，脉沉细。四诊合参证属肝肾虚寒，外感寒邪，气血不足。处方用麻黄附子细辛汤合当归四逆汤加减：麻黄 9 g，制附片^{先煎}9 g，细辛 3 g，当归 12 g，炒白芍 12 g，桂枝 9 g，木通 6 g，炙甘草 10 g，大枣 20 g，羌活、独活各 10 g。5 剂，水煎服，日 1 剂，早、晚分服。二诊时身体感觉暖和而轻松一些，手足也有些温暖感，但脉仍沉细。原方继服半个月后正常，下次月经后也未见身痛肢冷。

病例分析：本患者于月经后出现身痛、肢冷、腿抽筋。其病因有内外两种，内因属肝肾虚寒，肝阳虚则血寒而不能温和机体，肝血肝阳虚则厥阴经脉滞而不流；外因属寒邪凝滞，血脉收引，合而为之形成本病。治疗用麻黄附子细辛汤以温肾阳散风寒，当归四逆汤以温经脉而散寒邪，加羌活、独活，取其通络散寒止痛之意。

桂枝芍药知母汤

（《金匮要略》）

组成： 桂枝 9 g　白芍 9 g　知母 9 g　炙甘草 3 g　麻黄 6 g　防风 9 g　制附子^{先煎} 9 g　白术 12 g　生姜 12 g

功能与主治： 通阳行痹，祛风胜湿，养阴清热。治疗风寒湿痹，邪初化热，遍身关节肿痛，肿处灼热，身体瘦弱（身体尪羸），脚肿如脱，头眩短气，心中郁郁不舒欲吐，舌苔薄、黄腻，脉数。

方证论述： 本方证病机是风寒湿外袭，渐渐化热伤阴。主症是遍身关节肿痛，肿处灼热。对于本方，是治疗风寒湿痹，还是治疗湿热痹？前人有所争执，有人认为是治疗风寒湿痹，有人认为是治疗湿热痹。编者认为应是治疗风寒湿痹之方，而非治疗湿热痹之方。从临床实践分析，风寒湿痹早期寒热易别。如风湿郁久，随着个体差异可发生湿从寒化和寒从热化，即中医讲的从化现象，其结果是不同的。本方讲的肿处灼热应该是关节局部的无菌性炎症，和湿热痹之病因病机不同。《成方切用》分析本方："此类历节病，由风湿外邪，而兼脾肾俱虚之方也。谓诸肢节疼痛，湿留关节也。因而身体为邪所痹，则尪羸。湿从下受，亦或自上注之，总是湿喜归下，故脚肿如脱。肾虚挟风，故头眩。卫气起于下焦，肾元既亏，三焦无主，致太阳与阳明相牵制为病，故胃气欲下行，而太阳制其气在上，太阳欲上行，而胃湿相搏不利，故短气，温温欲吐。用桂枝汤，去枣加麻黄，以助其通阳；加白术、防风，以伸脾气；加知母、附子，以调其阴阳。谓欲制其寒，则上之郁热已甚，欲治其热，则下之肾阳已痹，故并加之尔。"此段论述比较客观地分析了历节病是因脾肾不足，又感风寒湿邪，未提湿热痹之词，其认为这里的热是郁而生热，并非外感之湿热。

关于痹证的治疗在此引用《医宗必读》论治痹说，供读者参考："在外者祛之犹易，入脏者攻之实难。治外者散邪为急，治脏者养正为先。治行痹者，散风为主，御寒利湿，仍不可废。大抵参以补血之剂，盖治风者先治血，血行风自灭也。治痛痹者，散寒为主，散风燥湿，似不可缺。大抵参以补火之剂，非大辛大温，不能释其凝寒之害也。治着痹者，利湿为主，祛风解寒实不可缺，大抵参以补脾之剂，盖土强可以胜湿，而气足自无顽痹也。"

应用要点：历节病，属痹证的一种。《实用中医内科学》指出："痹证的范围较大，包括行痹、痛痹、着痹、热痹、历节病。"历节病以关节变形、疼痛、活动受限、僵硬为特点，西医的类风湿性关节炎和本病相似。在临床实践中经常会遇到症状似本病，但西医类风湿检查结果属阴性的情况，此时也用此法治疗，疗效是肯定的。基础方：桂枝 12 g，麻黄 6 g，防风 9 g，白芍 10 g，炙甘草 5 g，生姜 10 g，白术 12 g，知母 10 g，制附片[先煎] 9 g。加减：①关节肿甚者，加络石藤 15 g，忍冬藤 20 g，苍术 12 g，汉防己 10 g；②关节疼痛甚者，加乌梢蛇 12 g，全蝎 6 g，蜈蚣 1 条；③屈伸不利者，加豨莶草 20 g，丝瓜络 10 g，伸筋草 15 g。

验案：丛某，女，67 岁，1986 年 1 月 4 日初诊。患者自诉手指关节肿痛，屈伸不利，腰脊痛反复发作近 5 年，经常用西药对症治疗，近几个月由于胃病发作，不能用西药，故来中医诊治。舌淡，苔薄白，脉沉弦。处方：桂枝 12 g，麻黄 6 g，甘草 6 g，防风 9 g，制附子[先煎] 9 g，苍术 12 g，生姜 12 g，白芍 20 g，知母 10 g，汉防己 10 g，全蝎 5 g，豨莶草 20 g，伸筋草 15 g，杜仲 12 g。7 剂，日 1 剂，水煎服，早、晚分服。1 周后复诊，肿痛均减轻一半，余无特殊不适。原方再服两周后肿痛基本消失，但屈伸不利，腰痛仍在，上方加入鸡血藤 15 g，狗脊 12 g，再服 1 个月后诸症均消除。为巩固疗效，上方每日服 3 次，连服 3 个月。

病例分析：本病例属历节病，临床以关节变形、疼痛、活动受限为特点。其病机为风寒湿外袭，在体内久久不去，渐渐郁而化热伤阴，伤及脾肾，使脾肾俱虚而成本病。治疗时需通阳行痹，祛风除湿，养阴清热，兼补脾肾，以桂枝芍药知母汤为主，加杜仲以补肝肾、壮筋骨；加汉防己、豨莶草、伸筋草以除湿通络舒筋。二诊时他症减轻，但腰痛不减，原方加入鸡血藤、狗脊以舒筋活血散瘀。

乌头汤

(《金匮要略》)

组成: 制川乌^{先煎}9 g　炙麻黄 9 g　白芍 9 g　炙甘草 9 g　生黄芪 20 g　蜂蜜 60 g

功能与主治: 益气和血,散寒除湿止痛。治疗痛痹,不可屈伸。

方证论述: 痹证的发生,一般多以素体阳虚,阴精不足为内因,风寒湿热邪为外因。初起一般以邪实为主,病位在肢体、皮肉、经络;久病则多属正虚邪恋,或虚实夹杂,病位则深入于筋骨、脏腑。本方正是用于治疗痹证顽疾中、晚期,正虚邪恋,扶正祛邪,标本兼顾。《成方便读》载:"夫寒湿之邪非麻黄、乌头不能去,而病在筋骨,又非如皮毛之邪一汗而散者,故以黄芪之补,白芍之收,甘草之缓,牵制二物,俾得深入而去留邪。"本方中乌头有川乌、草乌之分,草乌作用峻烈,一般选用川乌相对平稳,但须先煎 30 分钟。川乌用量一般从 6 g 逐渐加到 20 g。用川乌的时间不宜太长,临床症状好转则停用,不可久服。若有毒性反应如舌麻、头晕、心悸、脉迟等应立即停药,速投绿豆甘草汤解毒。方中白蜜不可不用,每剂药加入蜂蜜 60 g,于早、晚服用。

应用要点: 虚痹(民间俗称老寒腿),是指痹证日久不愈,骨节酸痛,时轻时重,而以屈伸时反应明显,分为气血虚痹、阳虚痹、阴虚痹。基础方:制川乌^{先煎}9 g,炙麻黄 9 g,白芍 9 g,炙甘草 9 g,生黄芪 20 g,蜂蜜 60 g。加减:①气血虚痹:除有上诉症状外,兼见面色少华,心跳乏力,气短自汗,肌肉瘦弱,食少便软,舌淡,苔薄白,加八珍汤。②阳虚痹:兼有面色淡白无华,形寒肢冷,弯腰驼背,腰膝酸软,尿多便稀,舌淡,苔薄白,脉沉弱,加入阳和汤加减。③阴虚痹:兼有形疲无力,烦躁盗汗,头晕耳鸣,面赤火升或持续低热,日晡潮热,腰膝酸软无力,口干心烦,舌红少苔,脉细,加入地黄饮子(刘河间方)。

验案: 齐某,男,62 岁,1990 年 2 月 9 日初诊。患者患关节炎十余年,秋冬加重，春夏减轻。症见关节疼痛，屈伸不利，形疲无力，盗汗耳鸣，腰酸膝软，舌红少苔，脉沉细。处方：制川乌^{先煎}9 g，炙麻黄 9 g，白芍 15 g，炙甘草 9 g，生黄芪 20 g，蜂蜜^{兑服}60 g，熟地黄 20 g，山茱萸 20 g，石斛 10 g，麦冬 20 g，当归 12 g，巴戟天 12 g，木瓜 15 g。每日 1 剂，水煎服，分早、晚兑蜂蜜服用。10 天后复诊，关节疼痛缓解，腰膝无力好转，无盗汗，仍觉关节屈伸不利，上方加入桑枝 20 g，天麻 12 g，再服 10 天后症状改善明显，改服同仁大活络丸，每次 1 丸，每日 3 次，连服 1 个月后症状消除。

病例分析：患者患慢性关节炎十余年，病情变化和气候季节有关，以关节疼痛、屈伸不利、身乏无力、腰膝疼软、盗汗耳鸣为主症，舌红少苔，脉沉细。四诊合参认为本例属虚痹中之阴虚痹，治宜滋阴补肾、散寒止痛，处方以乌头汤为主，加入熟地黄、山茱萸、石斛、麦冬、巴戟天以滋阴补肾；加木瓜舒筋活络。本方一定要用蜂蜜，每剂 60 g，一则补中益气，二则缓解疼痛，三有治风寒痹痛之功，又可解除川乌之副作用。

大黄䗪虫丸

《金匮要略》

组成：大黄　黄芩　甘草　桃仁　白芍　苦杏仁　生地黄　干漆　虻虫　水蛭　蛴螬　䗪虫

功能与主治：祛瘀生新。治疗五劳虚极，形体羸瘦，腹满不能饮食，肌肤甲错，两目黯黑，妇女经闭。

方证论述：此处之五劳虚极是因过饱、忧郁、暴饮、房事过度、过饥、疲劳而成。人体五脏六腑、经络营卫气血运行受阻而致干血内生，出现一系列病症。治疗时瘀血（干血）不去，则新血不生，正气无由恢复。唐容川认为："旧血不去，则新血断不能生。干血痨，人皆知其极虚，而不知其补虚正是助病，非治病也。必去其干血，而后新血得生，乃望回春。"李中梓言："劳伤之证，肌肤甲错，两目黯黑，此内有瘀血也。瘀之日久，则必发热，热涸其液，则血干于经隧之间，愈干愈热，愈热愈干，而新血皆损。人之气养百骸，光华润泽者，止借此血，血伤则无以沃其肤，故甲错也。目得血而能视，血枯则无以荣，其目故黯黑也。仲景深见此证，补之不可，凉之无益，而出此方。经曰：血主濡之，故以地黄为君。坚者削之，故以大黄为臣。统血者脾也，脾欲缓急，食甘以缓之。又酸苦涌泄为阴，故以甘、芍、桃仁为佐。咸走血，苦胜血，故以干漆之苦，四虫之咸为使。夫浊阴不降，则清阳不升，瘀血不去，则新血不生。今人遇一劳证，使用滋阴之药，服而不效，坐以待毙，术岂止此耶！"

乌鸡白凤丸（乌鸡丸）

（《寿世保元》）

组成： 乌鸡　鹿角霜　鹿角胶　鳖甲　生牡蛎　桑螵蛸　人参　黄芪　当归　白芍　香附　天冬　甘草　生地黄　熟地黄　川芎　银柴胡　丹参　山药　芡实

功能与主治： 补气血，调经止带。治疗身体瘦弱，气血两虚，腰疼腿软，阴虚盗汗，月经不调，崩漏带下，午后潮热，失眠盗汗。

方证论述： 本方是调补气血，调经止带之名方，在治疗妇科经带病方面有不可替代之地位。《成方切用》载："人有所赖，唯斯而已。盖其源源而来，生化于心，总统于脾，藏受于肝，宣布于肺，施泄于肾，灌溉一身，凡为七窍之灵，为四肢所用，为筋骨之和柔，为肌肉之丰盛，以至滋脏腑，安神魂，润颜色，充营卫。津液得以通行，二阴得以条畅。凡形质所在，无非血之用也，人有此形，唯赖此血。故血衰则形变，血败则形坏矣。然血化于气，而成于阴。阳虚故不能生血，所以血宜温不宜寒。阳亢则最能伤阴，所以血宜静不宜动。此盈虚性用之机，苟能查其精义，而治得其宜，又何血病之足虑。"以上气血理论论述精辟。乌鸡白凤丸的组方紧扣这个主题，由三组药组成。其一是入肝肾、补精血之血肉有情之品——鹿角胶、鹿角霜、鳖甲、桑螵蛸、乌鸡，均为血肉有情之品，古人认为"精不足者补之以味"，又有"精血互生"之论，是本方主药。其二是由生地黄、熟地黄、白芍、当归、川芎、丹参组成的四物汤加减，可治一切血虚及妇人疾病。其三是人参、黄芪、山药、芡实补气健脾，以使气血互生。少佐香附、银柴胡以调肝理阴，取补而不滞之用。

编者按： 本节将大黄䗪虫丸和乌鸡白凤丸合而论之，是因编者多年来在临床应用时常合并使用，其理由是二药均以治疗妇科疾病见长。区别在于大黄䗪虫丸祛瘀生新，以治疗干血痨为特点；而乌鸡白凤丸则是补气血、强肝肾以调经止带。前方祛瘀之力宏大，恐伤及已虚极之气血，再加之此类患者用药时间之长，绝非一朝一夕，长久用药气血更易耗竭；后者补血、益精、强肝肾力度大而味厚，恐有壅滞腻脾之嫌。合而用之，相得益彰，扶正又祛邪，有补不壅滞、治不伤正之妙。在长期的临床应用中也印证了这一观点，行之有效，得心应手，故介绍于此，望同道验之。因二方用药特别，水煎不好操作，故以丸药为主，不用汤剂。

应用要点：

1. 闭经：凡女子年过十八月经尚未初潮者为原发性闭经；以往已有正常月经，现连续 3 个月以上月经不来潮者称继发性闭经。青春期、妊娠期、绝经后各阶段月经不来称为生理性闭经。此方证讨论之闭经为继发性闭经。中医称之为"经阻"或"经闭"。《中医临证备要》对闭经病机的论述是："主要为血枯和血滞，虽然引起血枯和血滞的原因甚多，在已形成以后，治以养血和破瘀为主。"处方：乌鸡白凤丸 6 g 加大黄䗪虫丸 3 g，每日 3 次，1 个月为一疗程。

验案：常某，女，未婚，28 岁，2001 年 4 月 13 日初诊。患者因工作压力大，近 1 年以来月经量越来越少，半年前最后一次月经后至今未潮，伴见失眠心烦，五心烦热，面色灰黯，精神萎靡，便干，舌黯，脉沉，妇科常规检查无异常。处方：每次服乌鸡白凤丸、大黄䗪虫丸各 1 丸，每日 3 次。1 个月后复诊，症状均好转，睡眠好，但仍未来潮。又服 1 个月后来潮，但量少，且仅持续两日，脸色也显红润。再服 1 个月后月经正常，嘱其以后除月经期外，每月再服药 20 天，连用两月后停药。

病例分析：四诊合参分析认为，患者病机属气血虚弱，干血内生（气血虚加瘀血），治疗用乌鸡白凤丸和大黄䗪虫丸以补气血、去瘀生新血。闭经一病，无论从西医还是中医临床而言，均属难治之症。本文讨论内容，属继发性闭经。中医治疗闭经主要是养血和破瘀，但从临床观察分析，此类患者大都既有气血不足的一面，又见气滞血瘀的一面。因社会历史差别，像古代因营养不良，气血亏损之极而闭经者越来越少，而虚中兼瘀者则增多。尤以近几十年来，生活节奏加快，竞争激烈，压力加大，均可使气血耗竭而产生瘀阻。就本例而言就是因工作压力而渐渐闭经，若补其不足则瘀而更阻，若破瘀活血则气血更虚。采用攻补兼施的办法取得效果，证明了这一观点。

2. 月经延后：本病症指月经延后 7 天以上，多至 50 天左右，有的患者一年只能来 7 次，同时经量少，色淡不浓，多伴有头晕、心慌、脉细等症。本病症多为血虚和血滞所致，予乌鸡白凤丸、大黄䗪虫丸各 1 丸，每日 3 次，连服 1 个月复诊，月经来潮时暂停药，经后继续用药，直至月经准时为止。

验案：姚某，女，39 岁，1989 年 11 月 7 日初诊。患者身体素无他疾，但月经延后 50 天左右才来，经色淡，1～2 天则干净，妇科检查无特殊发现，舌淡，脉沉。处方：乌鸡白凤丸 1 丸、大黄䗪虫丸 1 丸，每日 3 次，1 个月为一疗程，连服 4 个月后月经正常。

病例分析：理论和第一例闭经大致相同，故略。

3. 斑秃：本病是一种以毛发突然发生局限性斑状脱落，局部皮肤正常，无自觉症状为特点的皮肤病。中医称之为"鬼舔头""油风"。中医常规以气郁、血热、血瘀治疗，编者临床体会为血虚、血瘀共同导致本病，用乌鸡白凤丸、大黄䗪虫丸治疗效果好。

验案：佟某，女，34 岁，1987 年 4 月 2 日初诊。患者理发时发现头枕部有钱币大两处斑秃，甚感紧张，次日来诊。面色萎黄，月经量少而后延 10 天，睡眠浅，五心烦热，舌淡，苔薄白，脉沉弦。处方：乌鸡白凤丸 1 丸、大黄䗪虫丸 1 丸，每日 3 次，1 个月为一疗程。连服 3 个月后月经正常，斑秃已长出细腻毛发。

病例分析：患者属脱发（斑秃）。本病虽属皮肤疾患，但中医门诊经常见到，西医对此无特殊治疗手段，大都用维生素或激素。中医对斑秃病的治疗一般从两方面着手：一是肝肾不足者补肝肾，二是经脉瘀阻者活血通络。从临床实际观察，此类患者多虚实互见，尤其是女性，往往会和月经病同时出现。而发为血之余，用上二药合而治疗符合本病之病因病机。该患者症状除斑秃外还伴有五心烦热，月经量少而后延，舌淡，脉沉，面色萎黄等气血不足、气血阻滞两类症状。故二药合治 3 个月，随月经好转而毛发亦长出。

肾气丸（桂附八味丸）

（《金匮要略》）

组成： 熟地黄 30 g　山药 20 g　山萸肉 20 g　牡丹皮 10 g　茯苓 12 g
泽泻 10 g　肉桂 6 g　制附片 6 g

功能与主治： 温补肾阳。治疗肾阳不足引起的腰膝酸软，肢体畏寒，少腹拘急，小便不利或尿频，以及痰饮咳喘，消渴水肿，舌淡胖，苔薄白而不燥，脉虚弱。

方证论述： 本方是补肾之祖方，源于《金匮要略》。原书有五处论及本方，分别治疗脚气上入、少腹不仁、消渴、妇女转胞、不得溺。这些病症，虽病名不同，见症各异，然其病机均属肾阳虚衰，肾气不化。从处方药物分析，其中阴药六味且用量大；阳药只有二味，且用量少。此配方立意源于阴阳互根理论。张景岳指出："善补阳者，必于阴中求阳，则阳得阴助而生化无穷；善补阴者，必于阳中求阴，则阴得阳升而泉源不竭。"此论精辟地分析了本方配伍的精妙之处。阴药是壮水之主以制阳光，阳药是益火之源以消阴翳。寒热并用，水火兼补，不温不燥，一开一合，使水去而阴不伤，扶阳而火不升。

应用要点：

1. 慢性肾炎：本病既是多发病，又是疑难病，由多种原因引起，因不同的发病机理具有不同的病理改变，是原发于肾小球的一组疾病。其临床特点是病程长，大多超过 1 年，多为缓慢进行。尿常规、尿沉渣检查出现红细胞、蛋白尿，大多数患者有不同程度的高血压和肾功能损害。本病属中医"水肿""虚劳""腰痛""血尿"等范畴。中医认为本病的发病过程是本虚而标实，治疗以扶正祛邪，标本同治为法。具体方药以肾气丸（汤）为主方加减：①水肿明显者加五苓散，加生黄芪 50 g，益母草 30 g，汉防己 20 g；如果全身浮肿，面色萎黄，尿少便稀，纳呆腹胀，舌苔白腻，脉沉者，属"阴水"，是脾虚所致，用肾气丸合实脾饮（厚朴、白术、木瓜、木香、草果、大腹皮、附子、茯苓、干姜、甘草、生姜、大枣）。②腰痛明显者加青娥丸（核桃仁15 g，补骨脂10 g，杜仲12 g，大蒜10 g）。③血尿明显者加二至丸（女贞子20 g，墨旱莲20 g），生黄芪30 g，白茅根30 g，车前子30 g。④血压高者加天冬20 g，天麻12 g，川牛膝20 g，龟甲12 g，珍珠母20 g，杜仲12 g。⑤蛋白尿明显者加生黄芪50 g，炒山药20 g，五味子12 g。⑥合并贫血者加八珍汤（熟地黄、白芍、当归、川芎、人参、茯苓、白术、甘草）。

验案：李某，女，21岁，2008年3月17日初诊。患者患慢性肾炎两年余，1年前曾用西药"强的松"治愈，后因工作劳累复发，症见腰酸腿软，头目眩晕，形寒肢冷，身乏无力，上午头面浮肿，下午下肢足跗水肿，尿蛋白（+++），舌质淡，苔薄白，脉沉细。证属肾阳不足，脾气亏损，治宜温肾健脾。处方：熟地黄15 g，山药15 g，山茱萸15 g，牡丹皮9 g，茯苓30 g，泽泻10 g，生黄芪50 g，制附片6 g，肉桂6 g，川牛膝20 g，车前子30 g。日1剂，水煎服，早、晚分服。1个月后水肿消除，肢体有力，二便正常，尿蛋白（+），偶有胃脘不适，月经3个月未来潮，上方加当归12 g，白芍12 g，柴胡10 g，益母草15 g。1个月后再诊，月经来潮，尿蛋白（+-），余无不适，处方：熟地黄20 g，山药20 g，山茱萸20 g，牡丹皮10 g，茯苓20 g，泽泻10 g，生黄芪50 g，制附子5 g，肉桂5 g，五味子10 g。再服1个月后愈。为巩固疗效以免复发，嘱其口服肾气丸，每日1丸，每日两次，连续服用两个月。

病例分析：患者患慢性肾炎，以腰疼无力，头晕肢冷，面浮肿，蛋白尿为主症，四诊合参以肾虚为主，肝气亦亏。治疗以肾气丸（汤）为主，加入川牛膝、车前子、生黄芪以增强补肝肾，益气利水之功，且可消除尿蛋白，连服1个月后水肿已消除，身体有力，尿蛋白（+），但诉3个月未来月经，故在方中加当归、白芍、柴胡、益母草等舒肝养血、活血之药，以求在补肾之余使月经来潮，对肾炎治疗也有积极作用。三诊时月经来潮，尿化验正常，又以肾气丸（汤）加入生黄芪、五味子等再服1个月，后又口服肾气丸两个月以巩固疗效。

2. 男性前列腺增生症：本病因前列腺腺体增生，压迫尿道，导致排尿机能障碍。本病初始症状不明显，只有排尿次数增多，夜间明显，渐渐地发展至尿等待、尿无力、尿不尽、尿潴留。本病属中医"癃闭"，由命门火衰，肾气不足所致；但是临床上也有部分是下焦湿热等类型，不属本方讨论范围。治疗用肾气丸加车前子 30 g，川牛膝 30 g，生黄芪 30 g，炮甲珠 5 g，尿潴留者加五苓散，另加桔梗 10 g，紫苏叶 10 g，以提壶揭盖。

验案：牛某，男，67 岁，1982 年 3 月 27 日初诊。患者于半年前出现小便不畅，夜尿多、尿无力、尿等待等，舌淡、苔薄白，脉沉、弦滑。处方用肾气丸加车前子 30 g，川牛膝 20 g，生黄芪 30 g，炮甲珠 5 g，连服 1 周显效，再服 1 个月愈，复发时仍以上方治疗亦效。

病例分析：前列腺增生多见于老年男性，临床以小便不畅，夜尿增多，尿无力，尿等待为常见症状。该患者舌淡、苔薄白，脉沉而弦滑，四诊合参辨证属肾阳虚衰，肾气不化。治以肾气丸（汤）为主，加车前子、川牛膝、生黄芪以增强利尿下行之力，使排尿通畅；加入炮甲珠以取消癥化积，软坚散结之效，可对增生前列腺进行局部治疗，使排尿通畅。连服 1 个月，症状大减后改服肾气丸巩固 1 个月。本病非一次性治愈之病，阶段性发作时仍可遵上法治疗。

3. 骨性关节炎：本病是指能动关节的软骨发生原发性或继发性退行性变，并在关节缘处有新骨形成，退行性变的速度超过修复和再生的速度，多发生于中老年人群。本病以负重大、活动多的关节（髋、膝、踝、颈椎、腰椎）为主，属中医"骨痹""筋痹""虚痹"等范畴，治疗以滋肾养肝为主，用肾气丸加减。基础方：熟地黄 20 g，山药 20 g，山茱萸 20 g，牡丹皮 10 g，茯苓 10 g，泽泻 10 g，制附子 6 g，肉桂 6 g，桑寄生 15 g，杜仲 12 g，木瓜 15 g，鸡血藤 15 g，威灵仙 20 g。加减：①上肢为主者，加片姜黄 12 g，羌活 10 g，防风 9 g；②腰及下肢为主者，加独活 12 g，川牛膝 20 g；③疼痛甚，关节怕冷者，原方去附子，用制川乌 6～12 g；④局部关节肿胀明显者，加苍术 15 g，薏苡仁 30 g，汉防己 10 g。

验案：司某，女，71 岁，1985 年 2 月 1 日初诊。患者诉双膝关节肿痛两年余，休息时疼痛加重，活动后减轻，但活动量加大时又疼痛，膝关节肿胀、怕冷，骨科诊断为"骨性关节炎"，给予对症处理，但未消除痛苦，舌淡，苔薄白腻，脉沉滑。四诊合参辨为肝肾虚弱，风寒湿痹，正虚而邪结，治宜补肝肾，散风，祛寒湿。处方：熟地黄 20 g，山药 20 g，山茱萸 20 g，牡丹皮 10 g，茯苓 20 g，泽泻 10 g，制附片^{先煎}6 g，桂枝 9 g，川牛膝 20 g，汉防己

10 g, 生薏苡仁 30 g, 苍术 15 g, 独活 12 g, 鸡血藤 20 g, 桑寄生 15 g, 杜仲 12 g。7 剂, 水煎服, 每日 1 剂, 早、晚分服。二诊时膝关节肿痛消除, 不怕冷, 再服原方 1 个月愈。

病例分析: 患者所患骨性关节炎, 为中老年人群的多发病, 属中医虚痹。中医认为肾主骨, 肝主筋, 年龄大和长期劳损, 慢性风寒湿邪侵袭并附着不去, 是造成本病的内外病因。治疗以肾气丸为主, 由于本患者关节疼痛, 将方中肉桂改为桂枝, 意在除保留温阳作用以外又取其温经除痹之效; 同时加入牛膝、杜仲、桑寄生以强筋壮骨, 肝肾同补; 加防己、薏苡仁、苍术、独活、鸡血藤是从痹证角度而用, 达到散风寒, 除湿邪, 活血通络除痹的目的, 共同起到补肾温阳, 壮筋强骨, 活血除痹的作用。

在肾气丸的应用过程中, 对附子的使用应根据舌脉而逐渐加量, 初诊一般用 5 g 左右, 二、三诊时只要舌不红, 津不少, 苔白, 脉不数, 则可加到 8～20 g, 随附子加量肉桂亦同时增加。另外, 对肾气丸所治病证, 用汤剂治疗得效后, 应改用丸剂巩固 1 个月左右, 否则易复发。

瓜蒌薤白白酒汤　瓜蒌薤白半夏汤
枳实薤白桂枝汤

（《金匮要略》）

组成：瓜蒌薤白白酒汤：瓜蒌 15 g　薤白 12 g　白酒 30 g

瓜蒌薤白半夏汤：上方加半夏 9 g。

枳实薤白桂枝汤：瓜蒌薤白白酒汤去白酒，加枳实 12 g，厚朴 12 g，桂枝 6 g。

功能与主治：三方均属通阳散结，理气祛痰之剂。瓜蒌薤白白酒汤治疗胸痹，喘息咳唾，短气，胸部隐痛，甚则胸牵引痛，寸口脉沉而迟，关上小紧数；加半夏名瓜蒌薤白半夏汤，治胸痹不得卧，心痛彻背，是因痰浊过盛所致；除白酒加枳实、厚朴、桂枝，名枳实薤白桂枝汤，治"胸痹心中痞，留气结在胸，胸满，胁下逆抢心"，此因气滞所致。

方证论述：本组方是治疗胸痹心痛的主方，从古至今，为治疗此类病症做出了贡献。喻嘉言云："胸中阳气，如离照当空，旷然无外，设地气一上，则窒塞有加，故知胸痹者，阴气上逆之候也。仲景微则用薤白白酒以盖其阴，甚则用附子、干姜以消其阴。世医不知胸痹为何病，习用豆蔻、木香、诃子、三棱、神曲、麦芽等药，坐耗其胸中之阳，亦相悬矣。"喻氏精辟论述了胸中阳气不振、痰饮结聚是胸痹之因，同时告诉我们胸痹和肝胃气滞之区别。从西医观点分析，此观点是伟大的，临床常见冠心病、心绞痛、心肌梗死伴有消化道症状。胸痹作为中医病名，属于西医的哪一类疾病？文献多认为涉及现代医学的心血管系统、呼吸系统、消化系统、神经系统，包括冠心病、心绞痛、气管炎、胃神经痛、肋间神经痛等疾病。本方中所提到的白酒一味，目前多数同行认为宜用黄酒，与水同煎。

应用要点：

1.冠心病、心绞痛、心肌梗死：本病是指冠状动脉粥样硬化和动力性病变使血管腔变窄或阻塞，引起心肌暂时性缺血、缺氧，导致以发作性胸痛为主要临床表现的临床综合征，符合本方证的诊治范畴。处方：瓜蒌 15 g，薤白 12 g，黄酒 30 g，丹参 15 g，降香 6 g，川芎 12 g，红花 10 g，桂枝 6 g。加减：①痰热瘀血互结，出现胸闷、心痛如绞，心烦尿黄，面赤，口干、口苦，吐黄痰，舌红，苔黄腻，脉弦者，上方去桂枝加小陷胸汤；②气阴两虚，表现为心悸气短，头晕失眠，手足心热，舌红少苔或无苔，脉细数者，原方加生脉饮。

验案：王某，男，49 岁，1993 年 2 月 9 日初诊。患者自诉有慢性胃病史，经常服用胃药，胃痛时轻时重，近两天反复出现上腹痛，恶心呕吐，遂来门诊就诊。查腹部彩超未见异常，心电图显示有陈旧性心肌梗死、心肌缺血，说明既往上腹痛并非胃痛，而是心绞痛。以胸痹心痛辨证，上腹痛，胸闷，气短，活动后疼痛加剧，面赤，口干、口苦，恶心欲吐，舌质红，苔黄腻，脉弦数，证属痰热瘀血阻滞，胸阳不得伸展。处方：瓜蒌 20 g，薤白 12 g，半夏 9 g，黄连 9 g，柴胡 12 g，枳壳 12 g，川芎 10 g，桃仁 10 g，红花 10 g，丹参 15 g，黄酒 30 g。3 剂，水酒同煎，同时嘱患者前往心内科随症就诊。3 天后复诊，疼痛大减，胸闷气短消失，脉已不数，舌淡红，苔薄黄，但大便不爽，上方加大瓜蒌用量到 30 g，枳壳改为枳实 20 g，7 剂，水酒同煎。三诊时，心内科检查心电图显示心肌缺血明显改善，患者自觉神清气爽，舌淡红，苔薄白，脉弦。处方：瓜蒌 15 g，薤白 12 g，半夏 9 g，枳壳 12 g，丹参 12 g，当归 12 g，川芎 10 g，党参 12 g，茯苓 12 g，白术 12 g，桂枝 6 g，甘草 10 g。水煎服，不用放酒，加入桂枝以温阳，加入党参、茯苓、白术以健脾益气，共奏扶正祛邪之效，连服 1 个月而愈。

病例分析：患者以上腹痛、恶心、呕吐求诊，而且既往有胃病史，最易误诊为胃脘痛。20 世纪 90 年代初检查心脏疾病，心电图是首选。在心电图确诊下，对患者的上腹痛予以重新认定，也为传统中医辨证增添了新的诊断依据，这也属诊断学方面的中西医结合。在治疗方面采取辨病加辨证相结合的方法，辨病属胸痹病，辨证属痰热阻结，气滞血瘀。处方用瓜蒌薤白半夏汤通阳散结，理气去痰，加柴胡、枳壳、川芎、桃红、丹参以理气活血。本患者治疗半月后，诸症同减。第三诊时对处方做了修改，即去黄酒，加入桂枝以通心阳，加入党参、白术、茯苓，取四君子汤之意健脾益气，以扶正祛邪。

2.慢性阻塞性肺病：本病是指肺终末支气管远端部分膨胀及过度充气，导致肺组织弹力减退和容积增大，形成肺气肿。本病属中医"虚喘""肺胀"等范畴，治宜通阳散结，理气祛痰，补肺益肾。处方：瓜蒌15 g，薤白12 g，半夏9 g，白芥子10 g，紫苏子10 g，莱菔子10 g，生黄芪30 g，茯苓15 g，白术12 g，五味子10 g，杜仲10 g。加减：气阴两虚者，加人参9 g，麦冬15 g，百合15 g。

验案：郭某，女，62岁，1990年12月10日初诊。患者有支气管炎、肺气肿病史，季节交替或着凉后发作，咳嗽、喘息，胸胀满，动则气短，言语低微，自汗怕风，胃脘痞满，食欲欠佳，舌淡红，苔白腻，脉沉滑。处方：瓜蒌15 g，薤白12 g，半夏9 g，紫苏子10个，白芥子10 g，莱菔子10 g，生黄芪30 g，茯苓15 g，白术10 g，五味子10 g，杜仲10 g，人参9 g，桂枝9 g。7剂，水煎服，日1剂，早、晚分服。二诊症状好转，可以行走100 m左右，自汗消失，饮食正常，但早、晚吐痰较多，上方加半夏9 g，紫苏子、白芥子、莱菔子加到20 g。三诊时，吐痰也大减，可以步行外出活动，上方连续服用1个月而症状消失。

病例分析：该患者素有支气管炎、肺气肿，中医对此类病辨证类型有多种，有以痰饮论治者，有以肺肾两虚论治者。本例患者以胸胀满为主症，可称之为胸痹类疾患，属中医肺胀。结合四诊认为患者病机是胸阳闭阻，湿痰上犯。治宜通阳散结，理气祛痰。处方用药为瓜蒌薤白半夏合三子养亲汤以通阳散结，理气去痰，加生黄芪、茯苓、白术以补肺健脾益气，加五味子、杜仲以补肾纳气，因久病必虚，共奏通阳益气、补肺、健脾、益肾之效。

当归芍药散

（《金匮要略》）

组成： 当归 12 g　川芎 10 g　白芍 12 g　茯苓 20 g　泽泻 12 g　白术 12 g

功能与主治： 补血调肝，健脾利湿。治疗腹胀诸疾痛，妊娠腹中拘急，绵绵作痛，或头目眩晕，肢体浮肿，小便不利，腰足麻痹无力，舌淡红，苔薄白腻，脉细。

方证论述： 本方证之病机为肝脾同病，肝虚血滞，脾虚湿滞。其临床表现以腹痛、眩晕、浮肿为主。原文讲腹中疠痛之症状在此处是正气不足，阴得阳乘，水气胜土，脾郁不伸，土气不调而急痛。用当归、白芍以养血，茯苓、白术扶脾，泽泻泄水湿，川芎畅血中之气。本方未用热性药，说明本证非寒邪所致，正气足则微寒自去。眩晕、浮肿皆因阴占阳位所致，此方可升清降浊，肿、晕自然可消。

应用要点：

1. 怀孕浮肿（子肿）：在怀孕 5 ～ 7 个月时，大部分孕妇都会出现浮肿，先是从两足肿开始，渐至头面遍身俱肿。此证肝脾肺虚为主因，气不化湿，浸渍肌肉所致，用本方调理即可。

验案：李某，女，27 岁，怀孕 7 个月，全身浮肿，各项检查均正常，舌胖，苔薄白，脉滑数。用本方治疗 1 周，浮肿减大半，因在孕期故不再用药。

2. 妊娠腹痛：本病症指怀孕妇女自觉小腹阵阵隐痛，大部分随着孕周增长而逐渐消失，但也有孕妇疼痛不能消失，属中医"胞阻"范畴，是气郁血亏所致，用本方治疗即可。

验案：任某，女，32 岁，怀孕 50 天开始腹中阵痛，时发时止，产科检查无异常，家人较为担心，要求治疗，用本方 3 剂而愈。

3. 产后腹痛：本病以恶露涩少，瘀血内积为多，血行则瘀能除，血结则瘀作怪，用本方活血、行血、补血、排瘀止痛，一般 3 ～ 5 剂则愈。

本方多用于胎前、产后之肝脾不调、气血不和类疾病，因方中诸药药性平和，对孕妇、产妇、胎儿均无不良刺激，故可放心使用。

温经汤

(《金匮要略》)

组成： 当归 12 g　川芎 10 g　白芍 12 g　炙甘草 10 g　人参 9 g　桂枝 10 g　吴茱萸 6 g　牡丹皮 10 g　半夏 9 g　麦冬 15 g　阿胶珠 10 g　生姜 12 g

功能与主治： 温经散寒，养血祛瘀。治疗冲任虚寒，瘀血阻滞，月经不调之前后不定、量多量少不定，五心烦热，唇干舌燥，小腹冷痛，久不受孕，舌淡，苔薄白，脉沉细。

方证论述： 本方是中医妇科调经之祖方，主治冲任虚寒兼有瘀血的多种妇科疾病。冲任虚寒则小腹冷痛，瘀血内阻而血行失常，故致月经前后、量之多少无度。瘀血不去则新血不生，营液不能上承，使唇干舌燥；阴虚而阳不能内藏，而致傍晚低热，手心烦热，正是阴虚发热之特点。温经汤在《成方切用》中的分析为："以归、芍、芎调血，吴萸、桂枝以温其血分之气而行瘀。肺为气主，麦冬、阿胶以补其本。土以统血，参、甘以补其虚，丹皮以去其标热。然下利已久，脾气有伤，故以姜、半以正脾气。名曰温经汤，治其本也。唯温经，故凡血分虚寒而不调者皆主之。"关于本方中半夏和生姜的作用，有前辈认为，半夏降胃之逆气，降逆则胃气顺；用生姜去其秽，去秽则胃气安，胃气和顺则生化之源充盛，血脉调和。

应用要点：

1. **不孕症：** 根据现代医学对不孕症的定义，夫妇同居两年，未采取避孕措施而未妊娠者，可诊断为不孕症。根据不孕症的原因又分为绝对不孕和相对不孕。无治疗成功希望的不孕症属绝对不孕症，其余属相对不孕症。此处讨论的是相对不孕症，且为女方因素所致。其病机属冲任虚寒兼有瘀血，致月经不调，久不受孕，男方因素除外。处方：当归 12 g，川芎 10 g，白芍 12 g，炙甘草 10 g，人参 9 g，肉桂 6 g，吴茱萸 6 g，牡丹皮 10 g，半夏 9 g，麦冬 20 g，生姜 12 g，阿胶珠 12 g，紫河车 6 g，丹参 12 g。

验案：李某，女，31岁，1984年2月21日初诊。患者婚后4年未孕，因而发生婚变。二婚后两年仍未受孕，朋友推荐来试诊，经望、闻、问、切后认为属温经汤证。使用上方，在本次月经后开始服，每日1剂，至下次月经前停药。二诊时月经超过10天未至，做孕检时属妊娠而停药，此效果之好，不止家属患者高兴，连编者本人也喜出望外。此病例距今30多年，回忆起来也很兴奋。患者足月产子，两年后又得一子，从此治疗多例，均效果满意。

病例分析：本病例以婚后久不受孕为主症。从四诊分析未得出明确诊断，当时就是因温经汤可治疗久不受孕而用之，结果喜出望外，因此潜心研究本方，在治疗妇科疾病时广泛应用，尤以月经不调、崩漏等均取得疗效。本病例加紫河车是在《女科经论·嗣育》一书"妇人所以无子，由冲任不足，肾气虚寒故也"理论提示下，用紫河车补益精阳，治宫冷不孕；加丹参是因为原方中补血益气药力度不够，取丹参补血益气。《神农本草经》讲丹参益气，《本草疏经》讲："丹参久服利人益气养血之验也。"

2. 功能性子宫出血：现代医学将本病称为功能失调性月经紊乱，亦称功能失调性子宫出血，是指内分泌调节系统功能失常所致的月经紊乱和出血异常。本病属中医"崩漏"范畴，其病机属冲任失调，不能制约经血。本病病因多端，但归纳起来为虚和瘀，久崩必虚，久漏多瘀。治疗原则是急则治其标，缓则治其本。血崩者以止血为主，温经汤加三七粉^{冲服}2支，血余炭10 g，杜仲炭10 g。月经淋漓不断者属漏，原方加生黄芪30 g，三七粉^{冲服}2支，熟地黄20 g，龙骨20 g。

验案：王某，女，48岁，1996年5月9日初诊。患者诉月经来潮20余天未断，时多时少，少腹隐痛，血色暗而有血块，两胁胀痛，妇科诊断为功能性子宫出血。舌暗，脉弦。证属冲任失调，瘀血阻滞。处方：温经汤加川楝子10 g，益母草12 g，炒蒲黄10 g，三七粉^{冲服}2支。7剂，水煎服，日1剂，早、晚分服。二诊时出血量大减，再服1周而愈。

病例分析：患者属中医"漏症"，西医诊断为功能性子宫出血。四诊合参认为患者属冲任虚寒，瘀血阻滞，治宜温经散寒，养血、活血、祛瘀，处方以温经汤为主，加川楝子、益母草、炒蒲黄、三七粉以理气活血，因瘀血不去，而新血不生之故。

射干麻黄汤

（《金匮要略》）

组成： 射干9g　麻黄9g　细辛3g　半夏9g　紫菀9g　款冬花9g　五味子9g　生姜9g　大枣12g

功能与主治： 散寒宣肺，降逆化痰，止咳定喘。治疗因内有停饮，表有风寒，肺失肃降引起的咳逆上气，喘息不调，胸膈胀满，气行壅滞，喉中有声，如水鸡之鸣，舌质淡，苔薄白或水滑，脉滑。

方证论述： 射干麻黄汤出自《金匮要略·肺痈肺痿咳嗽上气病脉证治第七》，原文讲："咳而上气，喉中水鸡声，射干麻黄汤主之。"《金匮要略心典》解释为："咳而上气，肺有邪，则气不降反逆也。肺中寒饮，上入喉间，为呼吸之气所激，则作声如水鸡。射干、紫菀、款冬降逆气；麻黄、细辛、生姜发邪气；半夏消饮气，而以大枣安中，五味敛肺，恐劫散之药并伤及其正气也。"《诸病源候论》又对《金匮要略》原文做了补充："肺病令人上气，兼胸膈痰满，气行壅滞，喘息不调，致咽喉有声，如水鸡之鸣也。"从方剂组成分析，本方和小青龙汤组方原则有相似之处，但药物结构发生了变化。在小青龙汤基础上去桂枝、白芍、甘草，加入射干、紫菀、款冬花、大枣。相较而言，小青龙汤解表发汗力强，对于风寒外束，水饮内停引起的咳喘更适合；而射干麻黄汤加入射干、紫菀、款冬花，是加强了对咽喉部症状的作用，症见咳嗽、痰多、喉中有水鸡声、喘息重，尤以卧则喘甚，因此临床应用时应区别对待。

应用要点：

1.痰湿咳喘：本病症是指患者素有痰湿壅肺，咳嗽喘息，吐痰多而黏腻，咳吐不利，胸中满闷等症状，又复感风寒，咳嗽加重，喉中痰鸣如水鸡声，夜间加重，不能平卧，目胞浮肿，舌苔白腻或水滑，脉滑。从多种医书查证，大都用二陈汤加减为主治疗。但临床经验得之，效果并不理想，而用射干麻黄汤加减效果更好。处方：干姜10g，麻黄10g，细辛3g，半夏9g，五味子 9 g，射干 12 g，紫菀 12 g，款冬花 12 g，大枣 12 g，苦杏仁 10 g，川贝母 10 g，紫苏子 10 g，白芥子 10 g，莱菔子 10 g。

验案：熊某，男，68岁，1992年11月20日初诊。患者有慢性咳喘史10年余，每年冬天加重，而春天后减轻，但咳嗽、喘息、吐痰症状一年不停。近半月来因感寒而加重，咳嗽喘息，喉中痰鸣不能平卧，入夜加重，胸闷胃胀，面目浮肿，吐出大量白色黏痰，舌淡，苔白腻、水滑，脉滑。证属痰湿壅肺，外感风寒。处方：干姜 10 g，麻黄 10 g，细辛 3 g，半夏 9 g，五味子6 g，射干 12 g，紫菀 12 g，款冬花 12 g，大枣 12 g，苦杏仁 10 g，川贝母10 g，紫苏子 12 g，白芥子 10 g，莱菔子 10 g，厚朴 15 g。5剂，水煎服，每日1剂，早、晚分服。二诊咳喘减轻，喉中不再痰鸣，吐痰大减，夜间可平卧入睡，舌苔转为薄白，上方未改动，连服10剂后愈。

病例分析：本病例素患痰湿咳喘，每日均咳嗽吐痰，感寒后症状加重，表现为咳喘不能平卧，夜间加重，喉中痰鸣，吐大量白黏痰，胸脘胀闷，面目浮肿，舌苔白腻而水滑，脉滑等。四诊合参，辨证属痰湿壅肺，外感风寒，也可以理解为新感引动伏邪。在治疗时若只注意到痰湿用二陈汤类方治疗，新感风寒则不能解除；若单治外感风寒，痰湿仍会壅肺。因此选用射干麻黄汤以散寒宣肺，降逆化痰，止咳定喘为主，三子养亲汤加厚朴以顺气降逆，化痰消食除胀满，也符合中医"化痰先理气"之说；加苦杏仁、川贝母以增强止咳平喘之力。先后治疗半月，临床症状消除，同时素有之咳喘、吐痰亦随之消除。

2. 哮病（支气管哮喘）：西医认为本病是由外在或者内在过敏原等因素，致使以支气管发生可逆性阻塞为特点的疾病，是一种常见的、发作性的肺部变态反应性疾病，发病时以细支气管平滑肌痉挛，黏膜充血、水肿和分泌物增加为主要病理变化。中医认为哮病是一种突然发作，以呼吸喘促，喉间哮鸣有声为临床特征的疾病。痰浊内伏是哮病的宿根，常因感受外邪或饮食不当而诱发。由于哮必兼喘，所以哮病又称哮喘。

中医对本病的临床辨证分为发作期和缓解期。发作期又分为冷哮、热哮。本方临床时主要用于治疗冷哮。其临床表现为初期恶寒发热，头痛无汗，咳嗽，喉痒，呼吸有紧迫感，鼻痒，身痒，鼻流清涕如水样；继则喘促加剧，喉中痰鸣如水鸡声，咳吐稀痰，不能平卧，胸膈满闷，面色苍白，舌淡，苔白滑，脉浮紧。治宜散寒宣肺，降逆化痰，止咳定喘。处方：射干麻黄汤合杏苏散加减。射干 12 g，紫菀 12 g，款冬花 12 g，干姜 10 g，麻黄 10 g，细辛 3 g，半夏 10 g，五味子 10 g，大枣 20 g，苦杏仁 10 g，紫苏叶 12 g，陈皮 12 g，茯苓 20 g，枳壳 12 g，桔梗 12 g，前胡 12 g，生姜 20 g，甘草 10 g。

验案：胡某，女，17 岁，1990 年 11 月 17 日初诊。患者自幼患哮病，每因着凉发作，经多年中西医治疗，发作逐渐减少，但近日因周边感冒人多，不慎也患感冒，当日即以咳嗽难忍而收入院。症见喉中痰鸣如水鸡声，咳吐稀痰，不能平卧，胸膈满闷，舌淡，苔薄腻，脉浮紧。证属外感风寒引动伏痰之邪，壅于气道，痰气相搏。治宜宣肺散寒，降气化痰，止咳定喘。处方：射干 12 g，紫菀 10 g，款冬花 10 g，干姜 10 g，麻黄 9 g，细辛 3 g，半夏 9 g，五味子 6 g，大枣 20 g，苦杏仁 10 g，紫苏叶 10 g，陈皮 12 g，茯苓 20 g，枳壳 10 g，桔梗 10 g，前胡 12 g。5 剂，水煎服，日 1 剂，早、晚分服。二诊时咳喘好转，吐痰量少，可平卧，胸膈仍有胀闷，喉中已无痰鸣，苔薄白，脉滑，上方再服 5 剂后平稳，遂出院，带药以原方再服 5 剂愈。

病例分析：患者素患哮病，在寒冷季感寒诱发故疾。其临床表现并非普通感寒表现，开始即表现出咳喘，喉中痰鸣，不能平卧之重症，若以感冒诊治定会贻误病情，属避重就轻，单以哮病治疗又感寒之邪难解。因此用射干麻黄汤治疗主症，用杏苏散治疗辅症，二者并治，取得良效。此类疾病症状好转后不能马上停药，必须彻底解除此次所有症状，否则会前功尽弃，故治疗月余以善后。

阿胶鸡子黄汤

（《重订通俗伤寒论》）

组成： 阿胶^{化服}10 g　鸡子黄2枚　生地黄15 g　生白芍15 g　钩藤20 g　生牡蛎20 g　炙甘草6 g　石决明20 g　茯神10 g　络石藤15 g。

功能与主治： 滋阴养血，柔肝息风。治疗邪热久留，燥灼阴血，筋脉拘急，手足瘛疭，类似风动，或头目眩晕，舌绛苔少，脉细数。

方证讨论： 本方出自《重订通俗伤寒论》"六经方药滋补剂"，是滋阴息风法的代表方剂。何秀山先生对本方所加按语云："血虚生风者，非真有风也，实因血不养筋，筋脉拘挛，伸缩不能自如。故手足瘛疭，类似风动，故名曰内虚暗风，通称肝风。温热病末路多见此症者，以热伤血液故也。方以阿胶、鸡子黄为君，取其血肉有情，液多质重，以滋血液而息肝风。臣以芍、草、茯神木，一则酸甘化阴以柔肝，一则以木制木以息风。然心血虚者，肝阳必亢，故佐以决明、牡蛎介类潜阳，筋挛者络亦不舒，故使以钩藤、络石，通络舒筋也。此为养血滋阴、柔肝息风之良方。"

以上论述对本方所治病证的病因病机、临床症状、组方用药的分析精准到位，使读者了然于胸。本方之祖始源于《伤寒论》黄连阿胶汤，在《伤寒论》中用黄连阿胶汤治疗少阴病，心中烦，不得卧，以滋阴清热除烦；在《温病条辨》中将本方加减成为大定风珠，用以治疗"热邪久羁，吸烁真阴，或因误表，或因妄攻，神倦瘛疭，脉虚弱，舌绛苔少，时时欲脱者，大定风珠主之"，以滋阴熄风法挽救欲竭之阴液。而本方与《伤寒论》《温病条辨》不同之处在保留原滋阴药物以外，加养阴潜阳，通络舒筋，柔肝息风之剂，治疗范围偏于内伤杂病。

应用要点：

1.郁证（肝阴亏虚，心神惑乱型）："郁"字有积、滞、蕴结等含义。中医认为郁证大多因情志不舒，气机郁滞而致病。《丹溪心法·六郁》讲："气血冲和，万病不生。一有怫郁，诸病生焉。故人生诸病，多生于郁。"有古代医家则认为体质素虚是郁证发病的内在因素。如《赤水玄珠·郁门·郁》讲："有素虚之人，一旦事不如意，头目眩晕，精神短少，筋痿气急，有似虚证，当先开郁顺气，其病自愈。"对于郁证的治疗，叶天士《临证指南医案·郁》讲："郁则气滞，气滞久必化热，热郁则津液耗而不流，降之机失度。神伤气分，久延血分。"从以上论述可以看出本病类似西医讲的神经衰弱、更年期综合征、反应性精神病。

临床表现：眩晕耳鸣，目干畏光，视物昏花，肢体麻木，筋惕肉瞤，手头颤摇，心神不宁，喜怒无常，时而欠伸，失眠或梦多，舌红少苔或无苔，脉弦细数。治宜滋阴养血，柔肝息风，养心安神。处方：阿胶^{化服}10 g，鸡子黄2枚，生地黄15 g，生白芍20 g，钩藤20 g，生牡蛎30 g，炙甘草10 g，石决明30 g，茯神20 g，络石藤15 g，龟甲12 g，生龙骨30 g，石菖蒲10 g，远志10 g，天麻10 g，炒酸枣仁30 g。

验案：张某，女，67岁，2018年5月8日初诊。患者曾是一名高级教师，退休后渐渐出现喜怒无常，失眠多梦，头晕耳鸣，心神不宁，近半年来又加手头颤摇，筋惕肉瞤，肢体麻木，时而欠伸，情绪低落，舌淡红少苔，脉弦细数。证属肝阴亏虚，心神惑乱。处方：阿胶珠^{化服}12 g，鸡子黄2枚，生地黄15 g，生白芍15 g，钩藤^{后下}20 g，生牡蛎30 g，炙甘草20 g，生石决明30 g，络石藤15 g，茯神20 g，龟甲12 g，生龙骨30 g，石菖蒲10 g，远志20 g，天麻12 g，炒酸枣仁30 g。7剂，水煎服，每日1剂，早、晚分服。1周后二诊，诉已能入睡，心情愉悦，肢体已不麻木，但手、头仍摇颤，舌脉同前。原方未改动，再服两周后复诊，诸症消除，甚感喜悦，为巩固疗效，上方再服10日。

病例分析：患者为一名高级优秀教师，退休后随子女在京生活，因心理有落差、作息规律被打乱等，使之气血怫郁。再加之年龄已偏老，体质也下降，造成郁则气滞，气滞久而化热，热邪耗津伤血，渐渐造成气血不足、阴液亏损而致本病。其治疗不能用疏肝理气类药物，因这类药物劫肝阴而耗津血；也不可用补气类药物，补气则助火伤阴。治宜滋阴养血，柔肝息风，养心安神，则更为准确。处方以阿胶鸡子黄汤为主，又加入枕中丹（龟甲、生龙骨、石菖蒲、远志）以养肝、益肾、健脑，加酸枣仁、天麻以增强养心平肝之力。

2. 血管性痴呆（肝肾亏虚，心脑惑乱型）：本病症指脑动脉硬化影响大脑血液供应，形成多发性梗死，致大面积脑软化，出现记忆力减退，表情淡漠，呆滞，以局灶性神经系统体征为主要表现的脑血管病并发症。中医称之为"痴呆""呆病"，是以呆傻愚笨为主要临床表现的一种神志疾病。其病因病机为久病血亏气弱，心神失养，肝肾不足，脑髓不充。临床表现：神情呆滞，记忆力减退，步态不协调，头晕耳鸣，肢麻肉瞤，心烦气急，言语错乱，善忘颠倒，头手摇颤，舌红少苔或无苔，脉沉、弦细。治宜滋肝肾，养阴血，安心益脑。方药：阿胶鸡子黄汤加枕中丹（龟甲、生龙骨、石菖蒲、远志）。

验案：孟某，女，68岁，2017年2月10日初诊。患者近两年来逐渐出现神情呆滞，记忆力减退，肢麻肉瞤，心烦气急，失眠或早醒，便秘，口舌干燥。近来多次一人出门后找不回家，口中念叨，含糊不清，一句话反复多次讲，舌淡红无苔，脉沉、弦细。证属气血亏虚，肝肾阴亏，心神失养，脑髓不充。处方：阿胶珠^{化服}15 g，鸡子黄 2 枚，生地黄 15 g，白芍 15 g，钩藤 20 g，生牡蛎 30 g，炙甘草 12 g，石决明 20 g，茯神 20 g，络石藤 15 g，生龙骨 30 g，龟甲 12 g，石菖蒲 10 g，远志 10 g，火麻仁 30 g。7 剂，水煎服，日 1 剂，早、晚分服。二诊时大便已正常，能入睡，神志清醒，能与医生打招呼，但仍记忆力欠佳，动作不协调，舌脉同前。上方去火麻仁，加五味子 15 g，连服 1 个月。三诊时诸症同大减，但都不同程度有所表现，上方再服 1 个月后病情稳定而停药。嘱家属发作时再诊，其后两年间阶段性来诊，均以上方加减，目前病情未再发展。

病例分析：患者患阿尔茨海默病 3 年余，病情逐年加重，西医确诊为血管性痴呆，属中医神志疾病。从中医辨识认为涉及肝、肾、心、脑，四诊合参又确认为肝肾阴亏，阴亏血虚，心脑惑乱，虚风内动，采取滋阴养血、柔肝息风、安神健脑方法取得满意疗效。处方用阿胶鸡子黄汤为主，滋阴养血，柔肝息风，枕中丹养肝益肾健脑，加火麻仁以取润燥通便作用。二诊时大便已通，故去掉火麻仁。又因记忆力欠佳，加五味子宁心安神。连服 1 个月后显效，其后两年随家属阶段性来门诊调治，均以此方为基础加减治疗，到目前为止，患者病情稳定。

独活寄生汤

（《备急千金要方》）

组成：独活 10 g　桑寄生 20 g　秦艽 10 g　防风 10 g　细辛 3 g　川芎 10 g　当归 12 g　炒白芍 15 g　桂枝 12 g　杜仲 12 g　川牛膝 20 g　党参 15 g　大枣 20 g　生地黄 12 g　茯苓 12 g

功能与主治：舒筋祛风，健脾祛湿，温肾祛寒，通痹止痛。治疗肝、脾、肾正气不足，感受风寒湿邪而成痹。

方证论述：本方是中医临床治疗腰以下风寒湿痹的要方，应用率极高，效果良好。其病机是风寒湿三气痹着于筋骨，时久则肝肾两亏，气血俱虚。此方采取扶正祛邪，通痹止痛法则，在用药方面以大方治难病的思路选药，全方共十五味药组成。《成方切用》述："独活、细辛入少阴通血脉，偕秦艽、防风疏经升阳以祛风；桑寄生益气血、祛风湿，偕杜仲、牛膝健骨强筋而固下；芎、归、地活血而补阴，参、桂、苓、草以益气而补阳，辛温以散之，甘温以补之，使气血足而风湿除，则肝肾强而痹痛愈矣。"

应用要点：

1. 腰椎间盘突出症：本病症又称腰椎纤维环破裂症或腰椎髓核脱出症，临床表现有腰痛，下肢放射痛，脊柱侧弯，腰部运动障碍，下肢麻木，属中医腰腿痛范畴。处方：独活寄生汤加减。加减：①寒邪甚者，加制附子^{先煎}10 g；②湿邪甚者，加苍术 20 g，汉防己 12 g，生薏苡仁 30 g；③有瘀血现象者，加鸡血藤 20 g，红花 12 g；④下肢麻木者，加豨莶草 20 g，丝瓜络 12 g，木瓜 20 g；⑤腰腿疼痛难忍者，加制川乌^{先煎}10 g，乳香、没药各 6 g，全蝎 9 g，蜈蚣 2 条，乌梢蛇 10 g。

验案：梁某，男，39 岁，1995 年 3 月 9 日初诊。患者自营粮油店，经常搬运粮食。1 个月前晨起时腰痛难忍，右下肢麻木胀痛，骨科诊为腰椎间盘突出，压迫右侧坐骨神经，西医建议手术治疗，未行手术而转中医诊治。舌淡红，苔薄白，脉弦。处方：独活 12 g，桑寄生 20 g，秦艽 10 g，防风 10 g，细辛 3 g，川芎 10 g，当归 12 g，生地黄 12 g，赤芍、白芍各 20 g，桂枝 12 g，茯苓 12 g，杜仲 12 g，川牛膝 30 g，党参 15 g，大枣 20 g，制川乌^{先煎}10 g，乳香、没药各 6 g，全蝎 9 g，蜈蚣 2 条，木瓜 20 g，豨莶草 20 g。10 剂，水煎服，日 1 剂，早、晚分服。嘱患者卧床休息，保暖。10 天后复诊，疼痛大减，可以自行站立行走，但蹲下大便时腰痛，下肢痛。上方再服 10 剂后疼痛消除，也可蹲下大便，但仍不能工作。上方又服 10 剂后可做简单工作，改服成药大活络丸、壮腰健肾丸各 2 丸，每日早、晚服 1 次，1 个月后愈。

病例分析：本病例确诊腰椎间盘突出，临床以腰痛、腿麻胀为主症，属于中医腰腿痛范畴。编者根据多年临床体会，对本证的认识有三个方面：一是根据风寒湿痹的特点，不同个体有侧重风、寒、湿的差别；二是肝肾虚的因素；三是气滞血瘀现象，椎间盘突出本身就是血瘀。因此治疗时应采取舒筋祛风，健脾祛湿，温肾祛寒，通痹止痛活血的方法。处方以独活寄生汤为主，加川乌加强祛风除湿，温经止痛力度；木瓜、豨莶草舒筋活络；全蝎、蜈蚣可散结（椎间盘突出）通络止痛；乳香、没药是活血定痛佳品。因病因复杂，病在筋骨，简单方药恐无能为力，故本例处方大、用量大，先后治疗两个月之久而愈。

2. 坐骨神经痛：本病是指坐骨神经通路及分布区域持续性或阵发性疼痛，诸多原因可引起本病发生。原发性的多见于坐骨神经间质性神经炎，继发性的常见于坐骨神经干损伤和间接的坐骨神经挤压（腰椎间盘突出、骨性椎管或神经管狭窄等）。临床表现：疼痛自腰部开始，向下蔓延，疼痛可突发，也可渐发，可持续可间断；多数患者的疼痛不过膝关节，少数患者疼痛可反射至小腿外侧和足部。本病属中医之腰腿痛，处方用药和腰椎间盘突出相似，不同之处是加入了舒筋活络药，原因在于本病以筋络拘挛、麻木、疼痛为主。处方：独活寄生汤加木瓜 20 g，伸筋草 20 g，海风藤 15 g，桑枝 20 g，豨莶草 20 g；病情顽固，疼痛、麻木甚者，加白花蛇 10 g，乌梢蛇 10 g。

验案：苏某，男，48 岁，2002 年 12 月 15 日初诊。患者为泥瓦匠，经常蹲着干活，3 个月前发现右下肢胀痛，近日腰也觉痛，已无法干活，骨科查未发现腰椎病变，诊断为坐骨神经痛。对症用药后好转，但不能蹲下，不能劳累，否则疼痛加剧，要求中医诊治。舌淡，苔薄、白腻，脉弦。处方：独活 12 g，桑寄生 15 g，秦艽 12 g，防风 12 g，细辛 3 g，川芎 12 g，当归 12 g，生地黄 12 g，赤芍、白芍各 20 g，桂枝 12 g，杜仲 12 g，川牛膝 30 g，党参 12 g，木瓜 20 g，伸筋草 20 g，海风藤 20 g，桑枝 20 g，豨莶草 20 g，乌梢蛇 10 g。7 剂，水煎服，日 1 剂，早、晚分服，嘱患者卧床休息，注意保暖。1 周后复诊，症状明显减轻，腿有轻松感，原方再服 1 个月愈。

病例分析：本病例确诊为坐骨神经痛，同样属于中医腰腿痛范畴，不同之处在于本病并未出现瘀血现象，而筋经脉络不通是重点。所以处方用药以独活寄生汤为主，加入木瓜、伸筋草、海风藤、桑枝、豨莶草，以疏风、舒筋、通络，针对坐骨神经痛加入乌梢蛇取其祛风通络、舒筋去麻之用。本例相对第一例治疗时间短一些，1 个月左右愈，因其病情轻而浅，病程短。

3. **慢性腰肌劳损**：本病是指腰骶部肌肉、韧带、筋膜等软组织慢性劳损。因长期弯腰工作，姿势不当，或腰椎先天畸形、外伤，未得到正确治疗而致。临床表现：腰部或腰骶部疼痛，或肿痛反复发作；而且疼痛和劳累、气候变化关系密切，卧床休息时疼痛加重，活动反而减轻，症状时轻时重，绵绵不愈，往往骨科检查、内科检查（肾内科）均无特殊发现。本病属中医腰痛病。处方：独活寄生汤加强筋骨药（骨碎补 12 g，川续断 15 g，狗脊 20 g，木瓜 20 g）。

验案：赵某，男，39 岁，1987 年 2 月 21 日初诊。患者职业为交通警察，腰痛已 3 年，劳累后、阴雨天加重，晨起腰痛甚，起床活动后有所缓解，多次检查腰椎、肾脏均未现病变，舌淡，苔薄白，脉沉弦。处方：独活 12 g，桑寄生 20 g，秦艽 12 g，防风 10 g，细辛 3 g，川芎 10 g，当归 15 g，生地黄 12 g，赤芍、白芍各 20 g，桂枝 12 g，茯苓 20 g，杜仲 12 g，川牛膝 20 g，党参 12 g，大枣 3 枚，木瓜 20 g，骨碎补 12 g，川续断 12 g，狗脊 20 g。10 剂，水煎服，日 1 剂，早、晚分服，嘱患者锻炼腰肌，注意保暖。10 日后复诊，用药后晨起疼痛明显减轻，可多睡一会儿，过去不能睡懒觉，原方再服 20 剂后愈。

病例分析：本例属于腰肌劳损，与职业、运动少、风寒侵袭有关，病变程度较轻，治疗时以独活寄生汤原方为主，加木瓜、骨碎补、川续断、狗脊者是取其补肝肾、强腰膝、祛风湿之用，因腰为肾之府。

逍遥散

（《太平惠民和剂局方》）

组成： 当归12 g　白芍12 g　柴胡12 g　茯苓12 g　白术10 g　甘草10 g　生姜12 g　薄荷6 g

功能与主治： 疏肝解郁，养血健脾。治疗肝郁血虚所致两胁胀痛，头目眩晕，口干咽燥，神疲食少；或月经不调，或寒热往来；或乳房作胀，舌淡红，脉弦细。

方证论述： 本方是治疗肝郁脾虚之名方。肝为藏血之脏，性喜条达而主疏泄，体阴而用阳。七情郁结，肝失调达，阴血暗耗，或生化之源不足（脾虚），肝失所养，使肝气横逆而致胁痛、寒热、头痛、目眩等症。精神之振作必依水谷精微为之提供，由于肝虚运化无力，血亦虚弱，而致肝郁脾虚之证。正如《成方便读》所言："夫肝属木，乃生气所寓，为藏血之地，其性刚介而喜条达，必须水以涵之，土以培之，然后得遂其生长之意。若七情内伤，或六淫外束，犯之则木郁而病变多矣。此方以当归、白芍之养血，以涵其肝；苓、术、甘草之补土，以培其木；柴胡、薄荷、煨生姜俱系辛散气升之物，以顺肝之性，而使之不郁。如是六淫七情之邪皆治，而前证岂有不愈哉！本方加丹皮、黑山栀各一钱，名加味逍遥散。治怒气伤肝，血少化火之证。故以丹皮之能入肝胆血分者，以清泄其火邪；黑山栀亦入营分，能引上焦心肺之热，屈曲下行，合于前方中，只能解郁散火。火退则诸病皆愈耳。"以上论述有二：一是肝郁血虚之形成和治法，二是加味逍遥散之肝郁化火变证，为临床应用本方拓展了思路。

逍遥散一方历来被列入"和解剂"范畴。编者理解，本方证病位在肝脾、气血，病性为郁和虚，治法以调和气血为总纲，再稍做加减。《成方切用·和解门》讲："凡病兼虚者，补而和之，兼滞者行而和之，兼寒者温而和之，兼热者凉而和之，和之为义广矣。"编者在此理论指导下将本方进行临床辨证加减，大大拓展了应用范围。

应用要点： 本方的临床应用以治疗妇科病作为重点内容。因男女生理特点不同，大部分妇科疾病为脏腑、气血、经络的功能失调性疾病，内治法突出"调和"二字，最常见的有月经不调和气血不调、肝脾不调、冲任不调等。而本方又以调和气血和肝脾见长，因此治疗此类疾病以本方进行加减，每能见效。

1. 月经失调：①月经超前，指月经周期提前 7 ～ 10 日，连续两个月以上者。如果是偶然超前者以火热为多，经常提前者有虚实之分。偶然提前者，用加味逍遥散加入生地黄、黄芩、黄连各 10 g。经常提前，阴虚内热者，用加味逍遥散加知母 12 g，黄柏 10 g，女贞子 20 g，墨旱莲 20 g，生地黄、熟地黄各 15 g；气虚者，用逍遥散加人参 6 g，黄芩 20 g。②月经延后，指月经周期延后 7 天以上，甚至 3 ～ 5 个月一行者。月经延后也分为偶然或经常，如在经期前受寒和生气均可引起月经延后，此属偶然延后。用逍遥散加少腹逐瘀汤（川芎、炮姜、黄柏、五灵脂、赤芍、小茴香、蒲黄、肉桂、没药）治疗受寒而致月经延后；用逍遥散加血府逐瘀汤（当归、生地黄、桃仁、红花、枳壳、川牛膝、川芎、赤芍、桔梗、甘草）治疗气滞引起的月经后延。如果经常后延，量少色淡，脉沉细，大多是冲任血虚，用逍遥散加十全大补汤（人参、茯苓、白术、甘草、熟地黄、赤芍、当归、川芎、生黄芪、肉桂）。③月经先后不定期，指月经周期时或提前，时或后延，7 天以上，连续 3 个周期以上。此证大都是肝肾不调所致，用逍遥散加二地五子衍宗丸（生地黄、熟地黄、菟丝子、枸杞子、覆盆子、五味子、车前子）；如果是 50 岁左右妇女出现此证，为经乱现象，属更年期综合征，应再作论治。

2. 乳腺增生：本病症又称乳房囊性增生病，是指乳房出现一种慢性非炎性、非肿瘤肿块。此为成年妇女的常见病，多发于 30 ～ 50 岁女性，临床以乳房胀痛和乳房出现肿块为主症。胀痛特点是具有周期性，常发生于或加重于月经前后、月经期，可发生在乳房一侧，也可双侧同时发病，但腋窝淋巴结不肿大，目前均可由彩超确诊。处方用逍遥散加减：①肝郁气滞者，加香附 12 g，瓜蒌 15 g，青皮 12 g，川楝子 12 g；②肝郁化火者，用加味逍遥丸加夏枯草 20 g，青皮 12 g，玄参 20 g，生地黄 15 g，蒲公英 20 g；③肿块坚硬者，加三棱 10 g，莪术 10 g，海藻 10 g，天花粉 15 g，白芥子 12 g；④肝脾肾虚者，用逍遥散加阳和汤（熟地黄 15 g，鹿角 12 g，姜炭 9 g，肉桂 6 g，麻黄 6 g，白芥子 12 g，甘草 10 g）。

验案：胡某，女，42 岁，1988 年 3 月初诊。患者患乳腺增生两年余，每于月经前开始胀痛，不能触碰，内衣束缚则胀痛加重，经外科和彩超多次证实为乳腺囊性增生，建议手术治疗，但患者恐惧手术而转中医治疗。查看资料，左侧增生明显，右侧轻微，月经后延，心胸烦闷，失眠自汗，舌边尖红，苔薄白，脉弦。处方：当归 15 g，赤芍 12 g，柴胡 12 g，茯苓 12 g，白术 12 g，甘草 10 g，生姜 12 g，薄荷 12 g，牡丹皮 12 g，生栀子 12 g，川楝子 12 g，延胡索 12 g，青皮 12 g，夏枯草 20 g，玄参 20 g，三棱 10 g，莪术 10 g。7 剂，水煎服，日 1 剂，早、晚分服。二诊时诉心情平静，可以入睡 5～6 个小时，因为不到月经期，所以乳房感觉正常。上方继续服用 14 剂，到月经期停药。三诊时诉月经前和月经期乳房略有胀痛，但程度大为减轻，用此方每于经期后开始服至下次经期前，每月 20 剂，连服 3 个月后症状消除，彩超示囊性物消除大半，触摸已不明显，又再服上方两个月后愈。

病例分析：本病例西医诊断明确，即乳腺增生，但中医治疗则需辨证分型。本方所治之类型属肝郁脾虚型，其他类型不在讨论之内。就本患者而言，年龄 42 岁，月经后延，失眠自汗，心胸烦闷，符合肝郁脾虚病机。处方用药以逍遥散原方治疗肝郁脾虚，同时加入活血软坚药以增强对乳腺肿物的消解作用，二者相辅相成。

3.妇女小便频数：中医称消渴，指小便频数伴有口舌干燥，饮不解渴。此处专论妇女，《中医临证备要》一书中指出："妇人小溲频数，量少而窘急，腹部觉胀，多因肝气郁结，不能疏泄，宜舒气微利，不可止涩，用逍遥散加车前子。"由以上观点进一步证实，妇女疾病因生理不同而治法迥异，男性小便频数者，治疗首选补肾，而女性则以疏肝为主。处方：当归 12 g，白芍 12 g，柴胡 12 g，茯苓 15 g，白术 12 g，甘草 10 g，生姜 12 g，薄荷 10 g，车前子^{包煎}30 g

验案：段某，女，37 岁，1980 年 8 月 7 日初诊。患者自诉尿频两年余，最多一天排尿 20～30 次，排尿前小腹胀满，排尿感觉急不可待，实际尿量并不多，刚尿毕随即又有尿感，如生气后更为加剧，在医院做泌尿系各种检查均正常，用各种治疗泌尿系感染药物均无效，有时可自行缓解。舌淡红，苔薄白，脉弦。用上方连服 7 天后无复发。

病例分析：本病例特点是尿频尿急，并无尿痛，在医院行各种检查，均无阳性反应，和临床常见之泌尿系感染不属同类，稍不注意便会误辨。其特点在于，此类患者大都和精神因素有关。舌不红，脉不数，无热象可寻，万不可用八正散类苦寒药。用逍遥散加车前子 30 g，一般 1 周即可愈。

4. 妇女月经期口舌生疮：口舌生疮从内科角度讲，属脾胃积热，心火炽盛。如此病发生在妇女月经期则另当别论，属血虚燥热，肝脾不和，用逍遥散加减。处方：当归 12 g，白芍 12 g，柴胡 10 g，茯苓 12 g，白术 10 g，甘草 12 g，生姜 10 g，薄荷 10 g，生地黄 12 g，麦冬 20 g，石斛 12 g，熟地黄 20 g，天冬 20 g。

验案：邸某，女，41 岁，1981 年 12 月 8 日初诊。患者自诉经期口舌生疮两年余，开始并不以为然，渐渐发展至当次月经期的口舌生疮与下次月经期口疮相接，影响饮食，心情郁闷，胸胁胀闷，口苦咽干，睡眠浅，舌淡红，舌尖两边各有绿豆大浅红色疮面，舌苔薄黄，脉弦细。处方：当归 12 g，白芍 12 g，柴胡 10 g，茯苓 12 g，白术 10 g，甘草 10 g，生姜 10 g，薄荷 12 g，牡丹皮 12 g，栀子 10 g，生地黄 20 g，玄参 15 g，天冬 15 g，麦冬 20 g。水煎服，从月经结束后开始服用至下次月经来潮。1 个月后复诊，诉服药两周后口疮愈合，也未再长出新疮面，心情愉悦，睡眠好，嘱上方再服 1 个月。

病例分析：本患者主症明确，即月经期口舌生疮，平素好如常人。本病大多是由血虚燥热，肝脾不和所致。处方用逍遥散原方调肝脾，加生地黄、玄参、天冬、麦冬以滋阴润燥，使郁者开、虚者实而病除。

清心莲子饮

（《太平惠民和剂局方》）

组成： 石莲子 15 g　人参 6 g　地骨皮 10 g　茯苓 20 g　柴胡 12 g　黄芪 30 g　麦冬 20 g　车前子 30 g　黄芩 12 g　甘草 10 g

功能与主治： 益气阴，清心火。治疗：①心火上炎、肾阴不足之口舌干燥，遗精淋浊，遇劳即发；②热扰营血之血崩带下，烦躁发热。

方证论述： 本方是治淋浊之方。淋浊是淋病和浊病的合称。清代顾靖远《顾松园医镜》云："淋者，欲尿而不能出，胀急痛甚，不欲尿而点滴淋沥。"浊者，病名分为白浊、赤浊，或赤白浊，指小便混浊，又指尿道口常流少量米泔样或糊状浊物，尿时有痛感，但尿并不混浊。淋浊一证由湿热所致者居多，治疗以清利湿热为主，本书将在另方论述，而本方所治之淋浊病机为"思虑劳心，心营不足，虚火上炎，不能下交于肾而致"，特点是遇劳而发，是正气虚弱之象。"阳气者，烦劳则张"，指的就是此类病变。

从组方分析：本方用人参、黄芪、甘草，补气血而泻火，李东垣讲"参芪甘草泻火之圣药"（当然此火指虚火而言），又能助膀胱气化；地骨皮退肝肾虚火；柴胡能散肝胆火邪，黄芩、麦冬清心肺上焦火；茯苓、车前子利膀胱下焦湿邪；石莲子清心火又交心肾。本方组成虚实兼顾，面面俱到，能使气阴恢复，心火清宁，心肾交通，湿热分清而愈。

应用要点：

1. 慢性肾盂肾炎：此病亦称慢性细菌性肾盂肾炎，西医分为反复发作型、血尿型、长期低热型、高血压型，属中医"劳淋""虚劳"范畴，治疗用本方加减。①反复发作型：表现为膀胱刺激征，并伴有低热，腰酸疼，或面部、下肢浮肿，用本方加金银花 30 g，蒲公英 20 g，生地黄 12 g，木通 9 g；②血尿型：表现为反复血尿（镜下）、尿混浊，腰酸痛，用本方加白茅根 30 g，女贞子 20 g，墨旱莲 20 g，三七粉^冲 2 支，生地黄 15 g，淡竹叶 10 g；③长期低热型：仅有低热（37.5 ℃～38 ℃），无膀胱刺激征，头昏、疲乏，食欲减退，体重减轻，面色萎黄者，用本方加青蒿 12 g，鳖甲 12 g，知母 12 g，生地黄 15 g，牡丹皮 12 g，焦三仙各 30 g，陈皮 12 g；④高血压型：以头昏头痛、疲乏为主症，无明显膀胱刺激征，血压偏高，原方去人参，加天麻 15 g，天冬 20 g，石决明 30 g，龟甲 12 g，川牛膝 20 g，茵陈 15 g。

验案：李某，女，42 岁，1994 年 2 月 7 日初诊。患者患慢性肾盂肾炎 5 年，每于劳累过度后发作，有时于感冒后发作，症状以尿急、尿频、尿痛、低热（37.5℃左右）、腰酸痛为主，近日因搬家劳累后发作，舌淡红，苔薄黄，脉数。处方：石莲子 20 g，党参 20 g，地骨皮 12 g，柴胡 12 g，茯苓 30 g，生黄芪 30 g，甘草 10 g，麦冬 20 g，车前子 30 g，金银花 30 g，蒲公英 20 g，木通 9 g，生栀子 10 g。7 剂，水煎服，每日 1 剂，早、晚分服，嘱其卧床休息，清淡饮食。二诊时膀胱刺激征已消除，体温正常，上方再服 7 剂后愈。为巩固疗效，上方去金银花、蒲公英、木通、生栀子再服 1 个月，后追访未再发作。

病例分析：患者患慢性肾盂肾炎多年，每于劳累或感冒时发作，以尿频、尿痛、低热、腰痛为主症，病机为心肾不交，即心营不足，虚火上炎，不能下交于肾而患本病。治疗用清心莲子饮为主，以益气阴、清心火，加入金银花、蒲公英以清热通淋，属辨证加辨病观点。

2. 慢性前列腺炎：本病是中老年男性之常见病，临床症见会阴直肠部有不适感，疼痛可反射至腰骶或耻骨上、睾丸、腹股沟处，并伴有排尿不适、尿急、尿频、尿痛，尿道口有乳白色分泌物。许多患者伴有神疲乏力，头晕，腰酸痛，性欲减退，遗精，早泄，阳痿，此属中医"劳淋""虚劳"等范畴。处方：清心莲子饮。加减：①气滞血瘀者，可见会阴、少腹、睾丸、腹股沟坠胀痛，腰酸，血尿、血精，加泽兰 10 g，王不留行 12 g，炮甲珠 6 g，延胡索 12 g，黄柏 12 g，知母 12 g；②遗精、阳痿、早泄者，加桑螵蛸 12 g，杜仲 12 g，菟丝子 15 g，枸杞子 12 g，覆盆子 12 g，五味子 12 g；③畏寒肢冷，腰膝酸软，阳痿者，加制附子^{先煎}10 g，肉桂 6 g，杜仲 12 g，补骨脂 12 g，核桃仁 2 枚。

验案：代某，男，37 岁，1998 年 11 月 4 日初诊。患者患慢性前列腺炎 1 年余，在泌尿外科用理疗、前列腺局部注射、灌肠等法治疗有所好转，然近 1 个月以来又出现会阴、睾丸坠痛，血精，口干舌燥，头晕失眠，身乏无力，舌淡红，苔薄黄，脉弦。处方：石莲子 20 g，地骨皮 12 g，黄芩 12 g，黄柏 10 g，茯苓 20 g，生黄芪 30 g，麦冬 20 g，车前子 30 g，王不留行 12 g，赤芍 12 g，延胡索 12 g，川牛膝 20 g，太子参 12 g。7 剂，水煎服，每日 1 剂，早、晚分服。二诊时会阴、睾丸坠痛与口干舌燥等均减轻，精神状态也有所好转，上方未改动连服 1 个月后复诊，症状均消除，嘱其控制性生活，规律生活，再服上方 1 个月后愈。

病例分析：患者患慢性前列腺炎 1 年多，以会阴、睾丸坠痛，血精为主症，同时兼有口干舌燥，头晕失眠，身乏无力，舌淡，苔薄黄，脉弦。诸症属心肾气阴不足，虚火、相火内扰之象，所以用清心莲子饮交通心肾，益气阴清心火，并加入黄柏、太子参以滋阴清心火；加王不留行、赤芍、延胡索、牛膝以活血通络，软坚散结，直捣前列腺局部。

3. 非感染性尿道综合征（尿频 – 排尿困难综合征）：本病女性多见，临床表现为排尿困难，尿频、尿急，尿道口不适，无发热等炎性反应，血、尿化验均无异常，也无全身症状，属中医"虚劳"，用清心莲子饮加五苓散治疗。

验案：陈某，女，62 岁，1987 年 6 月 15 日初诊。患者诉两年来排尿困难反复发作，尿频，每日排尿数十次，但尿液并不多，尿道口不舒，心烦躁，口渴喜饮，浅睡眠，自汗出，身乏无力，舌淡红，苔少，脉沉细。处方：石莲子 20 g，太子参 15 g，地骨皮 12 g，柴胡 12 g，茯苓 30 g，生黄芪 30 g，麦冬 20 g，车前子 30 g，女贞子 20 g，墨旱莲 20 g，淡竹叶 6 g，猪苓 9 g。连服 20 剂后愈。

病例分析：患者西医诊断为非感染性尿道综合征，临床以排尿困难，尿频尿急，尿道口不适为主症，女性多见，中医辨证属虚火内扰，气阴不足，治疗以补气益阴清火为主。处方以清心莲子饮为主，又加入五苓散化气行水；加入女贞子、墨旱莲（二至丸）益肝肾，补阴血，加强益阴之力。

甘露饮

(《太平惠民和剂局方》)

组成：生地黄 12 g　熟地黄 12 g　天冬 20 g　麦冬 20 g　石斛 12 g　枇杷叶 12 g　黄芩 12 g　茵陈 12 g　枳壳 12 g　甘草 10 g

功能与主治：滋阴清热，理气化浊。治疗大肠移热于胃，肺胃津伤；阴虚又兼肝胆郁热，出现善食而消瘦，口疮咽痛，齿龈肿痛，胃中饥而慌，但又不欲饮食，舌红少苔或舌红苔薄黄，脉弦细数。

方证论述：本方证所涉脏腑有肝、胆、胃、肺，病机属火盛伤津，症状为口咽、牙龈肿痛溃破，治宜滋阴津，清内热，化浊邪，使之布津洒陈，犹如甘露，名曰甘露饮。《医学摘粹》云："大肠移热于胃，善食而瘦，谓之食㑊。又胃移热于胆，亦名食㑊，以甘露饮主之。"《成方切用》对本方的治疗范围又进一步扩充："治胸中客热，牙宣口气，齿龈肿烂，时出脓血，吐血、衄血，目睑垂重，常欲合闭，或即饥烦，不欲食饮，及目赤肿痛，不任凉药，口舌生疮，咽喉肿痛，疮疹已发，皆可服之。又治脾胃受湿，瘀热在里，或醉饱房劳，湿热相搏，致生疸病，身目皆黄，肢体微肿，胸满气短，大便不调，小便黄涩，或时身热"。

应用要点：

1.复发性口疮（理中汤也讨论口疮，须加以区别）：此方证所治疗之口疮特点是，数目少，散在发生，表面灰黄色，周边有红晕，肿胀不明显，呈灼热样疼痛，此起彼伏，缠绵不断，兼有口舌干燥，五心烦热，便干或便不爽，舌边尖红，少苔，脉细数。处方：甘露饮。加减：①大便干者，加熟大黄 12 g，玄参 20 g；②口舌干燥明显者，加生石膏 40 g，玄参 20 g；③口疮痛甚者，加金银花 20 g，连翘 20 g。

验案：程某，男，37 岁，2017 年 10 月 21 日初诊。患者患复发性口疮多年，每次发病需一个多月才愈，每年发作数次，形体消瘦，口疮灼热疼痛，且表面呈浅黄色，有红晕，大便不畅，舌边尖红，脉沉细数。处方：生地黄 15 g，熟地黄 15 g，天冬 15 g，麦冬 20 g，石斛 12 g，枇杷叶 12 g，黄芩 12 g，茵陈 10 g，枳实 15 g，甘草 10 g，金银花 20 g，连翘 20 g，玄参 20 g。7 剂，水煎服，日 1 剂，早、晚分服，用药后再未发作。

病例分析：患者口疮反复发作数年之久，每次口疮从发生到愈合需 1 个月时间，每年发作数次，口疮局部灼热疼痛，创面呈浅黄色，周边有红晕，伴见形体消瘦，大便黏滞，舌边尖红。此为肠积热上移于胃，由胃移于胆，胆、胃、大肠湿热壅结，化生热毒所致。治宜滋阴清热，理气化浊。处方以甘露饮为主，又加入清热解毒之金银花、连翘、玄参，仅用 7 剂，后再未发作。

2. 慢性唇炎：此指唇部固有疾病，不包括全身疾病在唇部的反应，临床症见唇部红肿痛痒，干燥开裂，溃烂流黄色液体，属中医"唇风""唇疮"。处方：甘露饮。加减：①局部痒甚者，加苦参 6 g，蝉蜕 10 g，僵蚕 10 g；②肿胀痛甚者，加金银花 30 g，连翘 20 g；③唇𬌗动者，加地龙 12 g，僵蚕 10 g，以清热熄风；④分泌黄水多者，加苍术 12 g，防风 9 g，藿香 10 g。

验案：王某，女，78 岁，2011 年 3 月 10 日初诊。患者患慢性唇炎 30 多年，整年唇无正常时候，只是唇炎轻或重之区别，轻时干燥开裂疼痛，重时水肿破溃流黄水，二便正常，舌红，苔薄黄，脉细数。处方：生地黄 15 g，熟地黄 15 g，天冬 15 g，麦冬 15 g，石斛 12 g，枇杷叶 12 g，黄芩 10 g，茵陈 12 g，枳壳 12 g，甘草 10 g，金银花 20 g，连翘 20 g，蝉蜕 10 g，苍术 12 g，生黄芪 30 g（病久则虚）。每日 1 剂，早、晚分服。1 个月后复诊，诉服药以来唇炎渐渐好转，近 20 天未发展，以前未有过，但唇干裂脱屑，上方加玄参 20 g，再服 1 个月后唇有滋润感，但仍干燥脱皮，上方又服 1 个月后基本痊愈。

病例分析：患者已 78 岁，患慢性唇炎 30 多年，轻则唇干裂、疼痛，重则水肿破溃，分泌黄色液体。中医称之为"唇风""唇疮"，因胃经风火、脾胃蕴热，循经上冲所致，急性期以清胃泻火、凉血解毒为主；慢性期则以滋阴、清热化浊为主。本病例处方以甘露饮为主，加入金银花、连翘、苍术以清热化浊；加入蝉蜕以疏散风火；因久病必虚，加入生黄芪以扶正达邪。本例患者因年龄大、病程长，加之本病属于皮肤黏膜疾病，缠绵难愈，先后治疗 4 个多月才愈，但处方变化不大。

3. 慢性咽炎（阴虚咽痹）：此病是指咽部黏膜、黏膜下及淋巴组织的弥漫性炎症，常为上呼吸道炎症的一部分。中医称之为"阴虚喉风""阴虚喉痹"，临床表现为咽干不适，微痒微痛，口干善饮，咽部异物感，舌红苔薄黄或舌红少苔，脉数。处方用甘露饮合桔梗甘草汤加玄参。

验案：武某，男，47 岁，2012 年 3 月初诊。患者患慢性咽炎 10 余年，经常口含金嗓子喉宝，到秋冬季加重，感冒后更严重，有时咽痒咳嗽，舌红，苔薄黄，脉数。处方：生地黄 20 g，熟地黄 20 g，天冬 20 g，麦冬 20 g，石斛 12 g，枇杷叶 12 g，黄芩 12 g，枳壳 12 g，桔梗 20 g，甘草 10 g，玄参 20 g，茵陈 12 g，射干 10 g。7 剂，水煎服，日 1 剂，早、晚分服，忌辛辣、干果。1 周后复诊，症状明显改善，且精神状态较前好，原方未变，又服用 1 个月后愈。

病例分析：患者患慢性咽炎，以咽喉痒而咳嗽为主，查阅过往病历，治疗均以清热解毒为主，且用药后胃痛难忍，结合舌红、苔黄、脉数之舌脉象及患病 10 余年等因素，考虑应从肺胃津伤有热，循经结在咽喉论治。治宜滋阴清热，解毒利咽，处方用甘露饮为主方，以滋阴清热，加桔梗、甘草（桔梗甘草汤）、射干解毒利咽而获效。

八正散

（《太平惠民和剂局方》）

组成：木通9g　车前子30g　萹蓄10g　大黄9g　滑石粉30g　甘草10g　瞿麦10g　生栀子10g　灯心草3g

功能与主治：清热泻火，利水通淋。治疗湿热下注之淋痛尿血，尿频涩痛，淋沥不畅，甚或癃闭不通，小腹胀满，口干咽燥，舌红苔黄。

方证论述：本方主治之淋病，是因湿热下注所致。湿热下注，蓄于膀胱则水道不利，小便热涩淋痛，甚或闭而不通，故用清热利湿之剂使邪从下出，则癃闭可通。邪热上炽，灼伤津液故咽干口燥，渴欲饮冷。八正散证的另一特点是，由于湿热蕴结，不仅小便不通，大便亦秘结，在用药上以泻前后二阴同施。正如《成方便读》所言："故此方以大黄导湿热直下大肠，不使其再入膀胱，庶几源清而流自洁耳。其既蓄于膀胱者，又不得不疏其流。以上诸药，或清心而下降，或导浊以分消，自然痛可止、热可镯，湿热之邪尽从溺道而出矣。"

应用要点：

1. 尿石症：此病是泌尿系统的常见病，是肾结石、输尿管结石、膀胱结石的总称，多数原发于肾脏和膀胱。结石形成后，除自动排出或手术取出外很难溶解。结石容易造成尿道阻塞和继发感染。本病急性发作时，可见膀胱部突发剧痛，如绞如折，牵及少腹，向外阴放射，平素或有持续腰部隐痛，常伴有血尿或尿中排出砂石粒，属中医"砂淋""石淋"等范畴。处方：八正散。加减：①如患者有尿出砂粒史，或B超查出有泌尿系结石者，加金钱草20g，海金沙10g，石韦10g，怀牛膝20g；②腰、小腹绞痛者，加白芍30g，延胡索12g；③尿血者，加白茅根30g，生地黄20g，三七粉^{冲服}3g。

验案：丁某，男，35岁，1999年7月19日初诊。患者自诉下腹绞痛，且向阴茎放射，恶心欲吐，在急诊肌注消旋山莨菪碱后痛减，经B超检查提示输尿管结石（0.7cm×0.8cm），舌尖红，苔薄黄，脉弦。处方：木通10g，车前子 30 g，萹蓄 10 g，生大黄^{后下}10 g，滑石粉 30 g，甘草 15 g，瞿麦 12 g，栀子 10 g，灯心草 3 g，金钱草 30 g，白芍 30 g，石韦 10 g，海金沙 10 g，怀牛膝 20 g。7 剂，水煎服，每日 1 剂，早、晚分服，嘱其药后多饮水、散步，以使结石排出。1 周后复诊，用药第 4 天排尿时尿道一阵剧痛，排出砂石 1 粒，尿中带血，此后再无痛苦。又处下方以善后：木通 9 g，车前子 30 g，萹蓄 10 g，滑石粉 20 g，甘草 10 g，白茅根 30 g，三七粉^{冲服}3 g，瞿麦 10 g，生栀子 10 g。5 剂，水煎服，每日 1 剂，早、晚分服。

病例分析：本病例西医诊断为尿石症，中医辨证时需分清类型。根据患者舌脉，再加之体型肥胖、饮食肥甘厚腻等特点，辨为湿热下注，蓄于下焦，热煎熬湿而成石，阻塞尿道，不通而痛。治疗用八正散清热泻火，利水通淋；加金钱草、海金沙、石韦增强利湿通淋功用；加白芍，与方中甘草合为芍药甘草汤，以缓急止痛；加牛膝以求引石下行。二诊时因结石排出过程中伤及尿道，尿血明显，故用八正散加入三七粉、白茅根以清热泻火，凉血止血。

2. 泌尿系感染：本病从部位上可分为上尿路感染和下尿路感染，上尿路感染指急慢性肾盂肾炎，下尿路感染指膀胱尿道炎。本方适用于下尿路感染，此属中医"淋证"等范畴。方用八正散加减：①小腹坠胀者，加川楝子 12 g，乌药 12 g；②湿热毒邪极盛，如发热重、恶寒者，加柴胡 12 g，葛根 20 g，金银花 20 g，蒲公英 20 g，生石膏 50 g；③尿血明显者，加入小蓟 20 g，生蒲黄 10 g，生地黄 20 g，白茅根 30 g，三七粉^冲3 g；④小便浑浊如油如脂，或夹絮状物、凝块，尿不畅者，加黄柏 10 g，茯苓 30 g，萆薢 10 g，石菖蒲 10 g。

验案：苏某，女，30 岁，2001 年 5 月 19 日初诊。患者自诉由于工作紧张，作息不规律，夜间突发尿频、尿急、尿少，尿色黄赤，尿道灼热、刺痛，急迫不爽，小腹痛引膀胱，伴发热口渴，恶心欲吐，便秘，舌尖红，苔薄黄腻，脉滑数。处方：木通 10 g，车前子 30 g，萹蓄 10 g，生大黄^{后下}10 g，滑石粉 30 g，甘草 12 g，瞿麦 10 g，栀子 10 g，灯心草 3 g，柴胡 12 g，葛根 20 g，生石膏 40 g，金银花 30 g，连翘 20 g。7 剂，水煎服，每日一剂半，早、中、晚分服。5 天后复诊，症状大减，只小便黄，略显尿频，尿末时尿道痛，上方去生大黄、柴胡、葛根，每日 1 剂，早、晚分服，继服 1 周后愈。

病例分析：本例西医诊断为泌尿系感染，以尿急、尿频、尿痛为主症，兼有发热口渴，恶心欲吐，便秘，舌尖红，苔薄黄腻，脉数。其病机属于湿热下注，肝胃热结，所以在治疗时与上例不同，以八正散清热泻火，利水通淋，加入柴胡、葛根、石膏清肝胃热结，加入金银花、连翘增强清热力度。

川芎茶调散

（《太平惠民和剂局方》）

组成： 川芎 20 g 荆芥穗 12 g 防风 10 g 细辛 3 g 白芷 15 g 薄荷 12 g 羌活 12 g 甘草 10 g

功能与主治： 疏风止痛，清利头目。治疗风邪外袭，留而不去，偏正头痛，巅顶作痛，或见恶寒发热，目眩鼻塞，舌苔薄白，脉浮。

方证论述： 本方是一首治头痛的方剂，尤宜风邪引起的头痛。《素问·太阴阳明论》所论"伤于风者，上先受之"，就是指风邪外袭，循经上扰头部，遏阻清阳而头痛。此头痛特点是风邪不除，疼痛永不休止，古人称之为头风病。《成方便读》讲："风邪上攻，留而不去，则成头风，或偏或正，作无休时，盛则憎寒壮热，或肝风上乘，头目眩晕等证。夫头痛久而不愈，即为头风，头风久必害眼者，以目为肝窍，风气通于肝。若风热相灼，则肝肾所聚之精华渐至耗损，故目亦渐至失明。斯时如不先去风热，徒于滋水清肝，无益也。"

本方在用药方面也以祛风为主，《医方集解》曰："以巅顶之上惟风药可到也。"川芎是方中主药，长于止痛，善治少阳、厥阴经头痛（头顶、头两侧），配羌活治太阳头痛（头枕连及颈部），白芷善治阳明经头痛（前额部），三药合为治头痛君药，其他药为佐使药。

编者按： 本方最好饭后服用，以治上部之病。《成方便读》曰："食后服者，欲其留恋而上，勿使速下耳。"对患有高血压病的患者要用重镇药辅佐，以免本方外散而使血压上升，如用天麻、珍珠母、石决明、白芍等。

应用要点：

1. 头皮神经痛：本病症表现为头痛部位表浅、固定，疼痛性质为锐痛，为外受风邪寒邪所致，头皮局部阵发性抽搐、猝痛，发作时间长则几分钟，短则几秒钟，每日发作多次，有时会疼痛难忍。用手按压患者头皮时，会有拒压之反应，不少患者会做各种头痛检查，大多无异常发现。处方：川芎

20 g，荆芥穗 12 g，防风 10 g，细辛 3 g，白芷 15 g，薄荷 12 g，羌活 12 g，甘草 10 g，全蝎 6 g，僵蚕 10 g，天麻 12 g。如有高血压者加石决明 30 g，如头痛连及颈部者加葛根 20 g。

验案：程某，男，39 岁，2010 年 3 月 12 日初诊。患者自诉头痛已 5 日，每日发作数次，疼痛特点是头皮不能碰，碰则痛，说明病变在表不在里；再结合头昏沉，四肢无力，脉浮，病程 5 天等，说明属新感不是宿疾。四诊合参病属风邪外袭，经络受阻，清阳被遏，而致头痛。治宜疏风止痛，清利头目。方以川芎茶调散为主，加入全蝎、僵蚕、天麻搜风通络止痛，连服两周而愈。

2. 偏头痛：偏头痛是一种常见的头痛类型，西医认为属发作性神经血管功能障碍。临床表现为反复发生的偏侧或双侧头痛，可伴有短暂而轻微的视觉模糊，头痛性质为钻痛或搏动痛，恶心呕吐，畏光厌声，头痛可发作数小时或数日，后渐渐减轻，常在入睡后完全缓解；多见于女性，发作频率因人而异，部分患者和月经周期有关，有的患者和季节交替有关，也有的有家族史，还有的和情绪有关。本病属中医"头痛""头风"等范畴。处方：川芎 30 g，荆芥穗 12 g，防风 10 g，细辛 3 g，白芷 15 g，薄荷 12 g，羌活 12 g，甘草 10 g，赤芍、白芍各 30 g，天麻 15 g，全蝎 6 g，柴胡 12 g，葛根 20 g。如恶心呕吐者加半夏 9 g，吴茱萸 6 g；鼻塞流涕、流泪者加苍耳子 10 g，辛夷 10 g。

验案：郑某，男，42 岁，1998 年 12 月 10 日初诊。患者西医明确诊断为偏头痛，病史 3 年，属难治之症。春秋多发，发病前身倦、行路不稳，头痛部位涉及全头，伴有鼻塞、眼结膜充血、脉弦数等一系列风邪上扰特征，同时扰及肝风，伤及经络，而致本病。治宜疏风止痛，平肝熄风，通络止痛。处方以川芎茶调散为主，加赤芍、天麻、全蝎以柔肝、平肝息风止痛；加苍耳子、辛夷祛风通窍止痛。治疗 1 周后诸症减去，为加大通络止痛作用又加入蜈蚣 1 条，连服 1 个月愈。

3. 三叉神经痛：三叉神经痛是表现于三叉神经分支范围内反复发作的阵发性、短暂的剧烈疼痛。发作时伴有疼痛侧的面肌抽搐、流泪、流涕、流涎现象，疼痛数分钟或数秒钟后自行缓解，间歇期无任何不适，每日发作数次或数十次不等。本病属神经科疑难病，中医称之为"面痛"。处方：川芎

30 g，荆芥穗 12 g，防风 10 g，细辛 3 g，白芷 15 g，薄荷 12 g，羌活 12 g，甘草 10 g，全蝎 8 g，天麻 12 g，僵蚕 10 g，蜈蚣 1 条，赤芍、白芍各 30 g，制附片 6 g，生麻黄 9 g，生姜 15 g。

编者按：如三叉神经痛属肝火胃热者不可用此方。

验案：侯某，女，55 岁，2001 年 5 月 17 日初诊。患者诉右面痛反复发作 3 年，每年秋冬季加重，每次发作均因洗脸、刷牙，或咬食食物诱发，疼痛难忍，有时面肌痉挛，流泪流涕，每日发作 3～5 次，用西药卡马西平止痛维持。近半月以来发作频繁，最多每日发作 5～8 次，苦不堪言而求诊。舌淡红，苔薄白，脉弦。四诊合参属风寒外袭，循经上扰头面，遏阻清阳而致。治宜散风祛寒，温阳止痛。处方：川芎 30 g，荆芥穗 12 g，防风 10 g，白芷 12 g，羌活 12 g，薄荷 12 g，甘草 10 g，生麻黄 9 g，制附片 6 g，细辛 3 g，全蝎 8 g，蜈蚣 1 条，僵蚕 10 g，赤芍、白芍各 30 g，天麻 12 g，生姜 15 g。7 剂，水煎服，日 1 剂，早、晚分服。1 周后复诊，面痛发作次数大减，日 1～2 次，面肌不痉挛，将上方制附子量加至 10 g，其他药未变，7 剂，服法同前。三诊时面痛在 1 周内发作两次，无其他不适，上方未作改动，连服 1 个月后愈。

病例分析：患者面痛以秋、冬为重，面肌痉挛、流泪流涕等症均属风寒作怪。古人称之为"头风病"，即由于此病之风寒之邪非普通外感风寒表邪，而是久居体内，入经入络且伤及五脏，如流泪属邪伤肝，流涕属邪伤肺，秋、冬发作属邪伤肾阳（冬属寒，肾主寒）。如此复杂病症必用大方治之，因此选方时用川芎茶调散治其在表之风寒；加入麻黄附子细辛汤，振肾之阳气，以由内、外发散；用天麻平肝风；全蝎、僵蚕、蜈蚣祛风止痉镇痛；芍药甘草汤缓急止痛，全方整体与局部结合，里证与外证结合，辨证与辨病结合，取得满意效果。本方在应用过程中修改不大，因辨证准确效果肯定，无变方之理。制附片在首诊用 6 g，在患者无不良反应后加至 10 g，如果病情需要可加至 20～30 g。

藿香正气散

（《太平惠民和剂局方》）

组成： 藿香 12 g　紫苏叶 10 g　大腹皮 10 g　甘草 10 g　陈皮 12 g　茯苓 12 g　白术 12 g　厚朴 12 g　半夏曲 10 g　白芷 10 g　生姜 12 g　大枣 12 g　桔梗 12 g

功能与主治： 解表化湿，理气和中。治疗外感风寒，内伤湿滞引起的恶寒，头痛发热，胸膈满闷，胃脘胀痛，恶心呕吐，肠鸣泄泻，以及人居异地不服水土，舌苔白腻，脉浮大。

方证论述： 本方是集芳香化湿、升清降浊、扶正祛邪、表里双解于一方的代表方剂。病机属风寒外感，内伤湿滞。在临床应用中范围广泛，有表证者可用，不兼表证者亦可用，同时还可用于伤冷、伤暑、伤湿、疟疾、霍乱吐泻等病症，凡感山岚障疟不正之气者均可加减应用。在《温病条辨》一书中有五处加藿香正气散。《成方便读》对本方作方解时讲："夫四时不正之气，与岚障、疟疾等证，无不皆由中气不足者方能受之。而中虚之人，每多痰滞，然后无形之气挟有形之痰，互结为患。故此方以白术、甘草补土建中者，即以半夏、陈皮、茯苓化痰除湿继之。但不正之气从口鼻而入者居多，故复以桔梗之宣肺，厚朴之平胃，以鼻通于肺，而口达于胃也。藿香、紫苏、白芷皆为芳香辛散之品，俱能发表宣里，辟恶祛邪。大腹皮独入脾胃，行水散满，破气宽中。加姜、枣以和营卫，致津液，和中达表。如是则邪有不退、气有不正者哉！"此段评论精辟、透彻，从扶正祛邪，宣肺平胃，散邪健脾，调和营卫，直至人体正气恢复，丝丝入扣，使人对本方的理解更加清晰。

应用要点：

1. 类霍乱：本病是指于夏秋之际感受时邪疫疠，疫毒随饮食而入，损伤脾胃，升降失司，清浊相干，临床以剧烈而频繁呕吐、腹泻为特征的疾病。因其发病急骤，病变于顷刻之间，挥霍缭乱，故名霍乱。中医霍乱所涉范围较广，包括西医的霍乱、副霍乱、急性胃肠炎、细菌性食物中毒等。为了加以区别，有学者将霍乱、副霍乱称为"真霍乱"（目前很少见到），将急性胃肠炎、细菌性食物中毒称为"类霍乱"。因此本方在实际临床应用时主要针对急性胃肠炎、细菌性食物中毒。处方用藿香正气散加减：①寒湿盛者，如便黏或便如米泔不臭，四肢冷，苔白，脉濡细，加吴茱萸6g，草豆蔻9g，党参12g，苍术12g，干姜9g；②湿热重者，如吐泻，发热口渴，心烦脘闷，吐泻有腐臭味，小便黄，舌红苔黄腻，加葛根20g，黄芩12g，黄连10g，滑石粉20g。

验案：翟某，女，37岁，1990年8月21日初诊。患者诉暑天外出一天，回家后急食冰糕两块，顿时身爽神清，两小时后腹中绞痛，大便泄泻，便出物稀如米泔，1小时数次，同时伴恶心欲吐，四肢清冷，舌苔白腻，脉弱无力。处方：生姜30g，切丝急煎100 mL，一次温热服下。再用下方：藿香12g，紫苏叶12g，茯苓20g，陈皮12g，甘草10g，苍术12g，白术12g，厚朴15g，白芷12g，半夏曲12g，生姜15g，大枣15g，吴茱萸6g，草豆蔻9g，党参15g，干姜9g。两日内服3剂，同时嘱其忌食油腻、生冷，并少量多次饮入小米稀粥，两天后愈。

病例分析：本病例属急性肠胃炎，以上吐下泻为特点，夏秋多见。中医诊治此类疾病要解决两个实际问题，一是如何给出正确的辨证施治方案，二是如何能让患者将汤药喝入胃中。所谓正确方案是指本证属寒湿型还是湿热型。本例属寒湿型，治用藿香正气散，方中加入吴茱萸、草豆蔻、干姜，以加强温中散寒，降逆止呕，温脾止泻之力；加入党参以健脾益气，扶助中气。在两日内用3剂药治愈。如何让呕吐患者服药？就是用鲜姜煎水100mL，先服姜汤，半小时后再服汤药，则不会吐药，只要药能入胃就会很快见效。藿香正气散是集芳香化湿、升清降浊、扶正祛邪、表里双解于一方的代表方剂。在中医临床中应用广泛，如急性肠胃炎、消化不良、水土不服、感冒发热、变态反应性疾病（消化系统）、酒精中毒等，编者在临床中经常用到，在此不再一一介绍病例。

2. 急性酒精中毒（普通醉酒状态）：本病症是指一次大量饮酒，失去控制能力，表现兴奋，情绪欣快，言语增多，过分自信，有夸大色彩的思维活动，情感脆弱，诉说心中不快，有时有攻击性行为，颜面潮红或苍白，心率加快，血压升高，言语不清，共济失调，步态不稳，时有呕吐、眩晕、嗜睡等。处方：藿香正气散加石菖蒲10g，黄连10g，生栀子10g，黄连10g，天麻12g。每剂药煎两次，余药汤500 mL左右，于12h内少量多次缓缓饮入，一般情况1～2剂即可。

参苓白术散

（《太平惠民和剂局方》）

组成：人参 9 g（党参 20 g）茯苓 15 g 白术 12 g 白扁豆 15 g 陈皮 12 g 山药 15 g 莲子肉 15 g 砂仁 9 g 炒薏苡仁 20 g 桔梗 9 g 大枣 20 g 炙甘草 10 g

功能与主治：此方是补气健脾名方，针对脾胃虚弱，升降失常而设，广泛应用于中医临床。人之脾胃为后天之本，脾胃虚则水反为湿，谷反为滞，水湿停滞，气机不利而致本病。宜补其虚，除其湿，导其滞，调其气，以恢复脾胃之升降。《医方考》曰："脾胃虚弱，不思饮食，此方主之。脾胃者，土也。土为万物之母，诸脏腑百骸受气于脾胃而后能强。若脾胃一亏，则众体皆无以受气，日见羸弱矣。故治杂症者，宜以脾胃为主。然脾胃喜甘而恶苦，喜香而恶秽，喜燥而恶湿，喜利恶滞。是方也，人参、扁豆、甘草味之甘者也；白术、茯苓、山药、莲肉、薏仁甘而微燥者也；砂仁辛香而燥，可以开胃醒脾；桔梗甘而微苦，甘则性缓，故为诸药之舟楫，苦则喜降，则能通天气于地道矣。"

应用要点：

1. 小儿营养性缺铁性贫血：本病是由于体内铁缺乏，致使血红蛋白合成减少而引起的一种小细胞低色素性贫血。患儿表现为乏力，食少，烦躁，面色白等。处方：用参苓白术散成药，1～3 岁每日 1 袋冲服，3～6 岁每日 2 袋冲服，连服 3 个月。

2. 胆囊术后肠胃功能失调：胆石症在临床中较为多见，大部分采取微创手术治疗。术后由于消化系统处于无胆汁状态，会出现一些症状，如腹胀、大便不调，此属中医脾胃虚弱，升降失调所致。处方：参苓白术散加减。①兼心下痞满者加半夏 9 g，黄连 4 g，黄芩 4 g，干姜 9 g；②腹胀腹痛者加厚朴 20 g，木香 12 g，草豆蔻 6 g；③右胁胀痛者加柴胡 12 g，川楝子 10 g。

验案：陆某，女，47 岁，2011 年 4 月 9 日初诊。患者半年前施胆囊全切术，术后经常出现右胁胀满，心下痞满，大便稀软，每日 2～3 次，身乏无力，形体消瘦，舌淡，苔薄白，脉沉细。处方：党参 20 g，茯苓 15 g，白术 12 g，炒白扁豆 20 g，陈皮 12 g，炒山药 15 g，莲子肉 20 g，砂仁 9 g，炒薏苡仁 20 g，桔梗 6 g，甘草 9 g，黄连 4 g，黄芩 4 g，半夏 9 g，厚朴 12 g，木香 12 g，柴胡 10 g，生黄芪 20 g。7 剂，水煎服，每日 1 剂，早、晚分服，忌食生冷、油腻。二诊时胁胀、心下痞满，便稀均减轻，身体感觉有些力气，原方再服 1 个月后愈。

病例分析：患者于胆囊摘除术后出现术后综合征，以心下痞满、大便稀软为主症，兼有右胁不适，身乏无力，形体消瘦，舌淡，苔薄白，脉沉细。四诊合参属脾胃虚弱，升降失常。其因有二：一是手术金刃伤元气，二则胆囊摘后，肝胆调节气之功能失调，治疗时以补中健脾、渗湿和中为法。处方用参苓白术散为主，加入少量黄连、黄芩以取苦寒燥湿健胃作用，又可制参苓白术方之燥；加柴胡、半夏、黄芩是取小柴胡汤之意以和肝胃，调升降；加厚朴、木香调补脾胃；方中加行气药，使补而不滞；加生黄芪是因术后气虚之故。本方看似复杂，实则是以肝、脾、胃为中心组成的组合疗法，临床疗效好。本例通过两个月诊治，不但病痛解除，同时体重也有所增加。

3. 妇女经期泻泄：每到经期则大便泄泻，经后又自行恢复正常，并伴有身疲乏力，面目浮肿，手足不温，舌淡，苔薄白，脉弦。证属肝脾不调，升降失常。处方：参苓白术散加乌梅 15 g，白芍 15 g。

验案：苏某，女，32 岁，1991 年 11 月 3 日初诊。患者诉产后一年出现经期泻泄，日 3～4 次，不成形，身乏无力，经期结束则大便正常，舌淡胖，脉弦。用上方连服 1 个月后大便正常。

病例分析：患者主症是月经期泄泻，既往月经正常，伴有身乏无力，舌淡胖，脉弦。四诊合参属肝脾不调，升降失常。治疗以参苓白术散为主方，健脾益气，和胃渗湿，生津保肺；加白芍、乌梅以养肝柔肝，使肝脾和谐，升降有序，先后调理 1 个月而愈。

十全大补汤

（《医学发明》）

组成： 熟地黄 15g　白芍 12g　当归 12g　川芎 10g　人参 9g　茯苓 12g　白术 12g　炙甘草 10　生黄芪 30g　肉桂 6g

功能与主治： 温补气血。治疗气血不足，虚劳咳嗽，食少遗精，脚软无力，疮疡不敛，妇女崩漏。

方证论述： 本方由八珍汤加黄芪、肉桂组成。八珍汤治气血两虚将成虚劳之证，加入黄芪、肉桂以助阳固表，引火归元。《成方便读》载："八珍并补气血之功固无论矣。而又加黄芪助正气以益卫，肉桂温血脉而和营，且各药得温养之力，则补性愈足，见效愈多，非惟阳虚可温，阴虚者亦可温。以无阳则阴无以生，故一切有形之物，皆属于阴，莫不生于春夏而杀于秋冬也。凡遇人之真阴亏损，欲成劳瘵等证，总宜以甘温之品收效，或虚之盛者，即炮姜、肉桂，亦可加于大队补药之中，自有神效。若仅以苦寒柔静，一切滋润之药，久久服之，不特阴不能生，而阳和生气日渐衰亡，不至阳气同归于尽不止耳。每记为人治阴虚内热一证，屡用甘寒润静之剂而热仍不退，于原方中加入炮姜五分，其热顿退，神乎其神，因录之以助学者参悟。"此段论述告诉我们在治疗气血两虚时温阳益气的重要性。

应用要点：

1. 肿瘤患者放化疗进程中的辅助治疗：绝大多数放化疗法在应用进程中，在抑制或杀伤癌细胞的同时，对机体内迅速增殖的正常细胞同样有毒害作用。相关中医药机构实验证明，本方不但本身有一定的抗癌作用，而且能增强放化疗的抗癌作用，尤其能显著降低其毒副作用。编者在临床上常以此方作为肿瘤患者的必用方，收效明显。处方：西洋参 12g，熟地黄 15g，炒白术 12g，炒白芍 12g，当归 15g，川芎 10g，生黄芪 50g，肉桂 6g。加减：①便秘者加火麻仁 20g，玄参 20g，麦冬 20g；②食欲不振者加焦三仙各 30g，砂仁 10g，鸡内金 15g，陈皮 12g；③自汗盗汗者加黄柏 5g，黄芩 5g，五味子 12 g，浮小麦 30 g，生龙骨、生牡蛎各 30 g；④失眠者加龟甲 12 g，石菖蒲 10 g，远志 10 g，生龙齿 20 g；⑤恶心欲吐者加柴胡 10 g，半夏 9 g，黄芩 9 g，生姜 15 g，大枣 15 g。

验案：赵某，女，51 岁，1995 年 2 月 11 日初诊。患者为乳腺癌术后，化疗一疗程后出现身软无力，不思饮食，恶心呕吐，自汗，舌淡红少苔，脉沉细。处方：西洋参 10 g，茯苓 20 g，炒白术 12 g，炙甘草 10 g，生地黄 10 g，炒白芍 10 g，当归 12 g，川芎 10 g，生黄芪 30 g，肉桂 5 g，柴胡 12 g，半夏 9 g，黄芩 10 g，生姜 15 g，大枣 15 g。日 1 剂，水煎服，早、晚分服。7 剂后恢复正常，又去化疗，同时加服本方（每日 1 剂），再未发生反应，顺利做完全部化疗。化疗后用上方加减治疗两个月，恢复良好。

病例分析：患者乳腺癌术后化疗，出现化疗反应，不能完成化疗过程，但又不敢停止化疗，而求于中医。症见身软无力，自汗出，不思饮食，恶心呕吐，舌淡红少苔，脉沉细无力等。分析其病机属手术大伤元气，正气尚未恢复，复加化学药物杀伤元气，虚弱之躯何能承受？故患此病。当务之急在于恢复元气，而非急于化疗，故以此方为主，加入小柴胡汤以温补气血，和胃健脾，利胆舒肝。用药一周患者感觉前症消失，后来在化疗时配合服用本方，顺利完成化疗。由此得出的结论是，人体亏损之极，应以甘温之品，加入补气生血药中，自有良效，本方中之黄芪、肉桂为证。

2. 外科手术后患者的恢复治疗：本方对于外科大中型手术后患者身体恢复、伤口愈合均可起到促进作用。加减：①贫血者加阿胶 12 g，龙眼肉 12 g；②伤口渗出液多，愈合慢者加鹿角霜 15 g，干姜 10 g，生黄芪可加至 100 g；③便秘者加熟大黄 12 g，火麻仁 20 g，枳壳 12 g；④伤口感染有低热者加金银花 20 g，连翘 20 g，蒲公英 20 g，紫花地丁 20 g。

验案：屈某，女，37 岁，1984 年 4 月 7 日初诊。患者剖腹产术后 20 天伤口未愈合，伴有贫血，便秘，自汗，舌淡胖，脉沉细。处方：人参 9 g，茯苓 12 g，炒白术 12 g，炙甘草 12 g，熟地黄 12 g，炒白芍 12 g，当归 12 g，川芎 10 g，生黄芪 50 g，肉桂 5 g，阿胶珠 12 g，鹿角霜 15 g，干姜 10 g。日 1 剂，水煎服，早、晚分服。10 天后伤口愈合，大便通畅，自汗止，顺利出院。

病例分析：患者术后 20 天伤口不能愈合，虽然伤口在局部，但可反映出整体情况。一则产后气血亏虚，同时伴有贫血，自身气血不足，何有能力长伤口？二则有自汗、便干、舌淡胖、脉沉细等症，为一派气血两虚之象，故而治疗以温补气血为主，而非消炎等法。处方：以十全大补汤为主，加入阿胶增强补血之功；加入鹿角霜、干姜滋补肝肾，温阳散寒，连服10天后伤口愈合。

3. 白细胞减少症（白细胞减少状态）：当周围血液白细胞计数持续低于 4000/mm³ 以下时为白细胞减少症。目前对此类病症的发病原因尚不明确，属中医"虚劳"范畴。加减：①低热者加柴胡 10 g，青蒿 12 g，地骨皮 12 g；②心悸多汗者加炒酸枣仁 30 g，五味子 12 g；③食欲不佳者加焦三仙各 20 g，砂仁 10 g，陈皮 12 g，生姜 12 g，大枣 12 g。

验案：吴某，男，57 岁，1997 年 3 月 9 日初诊。患者由于患有慢性牙周炎，自己经常从药店买"消炎药"服用，前后有半年之久，近半月以来感觉身乏无力，自汗，浅睡眠等，故到医院就诊。行血常规检查见白细胞 3000/mm³，医院考虑血液病，做骨髓检查，显示结果正常，因诊断不清，嘱患者赴上级医院就诊。患者就诊中医，舌质淡红，苔薄白，脉沉弦，伴便秘，低热。处方：党参 20 g，茯苓 12 g，白术 12 g，生地黄 12 g，白芍 12 g，当归 12 g，川芎 10 g，生黄芪 30 g，肉桂 5 g，柴胡 12 g，青蒿 12 g，地骨皮 10 g，熟大黄 12 g。7 剂，水煎服。日 1 剂，早、晚分服。1 周后复诊，症状改善，化验血常规白细胞升至 6300/mm³，原方再服 1 周愈。

病例分析：患者因牙周炎反复发作，多次用消炎药致血细胞减少。临床症见身乏无力，自汗，浅睡眠，舌淡红，脉沉弦，伴低热 37.8℃，便干。分析病机属气血亏虚，虚阳外越，治宜补气养血，滋阴温阳。治疗以十全大补汤为主，加入柴胡、青蒿、地骨皮以清虚火；加入熟大黄以通便，连服半月后化验血常规正常。

木香槟榔丸（汤）

（《医方集解》）

组成：木香 12 g　生槟榔 12 g　青皮 10 g　陈皮 12 g　枳壳 12 g　黄连 10 g　黄柏 10 g　莪术 10 g　三棱 10 g　生大黄^{后下}10 g　黑丑（牵牛子）10 g 香附 12 g　芒硝 6 g

功能与主治：行气导滞，泻热通便。治疗积滞内停，脘腹痞满胀痛，大便秘结，赤白痢疾，里急后重。

方证论述：本方证病机是平素饮食不节，肠胃先伤，积滞内停，肠道传化失常，以致气机壅阻不畅，发为脘腹胀满作痛，大便秘而不行，或下利赤白，腹痛，里急后重。吴仪洛认为："胸脘痞满泻痢，由于饮食留滞，湿热郁积而成；二便不通，由于热结；里急后重，由于气滞。按：里急后重，有因于火热者，火燥物性急也；有因气滞者，大肠气壅，不得宣通也；有因积滞者，肠胃有物结坠也；有气虚者，中气陷下不能升也；有血虚者，津枯肠燥，虚坐努责是也；当分症论治。脉洪大而实，为里实，宜下。"此段论述详细分析了"胸腹胀满泻痢"造成的二便不通之病因病机、诊断和鉴别诊断，以及本方证的治法。《中国医学大辞典》解析大便秘结为"大便秘结，粪津闭塞不通也"，对"大便秘结"的治疗方法，总结了十六种，其中第十二种方法便是用本方治疗便秘，讲到："食伤太阴，胀满食不化，腹响隆然而便秘者，宜七宣丸或木香槟榔丸。"

《成方切用》对本方的方解讲："湿热在三焦气分，木香、香附行气之药，能通三焦解六郁；陈皮理上焦肺气，青皮平下焦肝气（泻痢多由肝木克土），枳壳宽肠而利气；而黑丑（牵牛子）、槟榔又下气之最速者也，行气则无痞满后重之患矣。疟痢由于湿热郁积，气血不和，黄柏、黄连，燥湿清热之药；三棱破血中气滞；莪术破气中血滞；大黄、芒硝，血分之药，能除血中伏热，通行积滞，并为摧坚化痞之峻品，湿热积滞去，则二便调而三焦通泰矣。盖宿垢不除，清阳终不得升，故必假此以推荡之，亦通因通用之意，然非实积不可轻投。"

木香槟榔丸有不同版本，本书所论版本是《医方集解》中由十三味药物组成之方。《儒门事亲》版本中有十味药，无枳壳、芒硝、三棱;《丹溪心法》版本中无芒硝、三棱。目前市售成药为《医方集解》版本，也就是本书所论之版本，此方行气导滞之力更强，见效明显。编者在临床中应用，以木香槟榔汤为主，水煎服效果更为迅捷。

应用要点：

1. 大便秘结：此病在临床最为常见，无论男女老幼皆可患此病症。如果发生在外感病中，大都是外邪入里化热，常伴有发热、肛门肿痛等;如果发生在内伤杂病中则可独立为病，有正虚邪实之不同。气虚阳弱，推动无力;或阴虚血少，肠燥便结，以致便秘，可统称为阴结。湿热、痰湿壅结，或气滞不行而成便秘，可统称为阳结。《景岳全书》卷三十四云："盖阳结者邪有余，宜攻宜泻也;阴结者，正不足，正不足宜补宜滋也。"中医又将便秘分为实秘、虚秘、气秘、风秘、痰秘、冷秘、热秘、脾约。本方证属气秘。临床表现：胸腹胀满或胀痛，里急后重，大便不通，舌红苔黄腻，脉洪大滑数。处方：木香槟榔汤加减。木香 12 g，生槟榔 12 g，青皮 10 g，陈皮 12 g，枳壳 12 g，黄柏 10 g，黄连 10 g，莪术 10 g，生大黄^{后下}10 g，牵牛子 12 g，香附 12 g，芒硝 5 g，三棱 10 g。每日 1 剂，水煎服，早、晚分服，先服 3剂，如果用药 3 天后仍未通便者，上方可加量，直到大便通为止。大便正常后，再巩固疗效，改为隔日 1 剂。

验案：刘某，男，59 岁，1995 年 1 月 7 日初诊。患者自诉 3 年来胸腹胀痛，大便难，3 天左右 1 次，量少，里急后重，因此戒烟、戒酒。做多次检查均无特殊发现，故求中医诊治，舌红，苔黄腻，脉洪大滑数。四诊合参辨其证属湿热郁滞大肠，治宜行气导滞，泻热通便。处方：木香 12 g，生槟榔12 g，青皮 12 g，陈皮 12 g，枳壳 12 g，黄柏 10 g，黄连 10 g，莪术 10 g，三棱 10 g，生大黄^{后下}10 g，牵牛子 12 g，香附 12 g，芒硝 6 g。每日 1 剂，水煎服，早、晚分服。7 剂后复诊，诉药后可每日排便 1 次，但便量少，胸腹仍有胀满痛，脉舌均有好转，上方加量再服。处方：木香 15 g，生槟榔 15 g，青皮 12 g，陈皮 12 g，枳实 20 g，黄柏 10 g，黄连 10 g，莪术 10 g，三棱 10 g，生大黄^{后下}15 g，牵牛子 15 g，香附 12 g，芒硝 10 g。每日 1 剂，早、晚分服。

7 剂后复诊，诉用药后每日排便 1 次，便量大增，便后胸腹舒服，舌苔不腻，脉已不数，上方再服 7 剂，隔日 1 剂，连服两周后愈。

2. 慢性痢疾：此病是指痢疾超过两个月未彻底治愈，经常反复出现腹胀痛，黏液便或脓血便等，舌红苔黄腻，脉滑数。处方：木香槟榔汤。加减：① 黏液便为主者，加苍术 12 g，生薏苡仁 30 g；② 血便为主者，加牡丹皮 12 g，生地黄 12 g，赤芍 12 g。

验案：林某，男，47 岁，2011 年 10 月 20 日初诊。患者诉近两月以来，腹胀腹痛，里急后重，大便多黏液，时带鲜血。在某医院肛肠科治疗十余天，效果不佳，转消化内科确诊为慢性痢疾，对症处理一周，症状略好转，后经朋友推荐前来诊治。脉滑数，舌质红、苔黄腻。证属气机积滞壅阻，湿热郁结，治宜行气导滞，燥湿清热。处方：木香 12 g，生槟榔 12 g，青皮 12 g，陈皮 12 g，枳壳 15 g，黄连 10 g，黄柏 10 g，莪术 10 g，三棱 10 g，生大黄^{后下} 12 g，牵牛子 10 g，苍术 12 g，生薏苡仁 30 g。7 剂，水煎服，每日一剂，早、晚分服。2011 年 10 月 30 日二诊：诉症状明显好转，大便已成形，未见黏液和血液，但仍有里急后重症状。处方：前方中，生槟榔加至 20 g，枳壳加至 30 g，他药不变，再服 7 剂。2011 年 11 月 9 日三诊：诉诸症均消除，偶有腹胀，舌、脉无特殊异常。予成药木香槟榔丸 20 袋，每日 3 次，每次 1 袋，巩固治疗后愈。

病例分析：患者腹胀痛，里急后重，便黏液，时带鲜血两月余，医院消化内科明确诊断为慢性痢疾，以本方加减治疗两周而愈。上方应用要点 1 是治疗"大便秘结"，本例则治疗慢性痢疾，虽属两病，但病因、病机则一，均属饮食失节，肠胃受伤，积滞内停，肠道传化失常，致气机壅滞不畅而发病。因此，不同疾病用同样治法，属中医异病同治法。

牛黄清心丸

（《太平惠民和剂局方》）

组成：牛黄 25.7 g　当归 45 g　川芎 39 g　生甘草 150 g　山药 210 g　黄芩 45 g　苦杏仁 37.5 g　大豆黄卷 57 g　大枣 100 g　炒白术 75 g　茯苓 48 g　桔梗 39 g　防风 45 g　柴胡 39 g　阿胶 51 g　干姜 25 g　白芍 75 g　六神曲 75 g　肉桂 54 g　麦冬 44 g　白蔹 22.5 g　炒蒲黄 7.5 g　麝香 6.4 g　冰片 16.1 g　水牛角浓缩粉 28.5 g　羚羊角 28.4 g　朱砂 69.7 g　雄黄 24 g　人参 75 g

按：目前市售牛黄清心丸配方中，用水牛角浓缩粉代替原方中犀角 2 两，用朱砂代替原方中金箔 1200 张。

功能与主治：清心化痰，镇惊祛风，益气养血。治疗中风缓纵不遂，语言謇涩，心神恍惚，怔忡健忘，头目眩晕，胸中烦闷，痰涎壅盛，精神昏愦。又治心气不足，神志不定，惊恐不安，悲忧惨戚，虚烦少睡，喜怒无时，或发狂癫，神情昏乱。

方证论述：牛黄清心丸有据可考者有 5 种版本，从组方到临床应用各不相同，差异很大，临床应用不可混淆。①《太平惠民和剂局方》牛黄清心丸：也是本书所论之方，为北京地区常用方；②万氏牛黄清心丸：属温热病用药，类似安宫牛黄丸之简约版，治疗温热毒邪内陷心包，痰涎壅盛，神昏谵语，发厥发晕，牙关紧闭等症；③窦太师牛黄清心丸：目前市面已少见，治疗锁喉毒；④《证治准绳》牛黄清心丸：治疗风痰惊风，市面也少见；⑤验方牛黄清心丸：从组方原则、治病范围来看，均与万氏牛黄清心丸类似。下面重点讨论《太平惠民和剂局方》牛黄清心丸，北京版称"同仁牛黄清心丸"，从药物组成分析共有 8 组：①以当归、川芎、白芍、阿胶、麦冬、甘草为代表之滋阴补血药。②以人参、茯苓、白术、大枣、山药为代表之益气健脾药。上两组药共同形成滋阴补血、益气健脾扶正之方。③柴胡、黄芩、苦杏仁、防风、桔梗，疏散风热，祛外邪。④白蔹、石菖蒲、大豆黄卷，清热解毒，清内热。⑤麝香、冰片，芳香开窍。⑥犀角、羚羊角、牛黄，清热凉血，平肝熄风。⑦雄黄、朱砂，解毒防疫，安神定志。⑧干姜、肉桂，温脾肾而醒阳气。

通过分析可充分认识到《太平惠民和剂局方》牛黄清心丸之组方精细，配伍考究，使用安全，临床可大胆应用。

应用要点：

1. 妇女脏燥：妇女无故悲伤欲哭，不能自控，精神恍惚，忧郁不宁，哈欠频作，甚则哭笑无常，中医称之为脏燥，由阴血亏损，气郁化火伤神，五志之火上扰心神所致。处方：牛黄清心丸，每次1丸，每日3次，连服半月。

验案：黄某，女，47岁，2000年3月7日初诊。患者素来性格内向，近一年来渐渐出现精神忧郁，神志恍惚，有时会烦躁不宁，喜怒无常，但过一段时间又好如常人，家人深感不安而一同求治。平时无基础病，月经正常，略显量少，舌淡红，苔薄黄，脉细数。证属气虚血弱，肝郁不舒，心气不足，神无所依。处方：牛黄清心丸，每次1丸，每日3次，连服10天。二诊时诉，用药以来情绪相对稳定，和家人交流也趋正常，但仍不如以前，舌脉大致同前，原方再服20天愈。

病例分析：脏燥和中医郁证病因病机类似，和个人性格、家庭关系、工作环境等有密切关系，是因人体气血虚弱，肝气不舒，心气不足，神无所依形成的综合征。治疗时应采取益气养血、疏肝养心、化痰镇惊、安神定志之法，同时配合言语疏导调理。此病不能彻底治愈，在特定的阶段和环境下还会发病。

2. 失眠（不寐）：失眠一症，病因种种，属难治之病，将在有关方证中详细讨论。本方证所治失眠是由心火旺，气亏虚，郁火痰热上扰所致者。张景岳讲："寐本乎阴，神其主之，神安则寐，神不安不寐。其所以不安者，心神一由邪气之扰，一由劳气不足。"临床可见舌淡红，苔薄黄，脉细滑数。治疗用牛黄清心丸1丸，每日3次，如1周不见效者可用辨证汤药治之。

验案：薛某，女，27岁，教师，1997年1月10日初诊。患者自诉半年来入睡极度困难，有时到凌晨才有困意，次日头晕神乱，影响工作，服用安定片后能睡两到三个小时。经交流得知患者职业为教师，工作压力较大，使心火旺，气血亏，郁火上扰而致本病，舌尖红，苔薄黄，脉细滑数。处方用牛黄清心丸，每日3次，每次1丸，配合服用加味逍遥丸，每日3次，每次1袋，连服10日。二诊时诉入睡好转，每夜能睡5个小时左右，已不再用西药，心情精神好，原方再服10日愈。

病例分析：失眠一症是中医临床最常见的病症。可由外感或内伤致使心、肝、胆、脾、胃、肾多脏腑功能失调，精神不能安静而发本病。中医称之为"不寐""不得眠""目不瞑""不得卧"等，在治疗方法上不能简单用镇静安神药，应详细辨证方可奏效。《医宗必读·卷十·不得卧》将失眠分为五类：气虚、阴虚、痰滞、水停、胃不和，再结合先哲其他观点，如情志所伤、心脾两虚、心肾不交、血虚肝旺、心虚胆怯等，只有找到失眠之因才能有正确治法。本例失眠属心火旺，气虚损，郁火痰热上扰所致，故用牛黄清心丸清心化痰，益气养血，镇静安神。由于此类病症病程较长，治疗也需要一定过程，不能见效即停药，一般一个月左右比较合适。

3.盗汗：睡眠时汗液窍出，醒后即收，收后不恶寒，反觉烦热，为盗汗。此病证多因阴血不足，虚火躁扰，心液不能收藏所致，治疗用牛黄清心丸1丸，每日3次。

验案：王某，男，42岁，2012年11月12日初诊。患者近一个月以来每晚于睡中汗出，醒后反而汗止，开始未予重视，近几天早晨醒后发现床单枕头都潮湿，故来门诊治疗。患者素有高血压史，用西药治疗，形体瘦弱，但精神好，口渴多饮，头晕心烦，二便正常，舌淡红，苔薄黄，脉细数。由于患者经常出差，服汤药不方便，要求成药治疗，故用牛黄清心丸，每日3次，每次1丸，连服10日。半月后复诊，盗汗已除，头晕心烦同时好转，为巩固疗效再服10天，用量同上。

病例分析：盗汗一证，书中记载大都以养阴为法，认为阴虚则盗汗，气虚则自汗。但是编者在临床实践中发现心气不足，神志不定，心血亏损，也可发生盗汗。汗为心液，由于心气血不足，虚火内扰则会盗汗。就本例患者而言，没有阴虚征象怎可用补阴药治疗？辨证结论属于心气不足，气血亏损，虚火内扰，用牛黄清心丸治疗取效就证明了这一点。

4.耳鸣：此病症是指患者在耳部或头部的一种声音感觉，但外界并无相应的声源存在，是多种耳科疾病的症候群之一，亦可出现在内科、外科、神经科、精神科等疾病中。若以耳鸣为主症者，也作为一种单独的疾病对待。

根据耳鸣声调、程度和伴随症状及相应检查结果，可明确其病因及病变部位，音调高者多属神经性耳鸣，音调低者多属传导性耳鸣。耳鸣音仅患者自己感觉为主观性耳鸣，耳鸣音被旁人所听到属客观性耳鸣。由耳部疾病引起者常伴有耳聋或眩晕，由全身因素引起者则不伴有耳鸣或眩晕。本方证所讨论者属主观性耳鸣，即患者自觉耳鸣，别人并不能听到。具体用法为每次 1 丸，每日 3 次，7～10 日未见疗效者应当别论。

验案：贾某，男，39 岁，2004 年 5 月 21 日初诊。患者诉半年以来，每晚睡觉时耳内有响声，和心跳能连在一起，白天工作时不发作，在专科医院检查未发现耳系疾病，影响心情，妨碍睡眠，甚为苦恼。舌尖红，苔薄白，脉细弦。证属心神不定，虚火上扰。治疗用牛黄清心丸，每次 1 丸，每日 3 次。连服 10 日后二诊，诉耳鸣减轻大半，偶有发作，心情睡眠也好，再服 10 日，用量同上，后愈。

病例分析：耳鸣属于自觉症状，中医将其分为虚实两类：实证为肝胆火盛；虚证多和肾虚有关。在临床实践中，和心有关的病例也不少，如本例就是用养血安神、清心镇静法治愈。

5. 舌麻：舌上麻辣或麻木，中医称之为"舌痹"。本病因心绪烦乱，忧思暴恐，气火痰凝而成。心开窍于舌，病在舌上而源在心中，清心化痰才可治疗。用牛黄清心丸，每日 3 次，每次 1 丸，一般 7～10 日见效。

验案：韩某，女，67 岁，1998 年 3 月 2 日初诊。患者诉近一个月来晨起后感觉舌前三分之一处麻，但不影响味觉，也不疼痛，早饭后渐渐消退，次日重复发生。患者患高血压 20 余年，用西药控制且稳定。舌暗，苔薄黄，脉弦。四诊合参属心气血不足，痰疾扰心，随络升至舌而致病。治疗用牛黄清心丸，每次 1 丸，每日 3 次，连服 10 日。二诊时诉偶有发生，时间很短，半小时则可消退，再服 10 日愈。

病例分析：舌麻，中医称"舌痹"，从虚实辨治，实证用温胆汤治疗，虚证用理中汤治疗。但本例患者虚实均不明显，编者是从气血不足，痰火上扰角度辨证，用牛黄清心丸治疗获效。其原因在于本患者高血压 20 余年，心气血运行定会迟缓，心开窍于舌，故而致本病。

6. 脑动脉硬化性精神病：本病又称动脉硬化性痴呆，是指在动脉硬化或高血压病的基础上发生颈动脉内膜粥样硬化，致使微栓子脱落，梗塞脑动脉分支引起精神障碍，属中医"中风"范畴。风中脏腑者以神志障碍为主，《杂病源流犀烛·中风源流》认为："中脏者病在里，多滞九窍……中腑者病在表，多著四肢，其症半身不遂，手足不遂，痰涎壅盛，气喘如雷，然目犹能视，口犹能言，二便不秘，邪之中犹浅。"此类患者多数有高血压、高脂血症、脑血管意外史，部分患者起病缓慢，早期表现为神经衰弱综合征，如头晕、头痛、耳鸣、失眠、手足麻木、情绪容易激动等，渐渐出现记忆障碍，特别对人名和数字记忆缺乏最为明显；急性发作者，在脑血管意外发作时可呈现意识障碍，行为紊乱，幻觉妄想，人格障碍，具体用药选牛黄清心丸，每日 3 次，每次 1 丸，连服 1 个月。

验案：胡某，男，78 岁，1999 年 3 月 27 日初诊。家属代诉，患者 3 年来逐渐出现情绪不稳定，容易激动，记忆力明显下降，交流困难，答非所问，行为紊乱，白天睡眠，夜间兴奋，大便干，饮食正常，有高血压史 30 余年，舌红，苔薄黄腻，脉细数。证属心气血不足，痰热扰心，神志不定。治疗用牛黄清心丸，每日 2 丸，早、晚各 1 次，连服 10 日。二诊时诉症状均减大半，有时如常人，睡眠改回夜卧昼醒，原方连服 20 日后状态稳定。

病例分析：本病例神经内科诊为动脉硬化性痴呆，属中医中风（中脏腑）。一些书籍记载本病用养肝息风法治疗，认为属虚风内动。从临床患者的症状分析，肝虚动风不能概括此类病的全部，心气不足，心血亏损，神志不定，亦属不少。就本例而言，从此处辨治而获效，这里所说的获效也只是指临床症状缓解，并非治愈。

鸡鸣散

（《类编朱氏集验方》）

组成：生槟榔15g　陈皮12g　木瓜20g　吴茱萸5g　桔梗9g　紫苏叶10g　紫苏梗10g　生姜12g　生姜皮10g

功能与主治：行气降浊，宣化寒湿。治疗足胫重肿无力，麻木冷痛，恶寒发热，或挛急上冲，甚至胸闷泛恶；亦治风湿流注，脚足痛不可忍，筋脉浮肿。

方证论述：原方用于治疗脚气病，有时容易误解为皮科之脚气，在此将古代所讲脚气病作一论述，也使本方能更正确地应用于临床。《实用中医内科学》指出："脚气是以两脚软弱无力，脚胫肿满强直，或虽不肿满而缓弱麻木，甚至胸中筑筑悸动，进而危及生命为特征的一种疾病。"本病因病从脚起故称脚气病，也称"缓风""脚弱"，病因为湿邪积聚，气血壅滞，故又称"壅疾"。《诸病源候论·卷十三》云："古名缓风，又称脚弱，因外感湿邪风毒，或饮食厚味所伤，积湿生热流注于脚而成。其症起于腿脚，麻木酸痛，软弱无力或挛急，或肿胀，或枯萎，或胫红肿发热，进而入腹攻心，小腹不仁，呕吐不食，心悸胸闷气喘，神志恍惚，言语错乱。治宜宣壅逐湿为主，或兼祛风清热，可用鸡鸣散等方……"本方以槟榔为君药，质重下达，行气逐湿，是关键性药物。吴又可讲："槟榔能消能磨，除伏邪，为疏利之药，又除岭南瘴气。"臣以木瓜舒经活络，并能化湿；陈皮健脾燥湿。佐以紫苏叶、紫苏梗、桔梗宣通气机，外散表邪，内开郁结；吴茱萸、生姜温化寒湿，降逆止呕。诸药共同组成祛湿化浊、宣通散邪、温散寒湿、行气开壅之剂。

应用要点：

1. 足胫肿：本病临床表现为两胫肿胀，步履沉重，两脚软弱，足背微肿，西医不能予以明确诊断，临床多见舌淡胖，苔白腻，脉沉滑。证属湿邪下流，气血壅滞。处方用鸡鸣散，加减：①肿痛明显者，加汉防己12g，苍术20g，川牛膝20g，生薏苡仁30g；②麻木明显者，加入天麻12g，地龙12g，桑枝 20 g，丝瓜络 12 g；③有瘀血现象者，加益母草 20 g，泽兰 12 g；④有红肿疼痛者，加黄柏 12 g，苍术 20 g，川牛膝 20 g，薏苡仁 30 g，汉防己 12 g。

验案：胡某，男，68 岁，1982 年 11 月 7 日初诊。患者诉足胫肿胀 1 年余，脚面浮肿，下肢沉重，到下午加重，下肢无力，做各种检查无特殊发现，舌胖，苔薄白腻，脉沉滑。处方：生槟榔 15 g，陈皮 12 g，木瓜 20 g，吴茱萸 6 g，桔梗 9 g，紫苏叶 12 g，紫苏梗 12 g，生姜 12 g，生姜皮 10 g，川牛膝 20 g，苍术 20 g，汉防己 12 g，益母草 20 g。7 剂，水煎服，日 1 剂，早、晚分服。嘱其少食盐，坐卧时抬高下肢。7 日后复诊，肿胀已减大半，且下肢感觉轻松，原方连服 14 剂愈。

病例分析：本病主症为足胫肿，步履沉重。患者初期无明显不适，但觉两脚软弱顽痹，行动不便，足背微肿，后期两胫肿胀明显，逐渐发展可致大腿及少腹肿胀。中医称之为"脚气病"（非皮肤科脚气），病机为脾阳不振，水湿之邪入络，壅遏气血，不得疏通，古人有时也称"壅疾"，西医认为本病是下肢静脉回流功能障碍所致。治宜行气降浊，宣化寒湿，疏通经络气血。处方以鸡鸣散为主，加入牛膝、苍术、防己以增强利湿降浊之功；加入益母草意在活血消肿，中医认为血不行则水不行，水不行则成肿。二诊时足胫肿减大半，行走时觉轻松，原方再服两周后愈。

2. 水潴留性肥胖症：临床特点有四。①肥胖发展迅速，部位以腿股臀腹及乳部为主，上肢背部并不胖；②皮肤血循环紊乱，特别是腿部皮肤厚、冷、硬，伴有凹陷性水肿，有时可见散在紫色斑纹；③夜间尿多，容易疲劳，女性患者月经紊乱；④患者可在数月或 1～2 年内体重增加 20kg 左右，而且和饮食无关系，劳累、运动时肥胖和水肿加剧，休息和平卧时减轻。此类患者多见于生殖活动期和围绝经期妇女，男性少见。处方（鸡鸣散加五皮饮）：生槟榔 15 g，陈皮 12 g，木瓜 20 g，吴茱萸 6 g，桔梗 9 g，紫苏叶 12 g，紫苏梗 12 g，生姜 12 g，生姜皮 10 g，大腹皮 15 g，茯苓 20 g，桑白皮 15 g，汉防己 12 g，益母草 20 g。

验案：王某，女，51 岁，2001 年 3 月 12 日初诊。患者自诉近半年来，饮食结构、生活工作无变化，半年未来月经，同时迅速肥胖，半年体重增加 12 kg，而且以腹部以下更为明显。在某三甲医院诊断为"水潴留性肥胖症"，西医无特殊治法，要求看中医。舌胖，苔薄白，脉沉滑。处方：生槟榔 15 g，陈皮 12 g，木瓜 20 g，吴茱萸 6 g，桔梗 9 g，紫苏叶 12 g，紫苏梗 12 g，生姜 12 g，生姜皮 12 g，大腹皮 15 g，桑白皮 12 g，茯苓 20 g，益母草 20 g，汉防己 12 g。7 剂，水煎服，嘱其少食盐，避免过度疲劳。7 日后复诊，药后感觉身上轻松，小便增加，微微汗出，大便稀，每日 3 次，体重减轻 1 kg。在原方基础上加生黄芪 50 g，苍术 20 g。7 剂，日 1 剂，早、晚分服。三诊时患者感觉身上有劲，大便正常，体重下降 2 kg，以二诊方连服一个半月后，体重恢复到过去水平而停药。

病例分析：患者初诊时并非治疗肥胖，而是以闭经、腹部肿胀求诊。在和患者交流中，才知道被西医确诊为"水潴留性肥胖"。其临床表现为下肢腹部肥胖尤为突出，再结合舌脉，四诊合参认为类似中医"壅疾"。其病机属脾阳不振，水湿之邪郁结不通，壅积在腹以下。处方以鸡鸣散为主，合五皮饮以宣肺行气，利水消肿，加入益母草活血消肿。二诊时感觉身体轻松，大小便量比以前增加，但身体稍有无力，在前方中加生黄芪、苍术补气燥湿而消肿，以免行气降浊之药伤及正气。先后治疗近 3 个月，体重恢复正常。

归脾汤

（《严氏济生方》）

组成： 白术12g 人参9g 生黄芪20g 当归12g 炙甘草10g 茯神20g 远志10g 炒酸枣仁20g 木香10g 龙眼肉12g 生姜12g 大枣12g

功能与主治： 益气健脾，补血养心。治疗思虑过度，劳伤心脾，心悸怔忡，健忘失眠，多梦易惊，虚热盗汗，食少倦怠，妇女月经不调，或崩漏、淋漓不止。

方证论述：《医贯》讲："心生血，脾统血，肝藏血，凡治血症，须按三经用药。"本方用药符合这一理论，用于治疗脾虚不能生血、统血，肝虚不能藏血，心虚不能主血、主神志所造成的一系列病变。在三经用药方面，本方证病机应是心脾两伤，气血两虚。心悸、失眠、健忘是本方治疗之重点，妇女月经淋漓、崩漏等症虽和本方主治不同，但因其发病机理相同，亦属中医异病同治之义。《成方便读》在本方解释中讲到："夫心为生血之脏而藏神，劳则气散，阳气外张，而神不宁。故用枣仁之酸以收之，茯神之静以宁之，远志泄心热而宁心神。思则脾气结，故用木香行气滞、舒脾郁，流利上中二焦，清宫除道，然后参、苓、术、草、龙眼等大队补益心脾之品，以成厥功。继之以当归，引诸血各归其所当归之经也。"

应用要点：

1. 贫血（缺铁性贫血，失血性贫血）：本病属中医"虚劳"，由气血两虚所致。处方：归脾汤。加减：①心脾阳虚者，加桂枝10g；②心脾阴血虚明显者，加阿胶珠12g，天冬20g，麦冬20g；③脾胃虚弱，不思饮食，大便不调者加焦三仙各30g，砂仁10g，炒白扁豆20g，莲子肉20g；④有出血现象者，加三七粉^冲3g，阿胶珠10g。

验案：司某，女，32岁，1984年12月10日初诊。患者产后半年，母乳喂养，渐渐感觉身乏无力，心慌自汗，动则气短，失眠心悸，奶水不足，需奶粉补充，医院检查为贫血，舌淡胖有齿痕，脉沉细。处方：炒白术 12 g，人参 9 g，生黄芪 30 g，当归 12 g，炙甘草 12 g，茯神 20 g，远志 10 g，炒酸枣仁 30 g，木香 12 g，龙眼肉 12 g，阿胶珠 12 g，五味子 12 g，熟地黄 12 g，生姜 12 g，大枣 20 g。7 剂，水煎服，日 1 剂，早、晚分服。服用 1 周后复诊，症状减，余无特殊变化。原方连服 4 周后症状消除，化验血常规正常，改服人参归脾丸、乌鸡白凤丸，每次各 1 丸，日 3 次，1 个月后停药。

病例分析：患者产后半年，哺乳期间觉身乏无力，心慌自汗，动则气短，心悸失眠，奶水不足，舌淡胖有齿痕，脉沉细。四诊合参分析属心脾两伤，气虚不足证。究其原因，应为产后气血耗损又母乳喂养，加之调摄不周等原因伤及心脾。治宜益气健脾，补血养心。方用归脾汤为主，加入阿胶、熟地黄、五味子以滋阴血，养心神，组成益气、养阴、补血之剂。先后服用两个月，化验血常规正常后又改服成药巩固，最终治愈。

2. 失眠：不易入睡，或整夜转侧难眠，称失眠或不寐，原因种种，各有特点。本方所治为思虑过度，疲劳过度，心脾两虚证，临床时应详细诊断，不可妄开处方。主症为失眠，心悸怔忡，健忘，舌淡胖，脉沉细等。治疗用归脾汤原方加石菖蒲 12 g，生龙骨 20 g，龟甲 10 g，五味子 12 g。

验案：李某，女，38 岁，2007 年 12 月 17 日初诊。患者因任初中班主任兼代课，近半年经常失眠，心身疲惫，健忘心悸，月经量少，舌淡胖，脉沉细。处方：炒白术 12 g，党参 30 g，生黄芪 30 g，当归 12 g，炙甘草 12 g，茯神 20 g，远志 10 g，炒酸枣仁 30 g，木香 10 g，龙眼肉 12 g，龟甲 10 g，生龙骨 30 g，石菖蒲 12 g，五味子 12 g，阿胶珠 12 g，生姜 12 g，大枣 12 g。水煎服，日 1 剂，早、晚分服。连服两周后可以入睡 5 小时左右，身体感觉有力，原方再服两周后愈。

病例分析：本患者以失眠为主症，伴有心身疲惫、健忘、心悸、散在脱发、月经量少，有不能正常支撑工作之感，舌淡白，苔薄白，脉沉细。四诊合参分析认为，人体心为生血之脏，主藏神，过度疲劳而正气耗散，阳气外张而使心神不宁；脾为生血之源，由于脾虚不能生血而月经量少和脱发。治疗用健脾养心，益气补血之法。方用归脾汤为主，加入龟甲、生龙骨、石菖蒲、远志（枕中丹）和五味子以宁心、安神、益肾，加入阿胶以养血生血，先后治疗 1 个月（处方未改）而愈。

3.崩漏：经血非时而暴下不止或淋漓不尽，前者为崩中，后者为漏下。二者出血情况虽不同，但常交替出现，病因病机基本一致。形成崩漏有种种病因，但心脾两虚占多数，还有阴虚血热、气滞血瘀等不属本方证治疗范围。其临床表现为经血色淡，质清稀，面色苍白，神疲气短，小腹坠胀，四肢欠温，月经量多而不停，或淋漓不断而量少，脉沉弱。处方：归脾汤原方加《傅青主女科》固本止崩汤（熟地黄 20 g，白术 10 g，黄芪 30 g，当归 12 g，炮姜 9 g，人参 10 g），实际就是归脾汤加熟地黄、炮姜，另加三七粉^{冲}6 g，阿胶珠 12 g。

验案：胡某，女，47 岁，1997 年 2 月 9 日初诊。患者诉上次月经刚过 10 天，又突然出现二次月经，血量多，色浅淡，已有 1 周仍未减量，头晕无力，自汗气短，四肢不温，舌淡，脉沉细。处方：炒白术 12 g，人参 12 g，生黄芪 30 g，当归 12 g，炙甘草 12 g，茯神 20 g，远志 10 g，炒酸枣仁 30 g，木香 9 g，龙眼肉 12 g，熟地黄 20 g，炮姜 9 g，三七粉^{分冲}6 g，阿胶珠 12 g。7 剂，水煎服，每日 1 剂，早、晚分服，并其嘱卧床休息。1 周后出血量大减，但仍有少量出血，余无特殊不适，原方再服 1 周后出血停止，但精神欠佳，再服上方两周后愈。

病例分析：患者以月经提前为主症，经量多而色浅淡，伴有头晕无力，自汗气短，四肢不温，舌质淡，脉沉细等症。四诊合参，心生血，脾统血，肝藏血，因三脏虚弱所致，尤以脾统血功能失调为三脏中的重点。前两病例属于内科病证，而本例为妇科病证，看似病情不同，实则病变机理相同，也用归脾汤治疗，属中医异病同治范例。就本例而言，用归脾汤为主，加入熟地黄、炮姜，合而温经止血、补血；加入三七粉、阿胶以止血、补血，先后治疗一个月而愈。

编者曾在毕业实习期间，跟随北京中医药大学东直门医院心内科专家康延培教授学习。关于归脾汤一方，康老认为在心内科的临床应用中，尤其是心律失常、慢性心力衰竭、心血管神经症、原发性心肌病等，均用归脾汤加减治疗。同时他因在内伤杂病中也善用本方而独树一帜。编者因此受益颇深，在内科、妇科多类疾病中均以此方加减应用而取效。

小蓟饮子

(《严氏济生方》)

组成：小蓟 15 g　藕节 12 g　生蒲黄 10 g　木通 10 g　滑石粉 20 g　生地黄 15 g　当归 9 g　炒栀子 10 g　淡竹叶 10 g　甘草 10 g

功能与主治：凉血止血，利尿通淋。治疗下焦热结，尿血、尿频、尿痛，舌质红，脉数。

方证论述：本方为治疗"血淋"之方。中医将小便频急，淋漓不尽，尿道涩痛，小腹拘急，痛引脐中，统称为淋证。又根据其临床表现分为热淋、血淋、气淋、石淋、膏淋、劳淋、冷淋等。本方证讨论内容属血淋，前人有血淋为热淋甚者的说法。《证治准绳》云："心主血，气通小肠，热甚则抟于血脉，血得热则流行于胞中，与溲俱下。"吴仪洛认为："痛者为血淋，不痛者为溺血。"从本方药物组成讨论，小蓟、藕节清热散瘀；生地黄凉血，蒲黄止血；木通降心肺火下达小肠；栀子散三焦郁火由小便出；竹叶清心、利小便，心清则小便利，心平则血不妄行；滑石泻热能滑窍；当归引血归经；甘草能径达尿道。尿血日久，气阴两伤，肝肾不足等证不属本方讨论范围。

应用要点：

下尿路感染：本病主要包括膀胱和尿道炎。本书在"八正散"方中已讨论过本病，但彼方所治为"热淋"；而此方所治为"血淋"，是因下焦热结，热伤阴络，渗入膀胱和尿道，为热更甚者。处方：小蓟 15 g，藕节 15 g，生蒲黄 10 g，木通 10 g，滑石粉 20 g，生地黄 15 g，当归 10 g，生栀子 10 g，淡竹叶 10 g，生甘草 10 g。加减：①发热者，加柴胡 12 g，葛根 20 g，黄芩 10 g，生石膏 40 g；②血尿甚者，加白茅根 30 g。

验案：邸某，女，29 岁，1979 年 12 月 21 日初诊。患者诉尿痛、血尿 1 天，发热，体温 38.2℃，口舌干燥，因尿血而深感恐惧，尿检示红细胞满视野。处方：小蓟 20 g，藕节 20 g，生蒲黄 10 g，木通 10 g，滑石粉 20 g，生地黄 20 g，当归 6 g，生栀子 12 g，淡竹叶 10 g，甘草 12 g，白茅根 30 g，柴胡 12 g，葛根 20 g，黄芩 12 g，生石膏 40 g。5 剂，水煎服，每日 1 剂半，即 8 小时服药 1 次，以求急病急用药之法。二诊时诸症已消，上方去柴胡、黄芩、葛根、生石膏，3 剂，水煎服，每日 1 剂，早、晚分服，而后痊愈。

病例分析：患者以尿痛、血尿急性发病为主症，属中医"血淋"范畴，是热在下焦伤及阴络，渗入膀胱、尿道所致。此属下焦热邪最重的一类，且发病急，尿痛明显，如果尿血而不疼痛者不能用本方；尿血日久，气阴两伤者更不可用。治疗用小蓟、栀子凉血止血，利尿通淋，加柴胡、葛根、黄芩、石膏、白茅根者，因其发热，用以清热、解肌凉血。

蠲痹汤

（《是斋百一选方》）

组成： 羌活 10 g　防风 10 g　当归 12 g　白芍 12 g　生黄芪 20 g　片姜黄 12 g　生姜 12 g　炙甘草 10 g

功能与主治： 益气和营，祛风除湿。治疗风痹，身体烦疼，项背拘急，举动艰难，上肢麻木。

方证论述： 本方是治疗风痹（行痹）的代表方。其特点是疼痛游走不定，不局限于某一处，以上肢肩肘为主。此病由风邪所致，风为阳邪，"病在上则阳受之"，上肢手臂为手六经的交会，风邪入侵则有善行数变、走窜不定的特点，故曰行痹。《成方便读》论述本方："夫风痹一证，有痹于筋骨、肌肉、经络、营卫种种之不同。其痹于筋骨者，另已论之矣。然邪之所入，无不先自营卫、经络、肌肉而及筋骨也，故当乘其初入之时，和营卫，通经络，散风启闭，则痹着之邪自可涣然解释矣。此方用黄芪益卫气，而以防风、羌活之善走者辅之，使之补而不滞，行而不泄，且两功并建，相得益彰。归、芍和营血，而以片姜黄之走血行气、能除寒而燥湿者佐之，然后三气之邪自无留着之处。甘草和诸药而缓中补虚，姜、枣通营卫而生津达腠，故此方之治痹，非关肝肾虚、筋骨为病者，服之效如桴鼓，立方之意，真所谓尽美耳。"需要注意，蠲痹汤有二，另一方出自《医学心悟》，名程氏蠲痹汤，从其组成药物和主治功能来看，与本方均有出入，望读者注意。

应用要点： 风痹可表现为肩痛、上臂痛、背痛。①肩痛：初起患者不以为然，一旦发展到后期则可成为难治顽疾，甚则发展为残肢不用。以肩为界，肩后者病位在手太阳小肠经，治疗时用本方加秦艽 12 g，海风藤 15 g，桑枝 15 g；肩前者病位在手太阴肺经，治疗时用本方加川芎 12 g，荆芥 10 g，细辛 3 g，白芷 12 g。②上臂痛：以受风寒者为多，多在臂之外侧三阳经部位，治疗用本方加桂枝 10 g，秦艽 10 g，威灵仙 20 g。③背痛：后背板滞、酸痛，连及后项，肩胛不舒，活动后减轻，亦属于风痹范畴，治疗时用本方加葛根

30 g；日久不愈者属气血凝滞，再加入行气活血药（桃仁 10 g，红花 10 g，王不留行 12 g，丝瓜络 10 g）。

验案：张某，男，29 岁，1980 年 1 月 9 日初诊。患者左臂痛 1 年余，自诉开车经常将左臂伸出车窗外，左臂痛胀，手指麻，阴雨天加重，口服布洛芬类药物，开始有效，后则不见效，舌淡，苔薄白，脉弦。处方：羌活 12 g，防风 10 g，当归 12 g，赤芍 12 g，生黄芪 20 g，片姜黄 12 g，甘草 10 g，生姜 12 g，桂枝 12 g，秦艽 12 g，威灵仙 20 g，豨莶草 20 g。水煎服，每日 1 剂，早、晚分服，连服 20 剂而愈。

病例分析：患者职业为司机，因风寒外袭反复发生，久而发展为本病。治宜益气和营，祛风除湿。处方以蠲痹汤为主，加桂枝温通血脉；加威灵仙、秦艽、豨莶草祛风除湿，通经活络。本方编者在临床上应用较广，对肩周炎、颈椎病、颈背肌筋膜炎等常加减应用，此处不一一举例。

桑螵蛸散　　　缩泉丸
《本草衍义》　　《校注妇人良方》

组成：桑螵蛸散：桑螵蛸 12 g　人参 6 g　茯苓 12 g　龙骨 30 g　龟甲 12 g　石菖蒲 10 g　远志 10 g　当归 12 g

缩泉丸：乌药 10 g　益智仁 20 g　炒山药 15 g

功能与主治：桑螵蛸散：调补心肾，涩精止遗。治疗小便频数，或如米泔色，心神恍惚，遗尿滑精。缩泉丸：温肾祛寒，缩尿止遗。治疗下元虚冷，小便频数和遗尿。

方证论述：由于两方功能相近，治疗范围类似，如合并应用会相得益彰，互通有无，编者临床常常合而用之，故一并讨论。

桑螵蛸散是一首交通心肾，益智安神的方剂。小便频数或遗尿是由心气不足，肾气不固所致。肾司二便，心主神志的功能被破坏，故发为尿频或遗尿之疾。《成方便读》论述本方："治小便频数，并能安神魂，补心气，疗健忘。夫便数一证，有属火盛于下者，有属下虚不固者。但有火者，其必便短而赤，或涩而痛，自有脉证可据。其不固者，或水火不交，或脾肾气弱，时欲便而不能禁止，老人、小儿多有之。凡小儿睡中遗溺，亦属肾虚而致。桑螵蛸补肾固精，同远志入肾，能通肾气上达于心。菖蒲开心窍，使君主得受参、归之补；而用茯苓之下行者，降心气下交于肾，如是则心肾自交。龙与龟皆灵物，一则入肝则安其魂，一则入肾而宁其志。以肝司疏泄，肾主闭藏，两脏各守其职，宜乎前证皆瘳也。"

缩泉丸用药仅三味，主治明确，温肾而缩泉，是药少力专的方剂。肾与膀胱互为表里，肾气不足则膀胱虚冷，不能约束，于是导致小便频数或遗溺。本方可温肾祛寒，使下焦得温而寒去，则膀胱功用复健，溺频遗尿可愈。

应用要点：

1. 小儿尿频、小儿遗尿：本病常见于 3 ～ 10 岁儿童，小便频数，淋漓不尽，无尿痛，病程长，有的小儿每日尿次可达 30 余次。尿检正常，西医称非感染性神经性尿频，中医认为是因患儿脏腑娇嫩，形气未充，寒温失调，或膀胱受外力挤压，肾气受损，封藏固摄失职，膀胱失约所致。处方：桑螵蛸 5 g，人参 3 g，茯苓 9 g，生龙骨 10 g，龟甲 5 g，石菖蒲 5 g，远志 3 g，当归 5 g，炒山药 9 g，乌药 5 g，益智仁 6 g。加减：①劳累后小便急迫不禁者，加生黄芪 10 g；②小儿睡中遗尿，加白蔹 5 g（《神农本草经》记载本药可息风、止惊、安神，能治疗小儿惊痫），白芍 5 g，白术 5 g，配合针灸，效果更好。

验案：吴某，女，1984 年 5 月 29 日初诊。其母诉患儿尿床已成习惯，每晚最少 1 次，多则 2～3 次，3 岁以内未觉异常，但至今仍然如此，遂来就诊。询问得知患儿饮食、大便、精神状态均未见异常，故判断为小儿遗尿，是小儿特有疾病，多属肾和膀胱固摄失司。处方：乌药 5 g，益智仁 6 g，炒山药 6 g，桑螵蛸 5 g，茯苓 10 g，党参 5 g，石菖蒲 3 g，远志 3 g，生龙骨 10 g，龟甲 3 g，当归 3 g，白蔹 5 g，白术 5 g，白芍 5 g。3 剂，隔日 1 剂，隔日采取针灸疗法。1 周后二诊，其母诉 1 周内尿床 3 次，余无变化，治疗方法未作改变，继续治疗一个月取效。

病例分析：小儿睡中尿床，中医称为"遗溺"。本病治疗通常不能很快取效，一般需一至两个月，且需配合针刺治疗，以及家长配合。从中医理论分析，此类患儿大都属虚证，肾虚寒则不能制水，但从四诊角度又找不出虚寒迹象，此病和小儿年龄有关。《素问·脉要精微论》认为："水泉不止者，是膀胱不藏也。"肾与膀胱为表里，肾又主寒，所以治疗此类疾病，以补肾止遗、温肾祛寒、缩尿止遗为法。方用桑螵蛸散合缩泉丸，加白蔹、白芍、白术意在健脾益气安神；白蔹，《神农本草经》谓之"可治疗小儿惊痫"，在此取其安神之效。

2. 中老年尿失禁：本病临床症状常表现为患者在咳嗽、大笑、打喷嚏、持重物时发生尿失禁，属压力性尿失禁，也有甚者可表现为尿急迫，迟一步则尿失禁，属肾虚气弱。处方：桑螵蛸 12 g，人参 9 g，茯苓 15 g，生龙骨 30 g，龟甲 12 g，石菖蒲 9 g，远志 9 g，当归 12 g，炒山药 20 g，益智仁 20 g，乌药 12 g，覆盆子 15 g。如劳累后加重者，加生黄芪 30 g，升麻 5 g，柴胡 5 g。

验案：李某，女，62 岁，1987 年 11 月 12 日初诊。患者主诉为尿失禁 1

年余，每逢用力喊话、打喷嚏时则更为明显，因此常用卫生护垫，反复使用后致外阴发炎，求诊时见舌淡红，苔白，脉沉弱。处方：桑螵蛸12 g，人参9 g，茯苓12 g，生龙骨30 g，龟甲12 g，石菖蒲12 g，远志9 g，当归9 g，炒山药20 g，益智仁20 g，乌药9 g，生黄芪30 g，升麻5 g，柴胡5 g，五味子10 g。10剂，水煎服，早、晚分服。10天后复诊，症状明显改善，一般用力时尿失禁已能控制，用力过猛时仍有尿失禁表现，上方再服20剂后症状消失。

　　病例分析：本证属肾气虚弱，中气下陷所致。治疗以桑螵蛸散合缩泉丸为主，加入补中益气汤以升阳举陷，共同组成脾肾双补、固提并施之剂。治疗10天后初见效果，二诊时原方继服20剂后愈。

防风通圣散

（《黄帝素问宣明论方》）

组成：防风 12 g 生大黄^{后下}10 g 荆芥 12 g 麻黄 10 g 生栀子 12 g 白芍 12 g 连翘 20 g 甘草 10 g 桔梗 10 g 川芎 12 g 当归 12 g 滑石粉 30 g 生石膏 40 g 薄荷 10 g 黄芩 12 g 白术 12 g 芒硝 5 g 生姜 12 g 葱白 12 g

功能与主治：解表清里，疏风清热。治疗风热壅盛，表里俱实，憎寒壮热，头目昏眩，目赤睛痛，口苦口干，咽喉不利，胸膈痞闷，咳呕喘满，涕唾黏稠，大便秘结，小便赤涩。并治疮疡肿毒，肠风痔漏，惊狂谵语，手足瘛疭，丹斑瘾疹。

方证论述：本方由金元四大家之一刘完素所创制。刘氏善用寒凉，后人称其为寒凉派代表人物，是温病学派的奠基人。刘氏用本方治疗一切风寒暑湿，饥饱劳疫，内外诸邪所伤。临床常见症状：气血怫郁，表里三焦俱实，憎寒壮热（邪在表），头目昏晕，目赤睛痛（风热上扰），耳鸣鼻塞，口苦口干，咽喉不利，涕唾黏稠，咳嗽上气，大便秘结（热结大肠），小便赤涩（热壅膀胱），手足瘛疭，惊狂谵语（肝火胃火），丹斑瘾疹（风热在胃）。

从组方上看，本方共由十九味药物组成，在古方中可谓大方，如果临床应用时再行加减，可达二十味药左右。究其原因，是此方证涉及人体上、中、下三焦，表里内外，脏腑经络，面积之大，范围之广，病因复杂，是他方无法比拟。王旭高云："此为表里气血三焦通治之剂，汗不伤表，下不伤里，名曰通圣，极言用之神耳。"

方中荆芥、防风、薄荷、麻黄，轻浮发散以解表邪，使风寒从汗出而散于上。大黄、芒硝，破结通便；栀子、滑石，降火利水，使风热从便出而泻之于下。风淫于内，肺胃受邪，石膏、桔梗清肺泻胃；风邪为患，肝木受之，川芎、当归、白芍和营养肝。黄芩清中上焦之火，连翘散气聚血凝，甘草缓峻和中，白术健脾燥湿，上下分消，表里交治，取在散药、泻药之间调养之意。

在临床应用时，便不干结者可去芒硝、大黄，自汗出者去麻黄、桂枝，咳吐黏痰者加贝母、半夏，丹斑瘾疹者加苦参、白蒺藜，目赤睛痛、耳鸣者加龙胆草、柴胡，肠风痔漏者加生地榆、大蓟、小蓟，手足瘛疭加天麻、钩藤、全蝎，惊狂谵语者加羚羊角、石菖蒲、茯神、远志。

应用要点：

1. 中风急性期（中经络即脑梗死）：中风又称"卒中"，多因忧思恼怒、饮食不节、恣酒纵欲，以致阴阳失调，脏腑气偏，气血错乱。临床表现以猝然昏仆、口眼㖞斜、半身不遂为主要特征，亦有未见昏仆，仅见㖞僻不遂者。因本病起病急剧，变化迅速，与自然界善行而数变之风邪特性相似，故古人以此类比，命名为中风。本病和《伤寒论》所称"中风"名同实异。

本方证讨论之中风是指风中经络之急性期，中后期不适合用本方治疗。其临床表现有：手足麻木，肌肤不仁，或突然口眼㖞斜，语言不利，口角流涎，甚则半身不遂，或兼恶寒发热，肢体拘急，关节酸痛（外风），舌苔薄白，脉弦紧或弦细。治宜解表清里，疏风通络。处方：防风 10 g，荆芥 12 g，麻黄 9 g，生栀子 12 g，赤芍 10 g，连翘 20 g，甘草 10 g，川芎 10 g，当归 12 g，滑石粉 20 g，生石膏 30 g，薄荷 12 g，黄芩 12 g，白术 12 g，生大黄^{后下} 10 g，芒硝 6 g，桔梗 10 g，生姜 12 g。加减：①大便不干者，去硝黄；②手足麻木，肌肤不仁者，加桑枝 20 g，木瓜 20 g，豨莶草 20 g，丝瓜络 10 g，地龙 12 g；③肢体拘急，关节酸痛者，加羌活 10 g，独活 12 g，秦艽 12 g，威灵仙 20 g；④口眼㖞斜者，加全蝎 6 g，蜈蚣 2 条，天麻 12 g，葛根 20 g；⑤喉中痰鸣，言语不利者，加瓜蒌 15 g，胆南星 9 g，半夏 9 g；⑥血压偏高者，加羚羊角粉 2 支，夏枯草 30 g，石决明 30 g。

需要说明的是，编者在神经内科学习进修期间，常以本方作为脑梗急性期的首选方。总结的经验是，应用本方使临床症状消除，血压稳定，二便正常，大概需要 2～3 周时间。如用于治疗脑梗死后遗症时，需要重新辨证组方。

验案：张某，男，52 岁，1993 年 2 月 27 日初诊。患者诉因家中取暖设备故障，夜间在冷屋中睡觉，凌晨起床时发现左侧肢体不遂，口眼㖞斜，肢体酸痛，恶寒发热，关节酸痛，入院诊断为脑梗死，给予常规治疗。中医处方：防风 10 g，生大黄^{后下}10 g，荆芥 12 g，麻黄 9 g，栀子 12 g，赤芍 12 g，连翘 20 g，甘草 10 g，桔梗 12 g，川芎 12 g，当归 12 g，滑石粉 20 g，生石膏 30 g，薄荷 12 g，黄芩 12 g，白术 12 g，全蝎 6 g，蜈蚣 1 条，羌活、独活各 10 g，威灵仙 20 g，天麻 12 g，桑枝 20 g，豨莶草 20 g，地龙 12 g。5 剂，水煎服，日 1 剂，早、晚分服。5 日后二诊，病情稳定，二便正常，肢体酸痛、恶寒发热、关节酸痛消除，以口眼㖞斜、半身不遂为主症，上方去防风、荆芥、麻黄、生大黄、羌活、独活，加鸡血藤 20 g，同时配合针灸治疗。20 天后出院转门诊治疗，左侧偏瘫以上肢为重，不能做精细动作，下肢已能行走，只是足外翻，门诊改用大活络丸，每日 3 次，每次 1 丸，配合针灸康复训练，又过两个月后病愈。

病例分析：本患者确诊为脑梗死，属中医中风（中经络）。其发病多由情志不遂、饮食不节、疲劳、感风寒等外因导致人体阴阳失调，脏腑气血逆乱。本病急性期治疗应以解表散风寒、清里导实热、宣通三焦为法，即表里双解，外透内攻，上清下导，燥湿活血。方选防风通圣散为主方，又加入羌活、独活、威灵仙、桑枝、豨莶草以疏风通络；加全蝎、蜈蚣、地龙、天麻以息风通络。二诊时患者风邪在表的症状消除，所以原方中防风、荆芥、麻黄、大黄、羌独活均不再使用，加入活血通络之鸡血藤连服 20 天愈。

2. 单纯性肥胖、高脂血症：单纯性肥胖区别于内分泌和遗传因素所致的肥胖，是指热量摄入过高，超出体内消耗而引起的脂肪组织过多，一般认为体重超出标准体重 20% 为肥胖。临床表现为畏热自汗，呼吸短促，下肢浮肿等。高脂血症系指血脂水平超出正常值的高限。高脂血症是动脉粥样硬化的三大易感因素之一，是冠心病的独立危险因素。中医认为此类疾病本质是一致的，故放在一起讨论。对于此类病症，中医从"痰浊""痰湿""湿热"范畴进行辨证论治，用汗液、大便、小便将此类浊邪排出，达到降体重、降血脂的目的。需要说明的是，针对单纯性肥胖和高脂血症同时发生于同一患者时，本方效果最好，如果老年人高脂血症另当别论。处方：防风通圣散。加减：①出汗多者，去麻黄加黄连 12 g，黄柏 10 g，生地黄 20 g，牡丹皮 12 g；②呼吸短促者，加葶苈子 12 g，桑白皮 12 g，莱菔子 20 g；③大便黏滞不爽者，加枳实 20 g，生槟榔 20 g，黄连 10 g，去芒硝；④血脂高，加入益母草 30 g，泽兰 12 g，决明子 20 g。

　　为了取得满意疗效，要求患者严格控制饮食，尤其是肉类、干果类，每日应保证有 1 小时适宜的体育运动；规律饮食和生活起居，不饮酒，一般 3 个月可达到理想疗效。

　　验案：屈某，男，41 岁，1998 年 12 月 7 日初诊。患者高脂血症、单纯肥胖 3 年，体重约 100kg，血脂高于正常人 10 倍，伴有重度脂肪肝、高血压，临床表现为胸闷、气憋，呼吸急促，头面、胸背散在粉刺，大便不爽，小便黄浊，舌红，苔黄腻，脉滑数。处方：防风 10 g，生大黄^{后下}10 g，生槟榔 12 g，枳实 12 g，荆芥 12 g，生麻黄 10 g，生栀子 12 g，赤芍 12 g，连翘 30 g，甘草 10 g，桔梗 10 g，川芎 12 g，滑石粉 30 g，生石膏 40 g，薄荷 12 g，黄芩 12 g，苍术 12 g，茵陈 20 g，益母草 20 g，泽兰 12 g，决明子 20 g，葶苈子 12 g。水煎服，每日 1 剂，早、晚分服，并要求患者每日步行 4 km，严格控制肉类、糖类摄入。连服 10 剂后复诊，诉大便排泄量较前增加 1 倍，2 次 / 日，每日有少量汗出，小便已恢复清亮，身体轻松。上方连服 1 个月后感觉身体更轻松，二便正常，体重 92 kg，化验甘油三酯 9.7mmol/L，彩超示脂肪肝转为轻度。由于患者感觉良好，舌脉均无特殊，故此方未作调整，又连服 1 个月，再查血脂已正常，体重 88 kg（和肥胖前类似），为巩固疗效又再服药 1 个月后停药，但控制饮食和走步锻炼，数年后再见患者，一直保持健康，每年体检大致正常。

　　病例分析：本患者以肥胖、脂肪肝、血生化异常就诊。中医认为此类患者一般和自身体质有关，再加饮食习惯、活动量小等因素的影响，最终形成痰浊、痰湿、湿热等病理产物堆积在体内。治应以表里双解，外透内攻，上清下导、燥湿、化痰、活血为法。方用防风通圣汤为主，加入决明子降血脂，葶苈子清热化痰，茵陈、益母草、泽兰活血、消肿利湿。本方连续服用一个月为一疗程，中间休息一周，前后三疗程恢复正常。

　　3. 火热证（实火）：临床常遇到此类患者，找医生诉自己经常上火，请开点去火药。从中医理论辨证角度很难给出准确规范之病症，编者将此类病症认定为火热之证。火、热、温，性质同类，仅有轻重缓急程度之别。在程度上"温为热之渐""火为热之极"；在病变机理上有"热自外感，火由内生"之区别。从中医辨证的角度分析，火证与热证均指具有温热性质的证候，概念基本相同。火热证的辨证依据是，常由外感引发，新病突起，病势较剧，以发热、口渴、便秘、尿黄、舌红苔黄、脉数有力为主症。

火热证可因病变发生脏腑、发作部位、轻重程度不同而表现出不同特点。

处方：防风通圣散。加减：①心火偏盛者，加黄连 10 g；②肝胆火盛者，加龙胆草 12 g，柴胡 12 g；③肺火盛者，加芦根 30 g，桑白皮 12 g；④胃火偏盛者，加牡丹皮 12 g，生地黄 12 g；⑤大肠火盛者，加生地榆 12 g；⑥疔疮肿痛者，加金银花 30 g，野菊花 30 g，蒲公英 30 g，苦地丁 30 g。

按语：防风通圣散是编者临床最常用方之一，辨证正确，使用得当，加减变通，可用于多科疾病的治疗。古人有"有病无病，防风通圣"之语，说明对于本方功效是公认的，因其发汗不伤表，泻下不伤里，可大胆使用。

地黄饮子

(《黄帝素问宣明论方》)

组成： 熟地黄 15 g　山茱萸 20 g　石斛 12 g　麦冬 15 g　五味子 12 g　石菖蒲 10 g　远志 10 g　肉苁蓉 20 g　肉桂 6 g　制附子^{先煎} 6 g　巴戟天 12 g　薄荷 10 g　生姜 12 g　大枣 15 g

功能与主治： 滋肾阴，补肾阳，开窍化痰，治疗喑痱证。临床表现为舌强不能言，足废不能用，口干不能饮，脉沉细弱。

方证论述： 本方证之病机是下元虚衰，虚阳上浮，痰浊随之上泛，堵塞窍道，以致下厥上冒。主治喑痱（喑是舌强不能言，痱是足废不能用）。本方药物组成，一方面温补下元，摄纳浮阳；另一方面开窍化痰，宣通心气。全方治上治下，标本兼顾，尤以治下为主。刘完素认为："语声不出，足废不用，中风瘫痪，非为肝木之风实甚，也非外中于风，良由将息失宣，心火暴甚，肾水虚衰不能制之，则阴虚阳实所致。"由此可见，本方所治纯属虚急之证，凡属肝阳上亢，肝风内动之类中风，或外风所致之真中风，均不可用本方，尤以脑血管病急性期、高血压病、体壮热盛之人，皆不可用。《成方便读》对地黄饮子阐述为："治中风舌喑不能言，足废不能行，此少阴气厥不至，名曰风痱，急当温之。夫中风一证，有真中、类中。真中者，真为风邪所中也。类中者，不离阴虚阳虚两条，如肾中真阳虚者，多痰多湿；真阴虚者，多火多热。阳虚者，多暴脱之证；阴虚者，多火盛之证。其神昏不语，击仆偏枯等证，与真中风似是而实非，学者不得不详审而施治也。此方所云少阴气厥不至，气者，阳也，其为肾脏阳虚无疑矣。故方中以熟地、巴戟、山萸、苁蓉之类，大补肾脏之不足，以桂、附之辛热，协四味以温养真阳。但真阳下虚，必有浮阳上僭，故以石斛、麦冬清之；火载痰升，故以茯苓渗之。然痰火上浮，必多堵塞窍道，菖蒲、远志能交通上下、宣窍辟邪。五味以收其耗散之气，使正有攸归。薄荷以搜其不尽之邪，使风无留着。用姜枣者，和其营卫，匡正除邪耳。"

应用要点：

中风后遗症（肾虚阳越型）：本书在"补阳还五汤"方中曾讨论过中风后遗症一病，彼属气虚血瘀型，和本方证不同，临床应用时需认真区别，以免误用。临床表现：半身不遂，以下肢为主，言语不利，舌淡胖，苔薄白，脉沉、细弱。加减：①半身不遂，偏身麻木，加天麻（丸）汤（天麻12g，川牛膝20g，杜仲12g，羌活、独活各9g，萆薢10g，玄参12g，生地黄12g，制附片6g）；②言语不利者，加资寿解语（丹）汤（防风9g，制附片6g，天麻12g，炒酸枣仁20g，羚羊角粉0.3g，肉桂6g，羌活9g，甘草9g，竹沥10g）；③神志障碍者，加益气聪明汤（黄芪30g，人参9g，葛根20g，蔓荆子12g，白芍12g，黄柏9g，升麻6g，炙甘草9g）。

验案：刘某，男，56岁，2018年4月初诊。患者脑梗死后40天，左侧半身不遂，言语不利，哈欠频作，尿急，嗜睡，表情淡漠，饮食二便正常，舌淡胖，苔薄白，脉沉弱。处方：熟地黄20g，山茱萸20g，石斛12g，麦冬15g，石菖蒲10g，远志10g，肉苁蓉20g，肉桂6g，制附片6g，巴戟天12g，薄荷10g，生姜12g，大枣20g，天麻12g，生黄芪30g，川牛膝20g，杜仲12g，当归12g，川芎12g，地龙12g。日1剂，水煎服，早、晚分服。二诊患者诉服药后感觉良好，精神佳，肢体活动有力，尿急消除，面部表情舒展，言语讲话较清楚。上方连服1个月，配合康复、针灸，两个月后基本痊愈，生活自理，言语流利。

病例分析：患者脑梗死一个半月后，后遗半身不遂，言语欠利，哈欠频作，尿急，嗜睡，表情淡漠，舌淡胖，舌苔白，脉沉细。以上症状说明患者真阴不足，不能养阳，阳无所附，虚阳上越，并非肝阳上亢之中风，是因虚而致病。治疗以本方为主，温肾滋阴，清补心肺；加入天麻、当归、川芎、地龙以通络活血祛风；加杜仲、牛膝以强筋骨和利关节；加生黄芪者意在于滋阴方中加益气之药，取气阴双补之用。患者用本方先后治疗一个月，配合针灸和康复训练后能生活自理。

补中益气汤

(《脾胃论》)

组成：生黄芪30g　炒白术12g　陈皮10g　人参9g（党参20g）　柴胡6g　升麻6g　当归10g　炙甘草10g

功能与主治：补中益气，升阳举陷。治疗：（1）由脾胃气虚引起的发热，自汗出，口渴但喜热饮，少气懒言，体倦肢软，面色㿠白，大便溏稀，舌淡，苔薄白，脉沉细无力；（2）气虚下陷引起的脱肛，内脏下垂，久泻久利等。

方证论述：本方证病机属脾胃气虚，清阳下陷，摄纳无力。关于其病因，李东垣讲："内伤脾胃，乃伤其气；外感风寒，乃伤其形；伤其外为有余，有余者泻之；伤其内为不足，不足者补之。内伤不足之病，苟误认作外感有余之病而反泻之，则虚其虚也。"此段论述为"甘温除大热"提供了有力的理论基础。李氏认为："饮食不节则胃病，胃病则气短精神少而生大热。形体劳役则脾病，脾病则怠惰嗜卧，四肢不收，大便泄泻。"此处进一步论述了脾主升清、胃主降浊和脾主四肢的关系，使我们对脾胃病又有了深刻的认识。《名医方论》对本方证的论述有："至若劳倦形气衰少，阴虚生内热者，表证同外感。惟东垣知其劳倦伤脾，谷气不盛，阳气下陷阴中而发热，制补中益气之法。谓风寒外伤其形为有余，脾胃内伤其气为不足。遵《内经》'劳者温之，损者益之'之义，大忌苦寒之药，选用甘温之品，升其阳以行春生之令。凡脾胃一虚，肺气先绝，故用黄芪护皮毛而闭腠理，不令自汗。元气不足，懒言气喘，人参以补之，炙甘草之甘以泻心火而除烦，补脾胃而生气，此三味除烦热之圣药也。佐白术以健脾，当归以补血。气乱于胸，清浊相干，用陈皮以理之，且以散诸甘药之滞。胃中清气下沉，用升麻、柴胡气之轻而味薄者，引胃气以上腾复其本位，便能升浮行生长之令矣。补中之剂，得发表之品而中自安；益气之剂，赖清气之品而气益倍。此用药有相须之妙也。是方也，用以补脾，使地道卑而上行，亦可以补心肺。损其肺者益其气，损其心者调其荣卫。亦可以补肝，木郁则达之也。惟肾阴虚于下者不宜升，阳虚于下者更不宜升也。"编者对此论述深感折服，临床应用补中益气方得心应手，多方面、多脏器、多种疾病均可用之。

应用要点：

1. 胃黏膜脱垂：本病是指胃窦部黏膜松弛脱入幽门。常见症状有上腹部不规则痛，进食后疼痛加剧，嗳气反酸腹胀，甚则呕吐。临床上本病容易和上消化道炎症、溃疡病混淆，必须在胃镜检查下确诊。处方：补中益气汤。加减：①疼痛明显者，加高良姜 10 g，香附 12 g，炒白芍 30 g；②反酸重者，加吴茱萸 3 g，黄连 6 g，煅瓦楞子 20 g，海螵蛸 20 g；③食欲不振，加鸡内金 15 g，焦三仙各 20 g，砂仁 10 g；④呕吐者，加吴茱萸 5 g，生姜 15 g，半夏 9 g；⑤腹胀重者，加厚朴 15 g，木香 12 g。

验案：贺某，女，45 岁，1995 年 4 月 1 日初诊。患者诉反复上腹痛，食后加重，嗳气，呕吐清水，面色苍白，形体消瘦，身懒无力，以胃炎治疗 20 天未见效，经胃镜检查确诊为胃黏膜脱垂，舌淡胖，脉沉细无力。处方：生黄芪 30 g，炒白术 12 g，陈皮 12 g，党参 30 g，柴胡 6 g，升麻 6 g，当归 12 g，炙甘草 10 g，吴茱萸 5 g，香附 12 g，炒白芍 12 g，半夏 9 g，生姜 12 g，大枣 12 g，焦三仙各 20 g。3 剂，水煎服，每日 1 剂，早、晚分服，忌食生冷、硬物。二诊时诸症大减，原方未改，连服 10 剂。三诊时已日趋痊愈，上方去半夏、香附，再服 10 剂后愈。

病例分析：该病例为胃黏膜脱垂，临床表现有上腹部不规则疼痛、食后加重、嗳气反酸、有时呕吐等，曾先后以胃炎治疗 20 天未取效。为明确诊断做多项检查，最后胃镜检查确诊为本病，再结合脉舌等辨为脾胃气虚、中气下陷。治疗以补中益气为主方，加吴茱萸汤（生姜、大枣、党参）以温中补虚、降逆止呕；加香附、炒白芍以理气缓急止痛；加焦三仙以启脾进食、温中消食、补中和中。用药一周后疗效甚好，已可常规饮食，上腹痛大减，身上稍有力气。原方连服一个月后诸症消除，又用药 10 天后愈。

对本例的治疗体现出辨证和辨病、中医和西医相结合，编者在临床中十分重视。

2. 不明原因高热：不明原因的发热可见于数十种疾病，不管是感染性发热还是非感性发热，均可以出现长期的发热。其中慢性长期发热主要以结缔组织疾病、肿瘤、结核常见，遵循现代医学发热的诊断程序筛查疾病后，仍有相当一批病人诊断不清。

验案：赵某，男，30岁，2017年5月27日初诊。患者因高热（39℃）不退，住某三甲医院20天，多种检查后均未确诊，唯肝功能异常，白细胞低（3 000/mm³左右），体温每日下午39℃左右，经友人介绍来我处就诊。刻下见面色白，精神不振，身体无力，但饮食、睡眠正常，二便正常，舌淡，苔薄白，脉沉细无力。处方：生黄芪30 g，白术12 g，陈皮12 g，升麻9 g，柴胡12 g，党参12 g，甘草10 g，当归10 g，茵陈10 g，薏苡仁10 g（茵陈、薏苡仁二味是因转氨酶高而加入）。3剂，水煎服，每日1剂，早、晚分服。3日后复诊，近两日体温37.4℃，患者非常高兴，原方未改，再服7剂。三诊时，化验肝功能、白细胞均正常，但尚感身乏少力，脉象较前有力，上方去茵陈、薏苡仁，再服7剂而愈。

病例分析：患者因高热不退就诊，体温达39℃，未予确诊，入院后对症治疗。查看检查资料，白细胞低，肝功能异常；察患者，面色白，精神不振，身无力，舌质淡，苔薄白，脉沉细无力。四诊合参，患者一派气虚之象，应以甘温除大热治之。但就高热用甘温一法，过去曾治疗低热，有过先例，然体温39℃是否可用？编者考虑再三，仔细分析病历，四诊再度合参，从理论讲当用无疑，故决定试用3剂，以观后效。处方用补中益气汤原方，加入茵陈、薏苡仁各10 g稍佐，以清热利湿。3日后体温降至37.4℃，原方再服7剂后化验血正常，体温正常，仅感觉身乏力少，原方去茵陈、生薏苡仁，再服7剂而愈。

3.产后发热：产后血虚多汗，易受外邪而引起发热，此为血虚感寒所致。另有气血虚而生内热，亦能引起发热，其热大都以低热为主，午后明显，并伴有自汗出、头晕耳鸣、心悸不安等。这两者均属产后发热，前者用补中益气汤加葛根20 g，防风10 g，以益气解热生津；后者用补中益气汤加青蒿12 g，地骨皮10 g，以益气退虚热。本病切忌用苦寒泻下药物，以免克伐正气。

验案：李某，女，31岁，1985年3月1日初诊。患者产后第三天发热38℃，四肢酸懒，自汗头晕，舌淡、苔薄白，脉浮。处方：生黄芪20 g，白术9 g，陈皮9 g，升麻9 g，柴胡12 g，党参12 g，当归12 g，甘草10 g，防风10 g，葛根20 g，生姜12 g，大枣12 g。3剂，水煎服，每日1剂，早、晚分服，药后热退身爽。

病例分析：患者产后第三天发热，四肢疼懒，头晕，自汗，舌淡，脉浮。如果此症状发生在常人身上，首先考虑是外感风寒所致，用发散风寒法治之无疑；但发生在产妇身上，则首先考虑为气虚而感风寒，前提是产后气虚血亏，风邪乘虚而入，故引发本病。治疗用补中益气汤，加入防风、葛根以升阳生津散风寒，加生姜、大枣以调脾胃和气血。本例只用3剂而愈，不必多用，以免影响乳汁和婴儿。

4.重症肌无力：本病是以骨骼肌神经肌肉接头处病变为主的自身免疫性疾病，主要临床表现为受累肌肉极易疲劳，休息后症状可减轻或缓解，属中医"痿证"范畴。单纯眼睑下垂型，中医称之为"睢目""目睑下垂"，是脾胃气虚，营卫不和所致。处方：补中益气汤加减。生黄芪30～100 g，白术10 g，陈皮12 g，升麻6 g，柴胡10 g，人参10 g（党参30 g），当归12 g，炙甘草10 g，桂枝10 g，炒白芍12 g，葛根30 g，生姜12 g，大枣12 g。

按语：此方是补中益气汤和桂枝加葛根汤之合方，以期共同起到补中益气、升阳举陷、调和营卫、温润肌脉的作用。编者于20世纪90年代初在中日友好医院神经内科进修时，曾用此方加减协助西医共同治疗重症肌无力，临床疗效满意，得到西医老师的肯定。

验案：赵某，女，51岁，1998年2月20日初诊。患者为本院家属，右眼睑下垂1年多，特点是休息后眼睑能抬起，半小时后则下垂，超过两个小时则完全下垂不能抬起，影响视线，某三甲医院神经内科确诊为"眼肌型肌无力"。患者要求中医治疗，刻下见自汗出，恶风身乏，舌淡、苔薄白，脉沉而弱。处方：生黄芪50 g，白术10 g，陈皮10 g，党参30 g，柴胡6 g，升麻6 g，当归12 g，炙甘草10 g，桂枝10 g，炒白芍12 g，生姜12 g，大枣12 g，葛根20 g，黄精15 g。10剂，水煎服，每日1剂，早、晚分服。二诊症状缓解，自汗恶风已消失，眼皮能抬起两小时左右。上方未动，连服一个月后复诊，眼皮可半日正常，原方未改连服三个月后正常。

病例分析：本病例属重症肌无力单纯眼睑下垂型，也称眼肌型肌无力，同时伴有自汗、身乏恶风、舌质淡、苔薄白、脉沉弱等。其病机属脾胃气虚，中气下陷，营卫不和。治疗以补中益气汤为主，重用黄芪以补中益气、升阳举陷；加入桂枝加葛根汤以调和营卫、生津濡筋；加入黄精取其既补脾气、又益脾阴之效，同时也可制约他药之温燥，方中不可缺少。患者用药10天后复诊，患侧眼睑可持续抬起两小时左右，本方未作改动，连服3个月后症状消除。

5. 过敏性鼻炎：本病又称变态反应性鼻炎，可分为常年性和季节性两种。季节性变态反应性鼻炎又称花粉性鼻炎，属中医"鼻鼽""鼻渊"等范畴，大都因肺脾气虚、外感风毒所致。处方：补中益气汤加减。生黄芪30 g，白术10 g，陈皮12 g，党参30 g，柴胡9 g，升麻6 g，甘草10 g，当归12 g，防风10 g，辛夷10 g，苍耳子10 g，白芷12 g，藿香10 g，蝉蜕10 g，连翘15 g，金银花15 g。加减：①咽喉不利（咽炎）者，加桔梗12 g，射干10 g；②颈背酸痛者，加葛根20 g，羌活10 g。

验案：郭某，女，47岁，2001年4月3日初诊。患者患过敏性鼻炎两年余，四季发作，不分季节，用抗过敏药治疗，用药则好转，停药又反复。刻下症见咽喉不利，时有咳嗽，头晕自汗，身乏无力，月经后延量少，舌淡，苔薄白，脉沉弱。治疗用补中益气汤原方未改动，先服用1周后复诊，诉症状明显改善，打喷嚏、鼻塞流清涕、自汗均减轻，身觉有力，已停用抗过敏药两天。上方再服两周后诉，症状日趋好转，仅晨起及晚间睡眠时打喷嚏，咽干，鉴于本病的缠绵性、反复性，嘱患者再服本方巩固3个月，后愈。

病例分析：此病例属慢性鼻炎，一年四季均发作，尤以感风寒后明显，主要症状为鼻塞、多涕，风寒刺激时喷嚏频作，同时伴有咽喉不利，或咳嗽，舌淡，脉沉等症。病机属肺脾气虚，外受风寒。治疗用本方未做加减，因当时患者无鼻炎局部症状，用本方益气固表即可。连服3个月后，随着肺脾功能强健而未再发作。

6. 漏乳症：产妇在哺乳期间，乳房不能储存乳汁，乳汁自行漏出，称为漏乳此由产后气虚血亏，固摄无力所致。治疗用补中益气汤加生龙骨20 g，五味子10 g。

7. 阴吹：此是指妇女阴道中排出气体，簌簌有声，犹如矢气。此病名出自《金匮要略·妇人杂病脉证并治》，张仲景用猪膏发煎治疗。以猪油煎头发，一则不好操作，二则也不好口服，故编者用本方加四物汤治疗，效果满意。此类患者属少数，但西医无法治疗，中医应从调气养血论治。

8. 排尿性晕厥：本病症多见于中年男性，大多数发生于排尿时或排尿后，尤以夜间起床小便时易发生。当膀胱排空时腹压下降，周围血管扩张，一过性脑血管流量不足，可引起短暂性意识丧失，再加之男性是站立排尿，血压下降最快，脑血量不足，比较严重者可造成昏迷。中医称之为"昏厥"，是由阴阳不相顺接，神无所依而致。对于本病，应治疗和预防并举。日常预防，嘱患者不能憋尿，有尿意即可去排，排尿时靠墙或扶着地方，如夜间排尿，应先在床边坐 1 分钟左右再起身排尿。中药治疗用补中益气汤加补阳还五汤加减：生黄芪 30 g，白术 10 g，陈皮 10 g，升麻 6 g，柴胡 6 g，党参 20 g，甘草 10 g，当归 10 g，赤芍 10 g，川芎 12 g，地龙 12 g，桃仁 6 g，红花 6 g，石菖蒲 10 g，远志 10 g。

验案：吕某，男，27 岁，1984 年 10 月 7 日初诊。患者自诉近半年来曾有两次尿后晕厥，于医院做多项检查均无异常，近日只要排尿则紧张，舌淡、苔薄白，脉沉弱，服用上方 20 天后再未发生。

病例分析：患者因两次发生尿后晕厥而求治，以中医理论分析，此病症因排尿后阴阳不相顺接，一时神无所依而致。治宜补中益气，升阳举陷，以调整人体在排尿后的阴阳顺接功能。治疗用补中益气汤为主方，加补阳还五汤以补气活血通络，增强气血的流动力度；加入石菖蒲、远志以开窍散郁、强脑醒神，使神有所依，用本方调理 20 天后再未发病。

半夏白术天麻汤

（《脾胃论》）

组成：半夏 9 g 白术 15 g 天麻 12 g 人参 6 g（党参 30 g）黄芪 30 g 陈皮 12 g 黄柏 6 g 干姜 9 g 茯苓 30 g 泽泻 10 g 炒麦芽 15 g 苍术 15 g 六神曲 15 g

功能与主治：化痰祛风，补气温中，导湿泻火。治疗痰厥头痛如裂，目眩、头晕、眼黑，恶心烦闷，痰多气喘，身重如山，四肢厥冷。

方证论述：本方是李东垣治"足太阴痰厥头痛眩晕"之方。关于"痰厥头痛"，《中国医学大辞典》解释为："头痛之由痰厥者，此证眼重头旋，恶心烦乱，口吐清水，出气短促，心神不安，语言颠倒，目不敢开，如风露中，头疼如裂，身重如山，胸满呕逆，四肢厥冷，两寸脉滑而弦者，宜半夏白术天麻汤。"关于"痰厥"一病，《简明中医辞典》讲："厥证之一，指因痰盛气闭而引起的四肢厥冷，甚至昏厥的病证。治疗以化痰降气为主。"由此可以得出结论，本病系脾胃虚弱，感寒内火不伸，再加误下虚其正，使脾胃虚寒，化生湿痰，借肝风上扰所致。其治疗应以化痰祛风、补气温中、导湿泻火为法。就本方之药物组成而言，《成方切用》讲："痰厥头痛非半夏不能除（半夏能燥痰和胃），头眩眼黑，虚风内作，非天麻不能定，黄芪人参甘温，可以补中，亦可以泻火，二术甘苦而温，可以除痰，亦可以益气（祛湿故除痰，健脾故益气），苓泽泻热导水，陈皮调气升阳，神曲消食，荡胃中滞气，麦芽化结，助戊己运行（胃为戊土，脾为己土），干姜辛热，以涤中寒，黄柏苦寒，以疗少火在泉发躁也。"

应用要点：

1. 梅尼埃病（痰厥眩晕）：本病起病突然，呈旋转性剧烈眩晕，伴有耳鸣、耳聋，恶心呕吐，面色苍白，出汗，静卧闭目不敢睁眼活动。眩晕可持续数分钟、数小时、数日不等，常反复发作，间歇期长短不一，当听力完全丧失时，眩晕即停止。以上症状和本方证类似，但是中医治疗梅尼埃病分四个类型，本方证属痰浊中阻、中气不足型。其临床特点是病期长，反复发作，头晕耳鸣，气短无力，动则加剧，身疲懒言，心悸少寐，面色苍白，唇甲不华，毛发不泽，纳呆便溏，舌淡胖，苔薄腻，脉沉细弱。处方：半夏白术天麻汤。加减：①恶心烦闷甚者，加吴茱萸 6 g，生姜 12 g；②心悸少寐者，加石菖蒲 10 g，远志 10 g。

验案：韩某，男，39 岁，1993 年 5 月 27 日初诊。患者自述患梅尼埃病已 3 年，每年发作 1～2 次，由于眩晕难忍，每次都住院治疗。近 1 个月又发作，入院治疗 1 周后出院，但仍每日发作 1 次。刻下症见头晕耳鸣欲吐，身乏无力，懒言怕冷，不思饮食，肠鸣便软，舌淡，苔薄白，脉沉弦无力。处方：半夏 9 g，白术 15 g，天麻 12 g，党参 30 g，黄芪 30 g，陈皮 12 g，干姜 9 g，茯苓 30 g，泽泻 10 g，苍术 12 g，麦芽 20 g，神曲 20 g，黄柏 5 g，吴茱萸 5 g，生姜 10 g，桂枝 10 g。7 剂，水煎服，每日 1 剂，早、晚分服。二诊时诉：用药后未再眩晕，身上有力，也不再怕冷，大便正常，原方未改，连服两周后愈。

病例分析：患者以反复眩晕为主症就诊。眩晕一病临床多见，辨证分型有多种，本患者属脾胃虚弱，化生湿痰，借肝风上扰而致本病。患者症状除眩晕外，兼身乏无力、懒言怕冷、不思饮食、肠鸣便秘、舌淡苔白、脉沉弦。治疗用本方以化痰祛风、补气温中、导湿泻火，加入吴茱萸、生姜、桂枝以和胃降逆、调和表里，桂枝又和方中之白术、茯苓组成苓桂术甘汤以健脾利水、温阳化饮，加强治疗效果。

2. 偏头痛（痰厥头痛）：本病系反复发作性头痛（本书川芎茶调散讨论过），与颅脑血管神经机能紊乱，血液中多种血管活性物质有关。中医称之为"偏头风"，外邪夹寒、夹热，肝郁化火，气滞血瘀均可引起，本方证属劳倦伤脾，痰浊内生，邪阻清窍。临床特点：头痛头沉，胸脘不适，身软无力，阴雨天加重，晴天减轻，舌淡，苔薄白，脉沉弦或无力。其治疗用半夏白术天麻汤，加益气聪明汤（人参、黄芪、葛根、蔓荆子、白芍、黄柏、升麻、炙甘草），痛甚者加全蝎 6 g，蜈蚣 1 条，制川乌 6 g。

验案：吴某，男，42 岁，1991 年 7 月 14 日初诊。患者有偏头痛史两年，中、西药均用过，时好时坏。近日患病，头痛头沉，恶心，视力模糊，身软无力，气短懒言，胃脘不适，肠鸣，舌淡，苔薄白，脉沉弦。处方：半夏

9 g，白术 12 g，苍术 12 g，天麻 15 g，党参 20 g，生黄芪 20 g，陈皮 12 g，茯苓 30 g，泽泻 10 g，神曲 20 g，麦芽 20 g，黄柏 6 g，干姜 6 g，葛根 20 g，蔓荆子 12 g，白芍 15 g，升麻 9 g，甘草 9 g，全蝎 6 g，川乌 5 g。7 剂，水煎服，每日 1 剂，早、晚分服。二诊，诉头痛减轻但仍痛，身感有力，视物正常，原方加川芎 20 g，再服 7 剂。三诊，诉头痛大有好转，每日偶有发作，原方连服两周后愈。

病例分析：本患者为偏头痛，本病从临床角度分析，风寒型、肝阳肝火型、气滞血瘀型较为多见，脾虚痰湿型较为少见。此病例特点是时好时病，且每次发作与劳累着凉有关，结合四诊辨为脾虚痰湿型，治疗用半夏白术天麻汤以化痰祛风、补气温中、导湿泻火，加入益气聪明汤以补中益气、升清降火，因头痛难忍，又加入川乌、全蝎、蜈蚣以散寒、通络、止痛，也属辨证加辨病理论的体现。

厚朴温中汤

（《内外伤辨惑论》）

组成： 厚朴15 g　陈皮12 g　炙甘草12 g　茯苓12 g　干姜10 g　草豆蔻10 g　木香15 g　生姜12 g

功能与主治： 温中散寒，除满止痛。治疗脾胃虚寒所致胃痛腹痛，脘腹胀满。

方证论述： 本方是治疗脘腹胀痛的代表方剂，临床使用率高、效果好。治疗胃肠有寒湿，气滞不通，寒性凝滞而主痛，湿性凝滞而阻气，二者胶着，气道不通，升降失常而胀痛。《灵枢·胀论》曰："寒气逆上，真邪相攻，两气相搏，乃合为胀也。"《素问·阴阳应象大论》曰："寒气生浊，浊气在上，则生䐜胀。"从临床实践中可发现本方证之胀痛时发时止、喜温喜按，并可伴有呃逆、便溏、肠鸣等症，和急腹症之痞满燥实、腹痛拒按有别。《成方便读》曰："厚朴，温中散满者为君，凡人之气，得寒则凝而行迟，故以木香、草蔻之芳香辛烈，入脾脏以行诸气。脾恶湿，故用干姜、陈皮以燥之，茯苓以渗之。脾欲缓，故以甘草缓之，加生姜者，取其温中散逆除呕也。以上诸药，皆入脾胃，不特可以温中，且能散表，用之规其宜耳。"

应用要点： 胃肠痉挛，又称痉挛性胃肠绞痛，是急性腹痛中最常见的机能性腹痛，儿童更易发生，多和饮食太快及饮食生冷有关。患者上腹或脐周疼痛，时作时止，可持续几分钟到十几分钟，周而复始，反复发作。处方：厚朴温中汤。加减：①寒湿重者，加良附丸（高良姜12 g，香附15 g，炒白芍30 g）；②反复发生类似病症者，加肉桂3 g；③有食积、肉积者，加焦三仙各30 g，鸡内金15 g。

验案： 康某，男，47岁，1990年2月9日初诊。患者自诉脐腹痛多年，阴雨天、饮食生冷后均加重，每年发作无数次，做肠镜等相关检查均无特殊发现，大便略软，舌淡，苔薄白，脉沉。处方：厚朴20 g，陈皮12 g，炙甘草12 g，茯苓15 g，高良姜12 g，草豆蔻9 g，木香15 g，肉桂3 g，生姜

12 g，香附 15 g，炒白芍 30 g。连服半月后再未发作。

病例分析：患者容易发生痉挛性胃肠绞痛，和气候阴冷、饮食生冷关系密切，属中医腹痛，由寒湿结于肠胃，寒凝气滞所致。治疗时以温中散寒、行气止痛为法，处方以厚朴温中汤为主，加香附取良附丸之意，以逐寒止痛；加白芍取芍药甘草汤之意，以缓急止痛。

当归六黄汤

（《兰室秘藏》）

组成：当归 12 g　生地黄 15 g　熟地黄 15 g　黄连 9 g　黄芩 9 g　黄柏 9 g　生黄芪 30 g

功能与主治：滋阴泻火，固表止汗。治疗阴虚火旺，发热盗汗，面赤心烦，口干唇燥，便秘尿黄，舌红苔黄，脉数。

方证论述：人体所以出汗是阳气蒸发阴液所致。出汗有生理性和病理性两种。《素问·经脉别论》载："天暑衣厚则腠理开，故汗出。"此处所论是生理性汗出，除此以外在临床上所见各种汗出均属病理性汗出。与本方证有关的病理性汗出是自汗、盗汗。中医认为寤而汗出属自汗，寐而汗出是盗汗。阴盛则阳虚不能外固，故自汗；阳盛则阴虚不能中守，故盗汗。阴阳平和则卫气昼行阳而寤，夜行阴而寐，阴阳既济则不会汗出。只有阴盛有火之人，寐则卫气行阴，阴虚不能制阳，阳火因盛而争于阴，阴液失守外出而为汗；寤则卫气复行于表，阴得以静，故汗出停止。鉴于此理论，当归六黄汤用当归养液，二地养阴，使阴液得以滋养；用黄芩泻上焦火，黄连泻中焦火，黄柏泻下焦火，加入黄芪补气扶正，益卫固表止汗。黄芪在本方中作用特殊，《医宗金鉴》载："又于诸寒药中加黄芪，庸者不知，以为赘品，且谓阳盛者不宜，抑知其妙义在于斯耶！盖阳争于阴，汗出营虚，则卫亦随之而虚。故倍加黄芪者，一以完已虚之表，一以固未定之阴。"

应用要点：汗证，以自汗、盗汗为主症者，并伴有口渴心烦、尿黄、舌红苔黄、脉细数，无论自汗、盗汗均可使用当归六黄汤。处方：当归 10 g，生地黄 15 g，熟地黄 15 g，黄连 9 g，黄芩 9 g，黄柏 9 g，生黄芪 30 g。加减：①气虚甚者，生黄芪加至 60 g；②阴虚甚者，生地黄、熟地黄各加至 30 g，再加入五味子 12 g；③气阴两虚者，加入西洋参 10 g，天冬、麦冬各 15 g；④胃火甚者（口干舌燥，大便干，舌红，苔黄而少津），加入生石膏 50 g，生大黄^{后下} 9 g，玄参 20 g。

验案：常某，男，53岁，2007年12月9日初诊。患者患糖尿病两年，用西药治疗，血糖控制平稳，但近半年经常自汗，且汗出遍及全身，如头面、胸背、四肢、手足，伴有面赤心烦、便秘尿黄，用六味地黄丸治疗半月，未见疗效，舌红、苔黄燥、脉数。处方：当归12 g，生地黄20 g，熟地黄20 g，黄芩10 g，黄连10 g，黄柏10 g，生黄芪40 g，生石膏50 g，玄参20 g，生大黄^{后下}10 g。7剂，水煎服，日1剂，早、晚分服。二诊时诉大便正常，汗出已减大半，口舌滋润，上方去生大黄再服14剂，汗出停止。

病例分析：患者基础病有糖尿病，用西药控制血糖处在正常范围，但自汗出，伴面赤心烦、便秘尿黄、舌红、苔黄燥、脉数，属阴虚火旺无疑，但从脉、舌分析应伴有阳明热结现象。在治疗时用当归六黄汤滋阴泻火、固表止汗；加生石膏、玄参、生大黄清阳明热结，效果明显。

验案：李某，女，51岁，1998年3月21日初诊。患者诉近半年来每晚入睡后盗汗，醒后汗止，月经不调，数月一来，量少，心烦，口舌干，身乏无力，舌红，苔薄黄，脉细数。处方：当归12 g，生地黄15 g，熟地黄20 g，黄连6 g，黄芩6 g，黄柏6 g，生黄芪50 g，西洋参10 g，炙甘草10 g，麦冬20 g。7剂，水煎服，日1剂，早、晚分服。二诊时诉身乏减轻，盗汗减半，原方继服两周后盗汗愈。

病例分析：该患者年龄50岁左右，正值更年期，临床表现除盗汗外，还兼月经不调、心烦、口舌干、身乏无力、舌红、苔薄黄、脉细数，属气阴不足，虚火内扰，治疗用当归六黄汤滋阴泻火，固表止汗，加入西洋参、炙甘草、麦冬以益气养阴，使气阴足、营血和，而盗汗止。

清胃散

(《兰室秘藏》)

组成： 升麻 9 g 黄连 12 g 当归 10 g 生地黄 20 g 牡丹皮 12 g 生石膏 50 g

功能与主治： 清胃凉血。治疗胃有积热引起的牙龈肿痛，牵及头痛，面颊发热，齿恶热喜冷，或牙龈溃烂，或牙宣出血，或唇舌、颊腮肿痛，或口臭口热，口舌干燥，舌红苔黄，脉滑数。

方证论述： 本方是李东垣专为牙疼所设。病机乃胃有积热，循经入齿，胃属多气多血之腑，故胃热而血亦热，所以处方既清胃火又清血热。本方中生石膏一药，大部分书中无生石膏，《医方集解》记载本方有生石膏。然从方名到实际临床应用分析，有生石膏更合适，编者用本方必加石膏。本方黄连泻心火亦泻脾火，脾为心之子，而与胃相表里；当归和血，生地黄、牡丹皮凉血，养阴退热；石膏泻阳明大热，升麻升阳明清阳，清升而热降，则肿消而热止。

应用要点： 牙龈肿痛（牙周病），主要临床表现为牙龈肿胀，牙周袋溢脓，牙齿松动，咀嚼无力，隐隐作痛，也可出现冷热不适。从临床辨证角度分析，本病分火热证与虚证，火热又分实火和虚火。本方证属实火，症见牙龈焮肿，疼痛剧烈，脓液黏稠，口臭，干渴饮冷，多食善饥，便干尿黄，舌红苔黄，脉弦数。处方：清胃散。加减：①便干者，加生大黄^{后下}12 g；②口干舌燥、心烦者，加生栀子 12 g，玄参 20 g；③伴有发热者，加金银花 20 g，连翘 20 g；④耳鸣口苦者，加龙胆草 12 g。

验案： 张某，男，52 岁，1985 年 2 月 20 日初诊。患者自诉连续食用肥甘油腻后则会牙龈肿痛，口腔异味，伴有便秘、口舌干燥。近日由于春节饮食肥甘，又出现牙龈肿痛而就诊，刻下见面色潮红，舌质红，苔黄腻、干燥，脉洪数。四诊合参辨为胃中积热，循经入齿，胃火血热所致。治疗用清胃凉血法。处方：升麻 9 g，黄连 12 g，当归 9 g，生地黄 30 g，牡丹皮 12 g，生

163

石膏 50 g，生栀子 12 g，玄参 30 g。5 剂，水煎服，每日 1 剂，早、晚分服。5 日后复诊，牙龈肿痛大减，但咬食物时仍疼痛，口舌干燥消除，上方未作改动再服 5 剂愈。

病例分析：患者每在多食肥甘之物后牙龈肿痛，和其胃热体质有关，另和其饭量大有关。患者诉，每次进餐均吃到胃中饱满为止。胃为多气、多血之腑，胃中之热加食积之热转化为血分热，循经入齿而成本病。治用清胃散清胃凉血，加入生栀子清热解毒，玄参清热凉血又降火解毒，加强了清胃散的清热作用。本方临床应用时只要辨证准确，疗效可靠，一至两周即可治愈本病。

普济消毒饮

（《东垣试效方》）

组成： 黄芩10g　黄连9g　马勃6g　连翘20g　升麻3g　柴胡9g　陈皮9g　僵蚕9g　桔梗9g　薄荷9g　牛蒡子12g　玄参12g　板蓝根20g　甘草10g

功能与主治： 疏风散邪，清热解毒。治疗大头瘟，风热疫毒之邪壅于上焦，发于头面，恶寒发热，头面焮痛红肿，目不能开，舌燥口渴，舌红苔黄，脉数。

方证论述： 清代吴仪洛言："俗云大头天行，亲戚不相访问，染着多不救。泰和间，多有病此者。医以承气加蓝根下之，稍缓，翌日如故，下之又缓，终莫能愈，渐至危笃。东垣视之曰：夫身半以上，天之气也；身半以下，地之气也。此邪热客于心肺之间，上攻头面为肿盛，以承气泻胃中之实热，是为诛伐无过，病以适至其所为故。遂处此方，全活甚众，遂名普济消毒饮子。"由此可知，此病为疫毒，病位在上焦，治宜疏风散邪，清热解毒。需要强调的是升麻和柴胡二药在本方中的作用，二药在本方中用量要少，3～5g足也，可使人体郁火发散；再则柴胡又利少阳经气，升麻畅达阳明经气，能起到利气行滞、邪去肿消的作用；从方中整体分析，此二药和清热解毒药配伍，有升有降，凉而不郁，既体现治病求本，又体现因势利导。

应用要点：

1.流行性腮腺炎：本病是由腮腺病毒引起的急性呼吸道传染病，以非化脓性腮腺肿痛为特征，多发于儿童，一年四季均可发病。中医称之为"大头瘟""痄腮""虾蟆瘟"，是由外感时行疫毒，邪热壅盛于上焦，攻冲头面所致。处方：普济消毒饮。加减：①高热、便秘者，加生大黄^{后下}5～10g，生石膏10～30g；②合并睾丸炎，加龙胆草5～10g，川楝子5～10g，川牛膝5～10g；③腮腺硬实肿痛，加夏枯草10～20g，浙贝母5～10g；④局部用紫金锭或如意金黄散，每次1袋，每日1～3次，用醋调成糊状，外敷肿胀处。

验案：张某，女，9岁，1978年11月19日初诊。患儿右腮肿痛3天，发热，体温38.6℃，便秘，口干舌燥，咽痛，舌红苔黄，脉数。处方：黄芩6 g，黄连5 g，马勃4 g，连翘15 g，升麻3 g，柴胡3 g，陈皮5 g，僵蚕5 g，桔梗5 g，薄荷5 g，牛蒡子5 g，玄参12 g，板蓝根15 g，甘草6 g，生石膏20 g，生大黄^{后下}4 g。3剂，水煎服，每日1剂半，早、中、晚分3次服用；外用如意金黄散，每次1袋，醋调糊，局部外敷，每日3次。二诊，体温下降，局部红肿减轻，但腮腺硬实，大便正常，上方去生大黄、生石膏，加浙贝母6 g，夏枯草15 g，以软坚散结，3剂，水煎服，每日早、中、晚分3次服。三诊时腮腺略肿，但他症消除，上方再服3剂而愈。

病例分析：流行性腮腺炎在二十世纪七八十年代于农村地区普遍流行，一年四季均可发病，尤以冬季为多。西医认为本病是腮腺病毒引起的急性呼吸道传染病。中医认为本病属风热疫毒之邪，壅于上焦，发于头面，表现为头面、腮部红肿焮痛，甚则目不能开，并有合并症的一种急性热病。治宜疏风散邪，清热解毒，在此原则上进行加减。本病例就是以普济消毒饮为主，加入生石膏、生大黄以加强清热泻火力度，同时用如意金黄散外敷，局部治疗与整体治疗相结合。二诊时因大便已正常，局部红肿减轻，但腮肿硬实，加入了浙贝母、夏枯草加强软坚散结之力，先后三诊而愈。

2. 流行性出血性结膜炎：本病是一种易暴发流行的急性结膜炎，发病迅速、传染性强、症状重，多合并结膜下出血、角膜损害和耳前淋巴结肿大。中医称之为"天行赤眼"，乃天行时疫毒邪壅盛于上焦，上攻白睛。其临床表现为眼部灼热、流泪、分泌物增多，继则眼睑红肿，结膜充血，有的患者可出现热泪如汤、头痛身热、口渴烦躁、便秘尿赤。处方：普济消毒饮。加减：①分泌物多，加苍术12 g，车前子30 g；②结膜充血者，加白茅根20 g，牡丹皮12 g，桑叶20 g；③热泪如汤、头痛身痛者，加龙胆草20 g，生栀子10 g，菊花30 g。编者用上法在20世纪90年代治疗全县大流行的流行性出血性结膜炎，获得显著效果。

病例分析：此处未选具体个例，因当时全县发生的流行性出血性结膜炎，其病历无以计数，临床症状为眼部灼热流泪、分泌物多、眼睑红肿、结膜充血，较重者伴有头痛、发热、热泪如汤、口渴烦躁、便秘尿赤等。其病机亦属风热疫毒，壅于上焦，发于眼睛，治宜疏风散邪，清热解毒。用本方加减治疗，取效明显。

3.急性口腔感染：此即牙周脓肿、急性化脓性冠内炎合并颌部间隙感染。其临床表现为恶寒发热，牙周、面颊红肿热痛，牵及头痛，口舌焦燥，大便秘结，小便黄赤，舌红，苔黄燥无津，脉数大有力。其治疗用本方加生大黄^{后下}10～15 g，生石膏50 g，生地黄15 g；头痛、牙痛重者，加川芎15 g，细辛3 g，白芷12 g。

验案：迟某，男，27岁，2012年12月24日初诊。患者因急性牙周脓肿在口腔科治疗，因抗生素过敏转而求诊中医。诊见患者左面颊红肿热痛，口舌焦燥，发热38℃，便秘，舌红苔黄，脉数。处方：黄芩12 g，黄连10 g，马勃6 g，连翘30 g，升麻5 g，柴胡6 g，陈皮9 g，僵蚕10 g，桔梗10 g，薄荷10 g，玄参30 g，板蓝根30 g，甘草10 g，生大黄^{后下}12 g，生石膏60 g，生栀子12 g。7剂，每日1剂半，早、中、晚分3次服用，务必比平常每日多服半剂药，以求奏效提速。5日后复诊，体温降至37.3℃左右，左面颊红肿热痛减轻大半，大便已正常，上方去生大黄再服7剂，服药方法同上。三诊时，体温正常，局部红肿消除，上方再服7剂，每日1剂，早、晚分服，后愈。

病例分析：患者牙周脓肿，以局部及面颊红肿热痛为主症，伴有发热便秘、舌红苔黄、脉数。其病机属温热毒邪，蕴结气分，气血壅滞，致牙周脓肿。本病不属于传染病，此毒邪由内热蕴结而成，然治疗方法无异，也是中医异病同治理论的体现。治宜清热疏风，解毒消肿，用普济消毒饮为主，加生大黄、生石膏、生栀子是三黄石膏汤之意，以破解三焦热壅，加强清里解毒力度。在服药方面，因属急性热病，常规用量不够力度，故8小时一服，半月后体温正常，局部肿痛消散，用常规服药量巩固1周。因炉烟虽熄，灰中有火，以防死灰复燃。

复元活血汤

(《医学发明》)

组成：柴胡 12 g　天花粉 12 g　当归 12 g　红花 12 g　甘草 10 g　穿山甲 6 g　酒大黄 9 g　桃仁 10 g

功能与主治：活血祛瘀，疏肝通络。治疗跌打损伤，瘀血阻滞于胸胁，痛不可忍。

方证论述：本方专为外伤后瘀血阻滞于胸胁而设，和内科之胸痹有别，应加以详细区别，以免贻误治疗。《成方便读》曰："夫跌打损伤一证，必有瘀血积于两胁间，以肝为藏血之脏，其经行于两胁，故无论何经之伤，治法皆不离肝。且跌仆一证，其痛在腰胁间，尤以明证。故此方以柴胡之专入肝胆者，宣其气道，行其郁结；而以酒浸大黄，使其性不致直下，随柴胡之出入表里，以成搜剔之功；当归能行血中之气，使血各归其经；甲片可逐络中之瘀，使血各从其散；血瘀之处必有伏阳，以花粉清之；痛甚之时，气脉必急，故以甘草缓之；桃仁之破瘀，红花之活血；去者去，生者生，痛自舒而元自复矣。"

编者按：关于酒大黄，今之用药不像古时，炮制中药不能随心所愿，只有取其古义而行事。我经常嘱患者煎药时在水中加 50mL 白酒，水酒同煎，也能起到同样效果。另外，用本方治疗外伤，不需多开药，一般 3 ～ 7 剂则愈，尤其是药后大便稀者效果更快。

应用要点：

1. 肋间神经痛：本病是一组症状，指由不同原因损害所致的胸神经（即肋间神经）痛，如胸椎退行性变、胸椎损伤、胸椎硬脊膜炎、肿瘤、强直性脊柱炎等疾病，当肋间神经受到上述疾病产生的压迫、刺激时，出现炎性反应，使胸部或腹部呈带状疼痛，临床表现为胸背部沿肋间斜向前下至胸腹前壁中线带状区疼痛。治疗用复元活血汤加川楝子 12 g，延胡索 12 g，全蝎 6 g，水酒同煎。

验案：刘某，男，48岁，2007年3月4日初诊。患者诉右胁痛3年，做彩超、CT数次，均无异常，化验血液等检查也正常。但右胁痛经常发作，患者深受其苦，故来门诊求治。在排除肝胆等疾病的前提下，将重点转至脊柱，果然在胸椎叩到痛处。舌胖，苔薄白，脉弦。处方：柴胡12 g，天花粉15 g，当归12 g，红花12 g，甘草10 g，穿山甲6 g，大黄9 g，桃仁12 g，川楝子12 g，延胡索12 g，全蝎6 g。5剂，水煎服，日1剂，早、晚分服。5日后右胁再未痛，至今未发作。

病例分析：本患者以右胁肋部疼痛初诊，病史已3年，一直认为是肝胆病，因此患者戒酒。从西医方面反复多次做各种检查均无异常，西医也无法治疗，但患者日日痛苦。四诊合参后发现患者胸椎有叩击痛，同时在右胁肋部有反射痛，就此一点，即可确定为瘀血致病。治疗用本方活血祛瘀，疏肝通络，加入金铃子散行气活血，加全蝎通络止痛。同时，在煎药时加入白酒50mL同煎。此类患者取效明显，有时可立竿见影，不需太长疗程。本患者仅5剂药即愈，关键是在辨证上下功夫。

2. 肋软骨炎：本病症是指肋软骨与肋骨交界处非炎症性的肿胀疼痛。其原因一般认为与劳损或外伤有关，多发于上臂长期持重的劳动者。发病有急有缓，急性者可骤然发病，感到胸部刺痛、跳痛或绞痛；隐袭者则发病缓慢，在不知不觉中使肋骨与软骨交界处呈弓状，肿胀，钝痛，有时放射至肩背部、腋部、颈胸部，有时胸闷憋气，属中医肝之经络气滞血瘀。处方：复元活血汤加瓜蒌20 g、枳壳15 g、青皮10 g。

验案：郝某，男，42岁，1979年12月27日初诊。患者自诉在举孩子玩闹时突发左胸刺痛，呼吸困难，以为是心脏病急去医院检查，结果未发现异常，但也未查出病症，次日来中医门诊就诊。查在左侧胸骨与肋骨连接处有一肿物，按之痛，属肋软骨炎，瘀之阻络。处方：柴胡12 g，天花粉12 g，炮甲珠6 g，当归12 g，红花12 g，甘草10 g，瓜蒌15 g，生大黄10 g，桃仁12 g，枳壳15 g，青皮10 g。5剂，水煎服，加入50mL白酒同煎，日1剂，早、晚分服，5剂后肿消痛止而愈。

病例分析：本患者发病有明显诱因，即用力不当，筋脉损伤，气血瘀阻，不通而痛。治疗用复元活血汤活血通络，祛瘀止痛；加瓜蒌、枳壳、青皮以加强理气开痹之力。

补肺汤

(《永类钤方》)

组成：黄芪 30 g　人参 9 g（党参 30 g）　熟地黄 12 g　紫菀 10 g　桑白皮 10 g　五味子 9 g

功能与主治：补肺益气，止咳化痰。治疗肺气虚弱所致之久咳，气短自汗，体倦无力，舌淡，脉虚弱无力。

方证论述：中医对于咳嗽的治疗，一般应辨别属外感六淫引起，还是内伤脏腑、功能失调之咳嗽。外感咳嗽的治疗，以通宣肺气、疏散外邪、因势利导为主；内伤咳嗽则包括肺本脏病变在内的多种原因所致咳嗽。《素问·咳论》指出："五脏六腑皆令人咳，非独肺也。"最常见的有脾虚生痰，"脾为生痰之源，肺为贮痰之器"，指的是痰湿肺脾同病；又如肝火犯肺之"木火刑金"；肾气虚衰引起的咳嗽，"肺为气之主，肾为气之根"等，均属内伤咳嗽之病机。本方证就属内伤肺肾所致之久咳不愈，本方为肺肾双补法治疗咳嗽的代表方。肺主气，肺气虚损，又加卫外不固，临床可见自汗气短；又因营卫不和，故时寒时热；气虚则藩篱不固，所以易感冒，为常有之症，感则又加剧咳嗽，恶性循环，周而复始；咳嗽日久肺虚累及肾虚，使肾主纳气功能下降，故动则气短。补肺汤的药物组成与功能，《成方切用》论其："肺虚用参芪者，脾为肺母，气为水母也（虚则补其母）。用熟地者，肾为肺子，子虚必盗母气以自养，故用肾药先滋其水，且熟地亦化痰之妙品也（丹溪曰：补水以制相火，其痰自除），咳则气伤，五味酸温，能敛肺气。咳由火盛，桑皮甘寒，能泻肺火。紫菀辛能润肺，温能补虚，合之名补肺，盖金旺水生咳自止矣。"

应用要点：

1. 慢性咳嗽（气虚咳嗽）：咳嗽一证，临床最常见属外感咳嗽，但大都在1 个月之内可愈，如果超过 1 个月以上的咳嗽，又无明显表证者，应从内伤辨治。就内伤咳嗽而言，《杂病源流犀烛·咳嗽哮喘源流》讲："盖肺不伤不咳，脾不伤不久咳，肾不伤火不炽咳不甚，其大较也。"此论述指出肺、脾、肾三脏是内伤咳嗽之主要脏腑。对内伤咳嗽的治疗，《医门法律》讲："内伤之咳，治各不同，火盛壮水，金虚崇土，郁甚舒肝，气逆理肺，食积和中，房劳补下，用热远热，用寒远寒，内已先伤，药不宜峻。"这些治法极大丰富了我们治疗内伤咳嗽的方法和思路，颇资参考。

本方证临床表现：咳嗽声低无力，气短自汗，痰多稀少，神疲恶风，容易感冒，舌淡，苔薄白，脉弱无力。处方：黄芪 30 g，人参 9 g（党参 30 g），紫菀 10 g，桑白皮 10 g，熟地黄 10 g，五味子 9 g。加减：①痰多而清稀者，加茯苓 12 g，白术 12 g，半夏 9 g，陈皮 9 g，贝母 9 g；②舌红少苔者，加百合 12 g，川贝母 9 g，麦冬 12 g，人参改为西洋参 9 g；③咳嗽时尿失禁，动则气喘者，加补骨脂 12 g，核桃仁 30 g。

验案：王某，女，67 岁，2015 年 3 月 20 日初诊。患者自诉患慢性咳嗽 1 年余，为此做各种检查，采取多种治疗方法，未取得效果。刻下症见咳嗽自汗出，痰少，活动量大则气短，易患感冒，饮食二便正常，舌淡红，少苔，脉迟沉。处方：生黄芪 30 g，党参 15 g，紫菀 10 g，桑白皮 10 g，熟地黄 12 g，五味子 9 g，百合 15 g，麦冬 12 g，川贝母 9 g，炙甘草 10 g，陈皮 10 g。7 剂，水煎服，每日 1 剂，早、晚分服。1 周后复诊，咳嗽症状消除大半，偶有咳嗽，上方再服两周后病愈。

病例分析：患者主症为咳嗽，伴有自汗气短、易感冒、脉沉迟，在门诊治疗大都用止咳祛痰类中西药，经一年治疗未见效果。原因在于只顾病的一面，而未考虑患者正气之一面，由气虚不能载药至病所，故不见疗效。其治疗应以补肺益肾为主，止咳化痰为辅，处方用补肺汤以补肺益肾，加百合、麦冬、川贝母、炙甘草以润肺，化痰止咳；加入陈皮一味用以行气化痰，又可防滋阴药之腻胃碍食。

天王补心丹

（《世医得效方》）

组成： 柏子仁 20g　炒酸枣仁 20g　生地黄 20g　当归 12g　天冬 20g　麦冬 20g　玄参 12g　丹参 12g　人参 9g　桔梗 6g　朱砂（用磁石代）20g　五味子 12g　远志 12g　茯苓 12g　淡竹叶 3g

功能与主治： 滋阴养血，宁心安神。治疗思虑过度耗伤心血所致之心劳，表现为怔忡健忘，心胸多汗，口舌生疮，虚烦心悸，睡眠不安，精神疲惫，梦遗便干，舌红少苔，脉细数。

方证论述： 本方治疗心肾阴虚、水火不济、阴亏血少、血不养心、阴虚火旺、虚火上炎所致之"心劳"，和《伤寒论》黄连阿胶汤方有异曲同工之妙。但二者还是有区别的，本方所治不但阴亏同时也血虚，彼方则只降火滋阴足矣，不过在实际临床应用时常合而用之。本方证之"心劳"为五劳之一，《诸病源候论》论及"志劳、思劳、心劳、忧劳、疲劳"，指出五种过劳致病因素。"心劳"是指思虑过度耗伤心血，表现出怔忡健忘等一系列病症。"怔忡"是本方之主症，《成方切用》载："怔忡者，心惕惕然动，不自安也。"丹溪曰："怔忡者血虚。"

从药物组成讨论，生地黄入心、肾，滋阴降火，是主药，为君。丹参、当归生心血，人参、茯苓益心气；人参合麦冬、五味子为生脉散补气养阴，心主血脉而肺为心之华盖，肺朝百脉，生脉散在此处犹如天气下降、地气上升之作用；天冬、玄参苦寒泻火，与麦冬同为滋水润燥之剂。远志、酸枣仁、柏子仁养心安神，为治怔忡之要药，酸枣仁合五味子酸以收之，能敛耗散之心气。桔梗为使药，载药上浮于肝、心。朱砂、淡竹叶泻心火、宁心神，清热除烦。

应用要点：

1.失眠：编者在书中多处讲到失眠一证，中医之精华就是辨证论治，肯定不能用一张方剂治疗所有类型之失眠，定要认真辨证仔细分析，选择适合之方治疗，否则徒劳。本方失眠证属阴血亏少、心火偏旺，以烦躁怔忡、口舌干燥、舌红少苔为特点。加减：①肾虚甚者，加枕中丹（龟甲 10 g，龙骨 30 g，远志 10 g，石菖蒲 10 g）；②心火盛者，加黄连 10 g，生栀子 10 g；③心气不足者，加甘麦大枣汤（甘草 10 g，小麦 50 g，大枣 15 g）；④多梦遗精，加金樱子 10 g，芡实 12 g，莲须 10 g。

验案：侯某，女，42 岁，1984 年 3 月 9 日初诊。患者自诉心悸怔忡 3 个月，且不能入眠，心烦不安，自汗出，精神疲惫，形体消瘦，舌红少苔，脉细数，西医诊断为甲状腺功能亢进，用治甲亢药物见效不明显。处方：柏子仁 20 g，炒酸枣仁 20 g，当归 12 g，天冬 20 g，麦冬 20 g，玄参 20 g，生地黄 20 g，丹参 15 g，桔梗 5 g，磁石 20 g，远志 12 g，茯神 20 g，西洋参 9 g，五味子 12 g，龟甲 12 g，生龙骨、生牡蛎各 30 g。7 剂，水煎服，每日 1 剂，早、晚分服。二诊诉用药当日便可入睡 5 小时，心情安静，但仍觉疲惫，原方加生黄芪 30 g，7 剂，水煎服。三诊时诉诸症明显好转，无不适，原方再服 1 个月后愈。

病例分析：患者以心悸怔忡、失眠为主症就诊，伴有自汗出、精神疲惫、形体消瘦、舌红少苔、脉细数等症。四诊合参辨其病机为心肾不交，即心肾阴虚，水火不济，阴亏血少，血不能养其心神，而虚火上扰。治宜滋阴清热，补心安神。《素问·痹论》讲："阴气者静则神藏，燥则消亡。"此论告诉医者，阴血对人体神明的重要性。治疗用天王补心丹为主方，加入龟甲、生龙牡以取"枕中丹"方之意，以宁心神、益脑髓，治疗失眠心悸。二诊时症状好转，但身疲无力，在原方中加入生黄芪 30 g，在补阴养血的基础上，加补气药，以求气阴双补。三诊时果然效佳，睡眠好，心身清爽，舌已长出少量的苔，脉已不数，能参与一般工作，原方连服一个月后愈。

2. 室上性阵发性心动过速：本病由心脏神经兴奋引起，常和情绪激动、思虑或劳累过度、噩梦、饮酒、饱餐有关，有时高血压、冠心病、甲亢也可引起。本病在临床上以突发心悸头晕为主症，发作时间不太长，但常反复发作，心电图显示室上性心动过速，心率 100～200 次/分。处方：天王补心丹原方加生龙骨、生牡蛎各 30 g，珍珠母 30 g，人参改西洋参。如有噩梦者，加柴胡 12 g，郁金 12 g。

验案：魏某，男，21 岁，1998 年 2 月 22 日初诊。患者平素体健，体检无异常，但遇关键时刻常心悸不安，头晕欲倒，休息一小时左右恢复正常，甚为苦恼，脉数（94次/分），舌淡红、少苔。治疗用本方加生龙骨、生牡蛎各30g，连服20天后未再发作。

病例分析：本患者素无他疾，只是在紧张或过劳兴奋时，发生心动过速，伴有头晕，多次做心脑检查无特殊发现。来门诊时，四诊中只有舌淡红、少苔、脉数可作参考，其余均无异常，判断其属中医怔忡。中医对怔忡的解释为："心惕惕然，不自安也。"西医将其诊断为室上性阵发性心动过速。治疗以本方为主，滋阴养血，宁心安神；加生龙牡增强其镇心安神之力。经过3周治疗，其脉已不数，随访1年未再发作。

养心汤

《证治准绳》

组成： 黄芪 20 g　炙甘草 12 g　人参 9 g　茯苓 20 g　茯神 20 g　柏子仁 20 g　炒酸枣仁 20 g　川芎 10 g　半夏 10 g　远志 10 g　肉桂 6 g　五味子 10 g　生姜 12 g　大枣 12 g　当归 12 g

功能与主治： 补气养血，宁心安神。治疗心虚血少、心失所养所致心悸怔忡，失眠多梦，气短自汗，精神疲倦，舌淡脉弱。

方证讨论： 本方治疗范围可归纳为十二个字"心虚血少、神气不宁、怔忡惊悸"。心主血而藏神，静则神藏，燥则消亡，心血虚则易动，所以怔忡惊悸，不得安宁。心藏神而肝藏魂，心血失养，肝血本身也不足，随神往来谓之魂，所以会出现失眠多梦、精神倦怠之症。

本方从药物组成分析，人参、黄芪补心肺之气，因肺为心之华盖，补心不补肺功减其半；当归、川芎养心肺之血，因肝木能生心火；茯苓、茯神、远志能除心中之热而安神；柏子仁、酸枣仁宁心神；五味子收散越之神气；半夏去扰心之痰涎；甘草补土培心，肉桂入心经，润能滋、酸可收、香可舒，以达养心之目的。

临床应用：

心脏神经官能症：此属神经官能症中比较特殊的类型，以心血管系统功能失常为主要临床表现，同时兼有神经官能症的其他表现，其症状多种多样，时好时坏，常见症状有心悸、心慌，胸闷气短，心前区刺痛，头晕、失眠、多梦等，属中医"惊悸""怔忡"范畴。中医辨证将惊悸、怔忡分为七种类型，本方所论属其中之一，即心血亏虚，心神不宁型。处方：炙黄芪 30 g，炙甘草 15 g，人参 9 g（党参 30 g），茯苓 20 g，茯神 20 g，川芎 9 g，当归 12 g，柏子仁 20 g，半夏曲 10 g，远志 10 g，肉桂 6 g，五味子 10 g，炒酸枣仁 20 g。加减：①心悸、心慌甚者，将茯苓加至 100 g，再加龙齿 20 g，磁石 20 g；②心前区刺痛（气滞血瘀），加瓜蒌 20 g，柴胡 12 g，丹参 20 g。

验案：束某，女，52岁，1999年2月21日初诊。患者自诉心悸怕惊，听到高音调声响则心跳汗出，并伴有失眠多梦、动则气短、精神疲惫，总以为自己心脏出现问题，做多种检查均无实质性病变，也曾服用多种治疗心脏药物未见效果，舌淡红，苔薄白，脉细数。处方：炙黄芪20 g，炙甘草12 g，党参30 g，茯苓30 g，茯神20 g，柏子仁20 g，炒酸枣仁20 g，川芎10 g，当归10 g，半夏9 g，远志10 g，肉桂6 g，五味子10 g，生龙骨20 g，磁石20 g，生姜12 g，大枣12 g。7剂，水煎服每日1剂，早、晚分服。二诊时，症状改善，听到异声也能平静，可睡5个多小时，精神状态好转，原方连续服用3周后愈。

病例分析：本例患者主症是心悸怕惊，心慌、心跳不安，伴有失眠多梦、动则气短、精神不振，患者和家人均以为是心脏病而到处求医却未见效果。究其原因，在于心脏器官无异常，而是功能出现紊乱，医者并未认识到这一点，故未见效。四诊合参辨为心虚血少、神气不宁，治宜补气养血，宁心安神。处方用养心汤为主，加生龙骨、磁石以潜阳安神。

白及枇杷丸（汤）

（《证治要诀·戴氏方》）

组成： 白及 12 g　炙杷叶 12 g　藕节 12 g　阿胶珠 10 g　生地黄 12 g

功能与主治： 养阴清热，治疗咳血、吐血。

方证论述： 本方适用于肺出血之阴虚证型。此证由肝肾阴虚，阴不制阳，虚火刑金，损伤肺络所致。除咳血主症之外，当兼见咽干舌燥、舌红少苔、脉细数等。鉴于此种病变机理，应用滋阴止血之法治疗。阴虚不能制阳，虚火犯肺，肺络受伤而咳血，当收敛止血治其标，滋阴养血治其本，标本兼顾。从药物组成分析，生地黄、阿胶珠滋阴补血，养阴培阳，生地黄不仅滋阴，又能凉血，热清血自宁，阴滋火自熄。阿胶不仅补血，又能止血，辅以收敛止血的白及、藕节，共奏止血之效。枇杷叶使肺肃降，咳嗽停方助止血。

应用要点： 咳血，又称嗽血、咯血。血自肺中经气道咳嗽而出，或纯血鲜红，间夹泡沫，或痰血相兼，或痰中带血，均称咳血。病因有内、外因之区别，外因多为外邪袭肺，如《临证指南医案·咳血》云："若夫外因起见，阳邪为多，盖犯是证者，阴分先虚，易受天之风热燥火也。至阴邪为患，不过其中之一二耳。"此论述指出外因以燥、热之邪为主；内因则多以肝火犯肺，肺肾阴虚为主。

1. 风热犯肺之咳血：此证型表现为发热，微恶风寒，咳吐黄痰，或痰中带血，或咳鲜红血，口咽干痛，舌红，苔薄黄，脉浮数。处方：桑叶 30 g，菊花 20 g，桔梗 12 g，连翘 20 g，苦杏仁 10 g，甘草 10 g，薄荷 10 g，芦根 30 g，再加入白及枇杷汤（白及、枇杷叶、藕节、阿胶珠、生地黄）。

2. 燥邪犯肺之咳血：此证型临床表现为咳嗽少痰，咳痰不爽，痰中带血或咳出鲜血，咽喉干燥，舌红少津，苔薄黄，脉数。处方：沙参 12 g，生甘草 12 g，枇杷叶 12 g，生石膏 40 g，阿胶珠 10 g，苦杏仁 10 g，麦冬 12 g，黑芝麻 12 g，桑叶 20 g，藕节 10 g，白及 10 g，生地黄 15 g。

验案： 患者李某，男，57 岁，1987 年 3 月 21 日初诊。患者于 3 天前出现头胀咽干痛，咳嗽，咯痰色黄，今晨咳嗽时痰中带鲜红色血液，慌忙就诊。舌红，苔薄黄，脉浮数。证属风热犯肺，伤及血络。治以疏散风热、宣肺止咳，佐以养阴清热止血。处方：桑叶 20 g，菊花 20 g，桔梗 12 g，连翘 20 g，苦杏仁 10 g，甘草 12 g，薄荷 12 g，芦根 30 g，白及 10 g，枇杷叶 12 g，藕节 12 g，阿胶珠 10 g，生地黄 12 g。5 剂，水煎服，每日 1 剂。5 日后二诊，痰中血液消除，咽喉已不痛，偶有咽干咳嗽，上方去阿胶珠、生地黄、白及，再服 5 剂后愈。

病例分析：本病例属中医风温初期，风热邪气侵犯于肺，肺失宣降而上逆为咳，又因温热伤津故咽干、口干，热邪伤及血络而咳血。治以宣清肺热、化痰止咳，佐以清热止血。方以桑菊饮为主，加白及枇杷丸（汤）清热止血。

3. 肝火犯肺之咳血：此证可见咳嗽，咳出纯血，血色鲜红，胸脘疼痛，烦躁易怒，口苦咽干，舌红，苔薄黄，脉弦数。处方：柴胡 12 g，枳壳 12 g，白芍 12 g，甘草 12 g，白及 10 g，枇杷叶 12 g，藕节 12 g，生地黄 12 g，阿胶珠 12 g，三七粉^{冲服}6 g。

验案：参见四逆散方验案 2。

4. 阴虚火旺之咳血：此证可见久咳不愈，干咳痰少，口干咽燥，痰中带血，午后潮热，自汗盗汗，腰膝疼软，舌红少苔，脉细数。处方：百合 20 g，生地黄 15 g，熟地黄 20 g，玄参 15 g，川贝母 10 g，桔梗 12 g，麦冬 15 g，白芍 12 g，当归 10 g，甘草 10 g，白及 10 g，藕节 12 g，阿胶珠 12 g，枇杷叶 10 g。

验案：参见百合固金汤验案 1。

柴葛解肌汤

(《伤寒六书》)

组成：柴胡 12 g　葛根 20 g　羌活 10 g　白芷 12 g　黄芩 12 g　桔梗 10 g　甘草 10 g　生石膏 30 g　白芍 12 g　生姜 12 g　大枣 12 g

功能与主治：清热解肌。治疗风寒感冒，郁而化热，恶寒渐轻，身热增重，无汗头痛，目痛鼻干，心烦不眠，眼眶痛，周身酸楚。

方证论述：柴葛解肌汤原名干葛解肌汤，《伤寒六书》用以治疗阳明经病，其证阳明腑病别有治法。究其治疗阳明经病之方，应首推《伤寒论》白虎汤，治疗阳明经病之大热、大渴、大汗、脉洪大之肺胃大热。而本方所治阳明经病有何不同？不同之处在于此病证之阳明经病是寒从热化而表现出大热、脉洪大；同时有头痛、眼眶痛、目痛、肢体酸楚等风寒在表之症，因其表邪未全部入里，故热势弱于白虎汤证。《成方便读》则认为本方是用治三阳合病之证。其论为"治三阳合病，风邪外客，表不解而里有热者，故以柴胡解少阳之表，葛根、白芷解阳明之表，羌活解太阳之表，如是则表邪无容足之地矣。然表邪盛者，内必郁而为热，热则必伤阴，故以石膏、黄芩清其热，芍药、甘草护其阴，桔梗能升能降、可导可宣，使内外不留余蕴耳。用姜、枣者，亦不过藉其和营卫、致津液、通表里，而邪去正安也。"

根据编者体会，柴葛解肌汤证临床经常见到，甚至可以说每日均能见到，用此方每能获效。分析原因，应该是大部分患者伤风寒后，一则是抱有先等等看的心理而未采取诊疗措施，二则是在家自行用药，等不见效后就医，表证未解已化热入里。在门诊时应以四肢酸楚、颈背微恶风寒、发热或不发热、无汗、头痛、眼眶痛为主症。

应用要点：

1. 感冒后发热：此病症民间俗称"干烧"，指发热无汗，周身酸楚，并不咽痛咳嗽，不影响饮食，伴有头痛、眼眶痛，舌质略红，舌苔薄黄或白而少津，脉洪大。治用本方加减：①鼻塞流涕者，加苍耳子 10 g，辛夷 10 g；②头痛甚者，加川芎 15 g，荆芥穗 12 g。

验案：李某，男，42 岁，1989 年 5 月初诊。患者诉感冒已 3 天，一直在家服用感冒颗粒，无甚效果，昨晚发热至 39℃，头痛，四肢酸楚烦痛，恶寒无汗，舌略红，脉洪数。处方：柴胡 15 g，葛根 20 g，羌活 12 g，白芷 12 g，黄芩 12 g，桔梗 10 g，甘草 10 g，生石膏 40 g，白芍 12 g，生姜 12 g，大枣 12 g，荆芥穗 12 g。7 剂，水煎服，每日服一剂半，分早、中、晚温服。药后 2 小时遍身汗出，顿觉身轻爽，头清明，5 日后愈。

病例分析：本病例属感冒，是外感风寒后由太阳传入阳明，寒邪热化，所以患者出现高热、头痛、四肢酸楚烦痛、恶寒而无汗，既有太阳寒郁症，又有阳明热化症。因其表不解而里热盛，治疗需解肌清热同步。因热邪并未在体内形成热结，表寒一散，里热一清，病即可愈。

2. 痒疹：此病症又称单纯性痒疹，是最常见的皮肤病。其临床特点是躯干四肢伸侧起坚实丘疹，剧烈瘙痒，起初为风团样红肿，很快消失，继而呈现为坚实的丘疹，经常反复发作。此病症属中医"粟疮"，西医认为和变态反应有关，中医认为是火热内郁于肌肉又复感风邪所致。处方：柴葛解肌汤加牡丹皮 12 g，生地黄 12 g，全蝎 6 g，白蒺藜 12 g。

再造散

(《伤寒六书》)

组成: 人参6g　黄芪15g　炙甘草6g　桂枝9g　制附片6g　羌活6g
防风6g　川芎6g　白芍9g　细辛3g　生姜10g　大枣10g

功能与主治: 助阳益气,解表发汗。治疗阳气虚弱,风寒感冒,头痛身恶寒,无汗肢冷,倦怠嗜卧,面色苍白,语言低微,舌淡苔白,脉沉无力或浮大无力。

方证论述: 本方证病机是阳衰气虚,辨证分型是风寒来袭之表证,治法是扶正祛邪,温阳益气解表。陶节庵讲:"治头痛项强,发热恶寒无汗,服发汗药一二剂,汗不出者,为阳虚不能作汗,名曰无阳证,庸医不识,不论时令,遂用麻黄重药,劫取其汗,误人多矣。此方必脉证中有虚寒之实据,方可用也。"从药物组成分析,本方以桂枝汤为基础,解肌发表调和营卫,用以治疗风寒感冒表虚证。用附子、人参、黄芪助阳益气,振奋正气以扶正祛邪;羌活、防风、川芎、细辛疏表散寒。正如陶节庵所讲:"人第知参、芪能止汗,而不知其能发汗,以在表药队中,则助表药而解散也。东垣、丹溪治虚人感冒,多用补中益气加表药,即同此意。"

应用要点:

1.恶寒:恶寒即怕冷,特指经常怕风寒,得暖即消失,甚者虽在夏天也不愿打开窗户,属气虚阳弱证。用本方加减:①大便稀者,加炒白术12g,干姜12g;②咳嗽气短,吐稀痰者,加半夏9g,茯苓15g;③不思饮食,胃脘胀闷者,加陈皮10g,砂仁10g,白术10g。

验案:刘某,女,42岁,1985年5月24日初诊。患者四季怕风寒已有两年多,夏天时仍著毛衣,医院检查无特殊异常,饮食差,大便不成形,每日一次,哈欠频作,鼻塞流涕,每日可上下班工作,舌淡,苔薄白,脉沉细弱。处方:用本方加炒白术12g,干姜9g,陈皮10g,砂仁10g。服用3剂后感觉身上暖些,大便也成形,连服半月后好如常人。

病例分析：患者恶风寒有两年多，夏天需穿秋天服装，西医检查无异常，临床表现伴有饮食差、大便稀、哈欠频作、鼻塞流涕、舌淡、苔薄白、脉沉细弱等。四诊合参认为患者属阳虚气弱，中焦虚寒，外受风寒。治疗以再造散为主，加白术、干姜、陈皮、砂仁以温中健脾和胃，先后治疗20天后愈。

2. 虚人经常感冒：年老体弱，或大病以后，经常出现头身酸疼，恶寒肢冷，体倦嗜卧，鼻流清涕，语言低微，怕阴雨天，且反复发作，自汗出等。治疗用本方加减：①伴有咽痒咳嗽者，加白前12 g，紫菀10 g，五味子10 g；②鼻塞流涕甚者，加苍耳子10 g，辛夷10 g；③颈背疼痛者，加葛根20 g。

验案：苏某，女，48岁，2010年5月20日初诊。患者诉近一个月以来，由于工作紧张，又经常加班，每日均处于感冒状态，头晕无力，身体酸痛，怕冷肢凉，神疲乏力，每日服用感冒颗粒后稍有舒服，舌淡、苔薄白，脉沉弱无力，望面色苍白，听语声低微。四诊合参属阳气虚弱，外感风寒。处方：党参20 g，生黄芪30 g，炙甘草10 g，桂枝10 g，制附片6 g，羌活6 g，防风6 g，川芎6 g，白芍9 g，细辛3 g，生姜10 g，大枣10 g。7剂，水煎服，日1剂，早、晚分服。二诊时前症均减，但食欲不佳，前方加陈皮12 g，砂仁10 g，焦三仙各30 g，7剂，水煎服，日1剂，早、晚分服。

病例分析：患者素来体弱，加之连续加班工作，属疲劳过度耗气伤阳，卫外功能下降，风寒乘虚而入，逐渐发为本病。此非风寒太强，而属阳气太弱。治应温阳益气解表。处方用再造散原方7剂显效，二诊因不思食而加入健脾和胃之品后愈。

黄龙汤

《伤寒六书》

组成： 生大黄 12 g　芒硝 5 g　枳实 15 g　厚朴 15 g　甘草 6 g　当归 12 g　人参 6 g（党参 30 g）　桔梗 6 g　生姜 12 g　大枣 12 g

功能与主治： 扶正攻下。治疗里热证又兼气血虚弱者。症见腹胀满硬，疼痛拒按，大便不通，或泻青水，发热烦渴，神疲气短，舌苔黄厚，脉细数无力。

方证论述： 本方由大承气汤加入人参、当归、甘草、桔梗、生姜、大枣组成，是峻下热实、兼顾正气之剂。在临床上，当阳明腑实不去，同时气血受伤者，不攻则不能去其实，不补则无以救其虚，使用本方较为适宜。多年来编者以此方加减治疗杂症便秘，疗效确切，予以推荐，望读者验证。

应用要点：

便秘：中医将便秘分为伤寒热病性便秘、杂症便秘、一般单纯性便秘。伤寒热病性便秘一般都兼有发热、恶风寒等，不属本方证讨论内容，本方证讨论病症为杂症便秘。在杂症便秘治疗方面，本书在"木香槟榔丸（汤）"中已讨论过气滞便秘，此不赘述。黄龙汤加减方如下：生大黄 10～20 g，枳实 20～30 g，党参 30 g，厚朴 20 g，生白术 60～80 g，当归 10～20 g，生姜 12 g，大枣 12 g，甘草 6 g。加减：①便干如石者，加芒硝用量至 10 g（热淫于内，治以咸寒，气坚者以咸软之，芒硝咸寒，用以对燥结如石之便润燥软坚）；②如阴津耗伤过甚，舌红少苔者，吴鞠通另制新加黄龙汤，即原方去枳实、厚朴，加玄参、生地黄、麦冬各 30 g，属增水行舟法；③便后乏力，气短大汗出，头晕口干，属气虚便秘，原方加生黄芪 30 g，陈皮 12 g，火麻仁 20 g，白蜜 30 g（兑服）。

编者按：便秘于临床杂症中非常常见，治疗便秘必用大黄、枳实，甚则芒硝。医者不必畏惧，从古至今中医治便秘没有不用大黄之方法，如大便不通又何能治愈疾病？只要掌握方剂配伍规律，生大黄用至 30～50 g 也无大碍，关键是对于便秘之正虚邪实的把握，祛邪保其正，扶正而助攻邪，寓攻于补，寓补于攻，攻补兼施。另一方面，应用本方时，首诊用常用量，先用1～3剂，二诊时根据患者大便干稀情况调整用量，或增或减，医生应处在主动地位，能进能退。如首诊即用足量，一次开出7剂、10剂，医者并不知患者对本方药的敏感程度，也许会铸成大错，万万不可。另一方面，关于本方用生白术一药，是根据《实用中医内科学·现代研究》中："结合前人经验，以大剂量白术（每剂60 g）治疗各种便秘，均有良好通便作用。能使干燥、坚硬之大便变润、变软，容易排出，并不引起腹泻。"鉴于此观点，编者将生白术（60～80 g）加入到各型便秘的治疗中。

验案：于某，女，62岁，1990年3月14日初诊。患者诉便秘5年，经常以番泻叶冲茶通便，近两年来已无效果，又改用各种通便药，时而能通便，时而又不通，近一年来，发展至无便意，每周一次大便，但并非自主排便。现症见大便硬结，口舌干燥，头晕头昏，腹胀，舌淡、苔黄厚腻，脉沉滑。处方：生大黄15 g，芒硝3 g，枳实20 g，厚朴20 g，甘草6 g，当归12 g，党参30 g，生白术60 g，生姜12 g，大枣12 g。3剂，水煎服，日1剂，早、晚分服，嘱患者若便稀，日两次以上大便，即停药。3日后复诊，用药后第二日有便意，第三天有少量大便，且干。二诊将上方剂量加重：生大黄25 g，芒硝6 g，枳实30 g，厚朴20 g，甘草6 g，当归15 g，党参30 g，生白术60 g，生姜12 g，大枣12 g。3剂，水煎服，日1剂，早、晚分服。三诊时诉用药后每日可便少量便，已不干结，口舌干燥好转，腹部稍舒适。上方不加量再服7剂，日1剂，早、晚分服。四诊时诉，用药后可每日大便一次，量多不干，全身感觉舒适。五诊时用上方改隔日1剂，患者大便已正常，以后改每周用1剂，直至正常。

病例分析：本患者属老年习惯性便秘，对于本病的治疗一定要整体辨证，从中医整体观去认识本病，不能只顾便秘而不顾整体。在处方用药方面，亦应有胆有识。

定喘汤

（《摄生众妙方》）

组成： 白果12 g　炙麻黄9 g　款冬花10 g　半夏9 g　桑白皮12 g　紫苏子12 g　苦杏仁10 g　黄芩12 g　炙甘草10 g

功能与主治： 宣降肺气，清热化痰，降逆定喘。治疗肺虚感寒，痰热内蕴所致哮喘，痰多气急，痰稠色黄，舌苔黄腻，脉滑数。

方证论述： 本方用于治疗肺虚感寒，气逆膈热形成的哮喘；平素膈有胶痰，外感非时之邪形成之喘证。因寒束于表，阳气并于肺中，不能泄越，膈热气逆而发哮喘。从方剂组成分析，因表寒易散，用麻黄、苦杏仁、桑白皮、甘草辛甘发散，泻肺解表，款冬花、白果温润收涩善化痰浊，定喘清金；紫苏子降肺气，黄芩清肺热，半夏燥湿痰，共奏散寒疏壅、宣降肺气、定喘化痰之效。如果属新感风寒，无汗而喘，内无痰热者万不可用。

应用要点：

支气管哮喘：本病在小青龙汤中也有提及，故此处只讨论本方所治范围。本方所治是哮喘之热哮，临床表现为喘不能平卧，面色发红，发热，咯吐黄痰或白黏痰，且不易咯出，便干尿黄，舌质红，苔薄黄或黄腻，脉滑数。治疗用本方加减：①痰多咳吐不利者，加瓜蒌20 g，胆南星10 g；②胸憋气促者，加枳壳12 g；厚朴15 g；③喘息重者，加葶苈子12 g；④热重体温高者，加鱼腥草30 g，金银花30 g；⑤年老体弱病程超过1周者，加生黄芪30 g，以扶正祛邪。

验案：申某，女，42岁，1987年8月2日初诊。患者诉患哮喘多年，每于夏季发作，重则急诊治疗，平时常备支气管扩张剂如氨茶碱，因痛苦难耐来诊。现症见：喘息胸闷，面红、面胀、头晕，咳吐黄黏痰，便干，舌红、苔黄腻，脉滑数。处方：白果12 g，炙麻黄9 g，款冬花12 g，半夏9 g，桑白皮12 g，紫苏子12 g，苦杏仁10 g，黄芩12 g，甘草10 g，浙贝母12 g，枳实15 g，瓜蒌15 g，胆南星9 g，熟大黄12 g。7剂，水煎服，分早、晚两次温服。1周后复诊，症状明显减轻，大便已正常，吐痰减少，可平卧休息，上方去熟大黄再服1周后症状大致消除。上方加生黄芪30 g，连服两周后愈。

病例分析：本例为支气管哮喘，以喘息胸闷为主症，兼面部灼热感，头晕，咳吐黄黏痰，大便干，舌红，苔黄腻，脉滑数。四诊合参辨其病机，患者平素膈有痰热，夏天穿衣单薄，炎热而乘凉，寒邪束于体表，阳气不能泄越，膈热气逆于上而发本病。治宜宣降肺气，清热化痰，降逆平喘。方药以定喘汤为主，加入浙贝母、瓜蒌、胆南星以增强止咳化痰之力；加熟大黄、枳实以通便，泻腑定喘，因肺与大肠相表里。通过两周治疗，症状大为改观，为巩固疗效加生黄芪30 g，以起固表补气、扶正祛邪作用，继服半个月而愈。

河车大造丸

（《诸证辨疑》）

组成：紫河车 10 g　川牛膝 20 g　肉苁蓉 20 g　生地黄 15 g　熟地黄 20 g　天冬 20 g　杜仲 12 g　黄柏 10 g　五味子 12 g　锁阳 10 g　当归 12 g　枸杞子 12 g

功能与主治：补真气，益精血。治疗虚损劳瘵，神志失守，内热水亏。

方证论述：本方以紫河车为主药，又以此命以方名，可见此药在方中的独特作用。紫河车为人体胎盘，是孕育生命的重要载体。人之真元精血从此形成，人之生命在此诞生，是血肉有情之品，能治疗精血不足，真元虚损。现代医学研究证实，胎盘中含有蛋白质、糖、钙、维生素、免疫因子、女性激素、黄体酮、类固醇激素、促肾上腺皮质激素，有提高免疫、增强抵抗力、抗过敏的作用。同时配合了滋阴养血、强肝益肾、补肺润燥之药，具有强大之补养功能。本方临床应用时可丸、可汤，编者经验，初起用汤药收效快，稳定后改丸药以巩固疗效，每日 3 次，每次 1 丸，最好用较长一段时间。

应用要点：

1. 脑动脉硬化症：本病症是指由脑动脉粥样硬化、小动脉硬化、玻璃样变等动脉管壁变性引起的非急性弥漫性脑组织改变和神经功能障碍，临床以神经衰弱症候群、动脉硬化性症候群、假性延髓性麻痹等慢性脑病症候群为主，属中医之眩晕、健忘、虚损等范畴。处方：河车大造丸。加减：①头晕脑鸣、耳鸣、身乏无力者，加生黄芪 30 g，天麻 15 g，磁石 20 g；②失眠、记忆力下降、注意力不集中者，加茯神 20 g，石菖蒲 10 g，远志 12 g，炒酸枣仁 30 g；③情绪急躁者，加柴胡 12 g，生龙骨、生牡蛎各 30 g；④肢体震颤麻木者，加钩藤 20 g，天麻 15 g，龟甲 12 g，地龙 12 g；⑤有血瘀征象者，加水蛭 5 g。

验案：徐某，女，78 岁，2010 年 2 月 23 日初诊。患者自 72 岁起出现眩晕、耳鸣、脑鸣、肢体麻木、头摇手颤、反应迟钝、言语不清等症，时轻时重，多年来检查均无明显异常，最终确诊为脑动脉硬化症，但苦于无特效药而至中医求诊。刻下症见舌淡红，瘦小，少苔，脉沉细。处方：紫河车9 g，川牛膝20 g，肉苁蓉20 g，生地黄15 g，熟地黄20 g，天冬20 g，杜仲12 g，黄柏9 g，五味子12 g，锁阳10 g，当归12 g，枸杞子12 g，天麻15 g，钩藤30 g，龟甲12 g，地龙12 g，石菖蒲10 g，水蛭5 g。水煎服，每日1剂，早、晚分服。连服1个月后，以上症状明显好转，改成河车大造丸，每次1丸，每日3次；全天麻胶囊，每次4粒，每日3次。连服1个月后，病情稳定，后长期以此方加减调治。此患者先后治疗6年之久，目前生活仍能自理，并且可坐公交车来院就诊。

病例分析：本例患者被确诊为脑动脉硬化症，临床以眩晕、耳鸣、脑鸣为主症，兼有肢体麻木、头摇手颤、反应迟钝、语言不清等症。这些症状阶段性加重减轻。中医认为本病属元气虚衰，阴血亏损，经脉失养，心肾亏损，髓海空虚，脾失健运之综合病症，是人体老化现象。辨证要点以心、肾、脑为主体，治疗以补真气、益精血、养肝肾为主，佐以活血化瘀之法。处方以河车大造汤为主，加入天麻、钩藤以平肝息风；龟甲能滋补肝肾，石菖蒲用以聪耳明目、益心智，地龙用以搜风通络，水蛭能逐瘀破结，用以治疗因虚而致之瘀。患者用本方治疗1个月后，诸症均减轻，后改用河车大造丸，每次1丸，每日3次；加全天麻胶囊，每次4粒，每日3次，以巩固疗效。再后来数年间，患者前症加重时就用上方加减治疗，稳定后改用上两种中成药，先后治疗6年仍健在。

2.眩晕：此为目眩与头晕的总称。目眩即眼花，或眼前发黑、视物模糊；头晕即感觉自身或外界景物旋转，站立不稳，二者常同时出现，故称眩晕。本病病机复杂，但最常见的也不过虚实两端，此处所论是因虚所致，其他病机不属本证讨论范畴。《中医临证备要》讲："头晕虚多实少""多由肝肾阴亏，虚阳化风上扰，亦称肝风、内风，不可误用辛散，宜河车大造丸。"《灵枢·海论》曰："髓海不足，则脑转耳鸣，胫酸眩冒。"处方：河车大造丸（汤）。加减：①阴虚风动明显者，加羚羊角粉[分冲]0.6 g，鳖甲12 g，天麻12 g；②伴有恶心者，加枳壳12 g，竹茹12 g，陈皮12 g；③身乏无力，动则气短，有气虚现象者，加生黄芪30 g，炒白术12 g，天麻12 g。

验案：王某，男，75岁，2017年5月19日初诊。患者平素身体无特殊基础病，每年体检时大致正常，近半年来出现头晕眼花，劳累后加重，因此行动总怕晕倒发生意外。患者每日工作繁忙，因眩晕而不能参与多项工作。刻下见舌淡苔少，脉沉弦。处方：紫河车 10 g，川牛膝 20 g，肉苁蓉 20 g，生地黄 15 g，熟地黄 20 g，杜仲 12 g，黄柏 9 g，五味子 10 g，锁阳 10 g，当归 12 g，枸杞子 12 g，天麻 12 g，生黄芪 30 g，鳖甲 12 g，红景天 12 g。7 剂，水煎服，每日 1 剂，早、晚分服。1 周后复诊，眩晕明显改善，原方再服两周，后嘱其服用河车大造丸，每次 1 丸，每日 3 次，巩固 1 个月。

病例分析：患者以头晕为主症，劳累后加重，无其他不适，体检也大致正常，舌淡苔白，脉沉弦。证属髓海不足、肝肾亏损，治疗以河车大造汤为主，加入天麻以平肝潜阳；加鳖甲以平虚风内动；加生黄芪、红景天以益气活血。二诊时感觉良好，可独立行走，原方继服两周后正常，后用河车大造丸，每次 1 丸，每日 3 次，巩固 1 个月而愈。

达原饮

(《瘟疫论》)

组成：生槟榔 12 g　厚朴 12 g　草果 6 g　黄芩 12 g　知母 10 g　白芍 10 g　甘草 10 g

功能与主治：开达膜原，辟秽化浊。治疗瘟疫或疟疾初起，尚未传变，胸痞恶心，口渴不欲饮，舌苔白、积粉，脉数。

方证论述：本方是吴又可在《瘟疫论》中专为湿热疫而设，开辟了以开达膜原法治疗湿热疫之先河。疟疾一病是疟邪、瘴毒或风寒暑湿之气侵袭人体，伏于膜原，正邪交争，表现为寒热往来反复发作，间日一发，或一日一发，或三日一发。但也有不同观点，《三因极一病证方论·疟叙论》提出"疟分内、外、不内外三因"学说，认为"外则感四气，内则动七情，饮食，饥饱，房室，劳逸，皆能致疟"。《严氏济生方》认为："或乘凉过度，露卧湿处，饮冷当风，饥饱失时，致令脾胃不和，痰积中脘，遂成此疾，所谓无痰不成疟也。"鉴于以上理论，编者理解，达原饮应是治疗人体半表半里，疟又深一层之疾病，其深一层的处所在何？即所谓膜原。任继学先生在《悬壶漫录》一书中讲："膜原在机体内是一种刚柔相济的组织，这种组织在体内深处是分布在脏与腑互相连接的空隙之间。"这说明达原饮之病变部位，既不在表（皮毛）又不在里（脏腑），是膜原本身的病变。小柴胡汤证之半表半里是病邪以传经之方式使胆与三焦的功能改变而表现出病症，和本方证病变部位相比，相对浅显。在本方剂论述方面《成方便读》讲："此方以槟榔、厚朴能消能磨、疏利宣散之品，以破其伏邪，使其速化；更以草果辛烈气雄之物，直达伏邪盘结之处而搜逐之；然邪既盛于里，内必郁而成热，故以黄芩清上焦，芍药清中焦，知母清下焦，且能预保津液于未伤之时；加甘草者，以济前三味之猛，以缓后三味之寒也。"

应用要点：

1. 不明原因高热：在北方地区疟疾很少见，尤其是现在，但不明原因的高热经常可见。凡是体温超过 39 ℃称高热，超过 41 ℃称过高热，常见于急性感染性疾病、急性传染病、某些风湿性疾病、某些结缔组织病和部分急性血液病和肿瘤。对于中医而言，高热常于外感温病的过程中出现。此类疾病初起表现为寒热往来，而后发热不退，进一步热不憎寒，日晡益甚，头身疼痛，胸脘痞闷，时作呕恶，舌苔白厚如积粉，或黄厚腻，脉洪数或滑数者，可用本方加减治疗。处方：生槟榔 15 g，厚朴 12 g，草果 6 g，黄芩 12 g，知母 10 g，白芍 10 g，甘草 10 g。加减：①常规，加入柴胡 15 g，葛根 30 g；②颈背痛，加羌活 10 g，防风 10 g；③咳嗽吐痰不利，去白芍，加枳壳 15 g，桔梗 12 g，浙贝母 12 g，苦杏仁 10 g，鱼腥草 30 g；④便秘者，加枳实 10～30 g，生槟榔加至 20 g；⑤呕恶欲吐者，加藿香 12 g，香薷 12 g，紫苏叶 12 g；⑥咽喉肿痛者，加金银花 30 g，连翘 30 g，牛蒡子 12 g，桔梗 12 g；⑦头痛甚者，加白芷 15 g，羌活 10 g，僵蚕 10 g；⑧尿黄赤或尿频、尿急者，加茵陈 20 g，滑石粉 30 g，龙胆草 12 g，生栀子 12 g。

验案：张某，男，57 岁，2004 年 10 月 21 日初诊。患者因高热不退入住某三甲医院感染科，经治疗半月，体温仍不能正常，每日下午 3:00—5:00 体温 39.5 ℃左右，调换两次抗生素仍发热，最后在大会诊时确定为胆囊感染，建议中医会诊。查面潮红，两目红丝满布，胸脘胀满，恶心欲吐，便干，下午发热，上午低热，舌苔白腻，厚如积粉，少津液，脉弦数。处方：生槟榔 20 g，枳实 30 g，厚朴 15 g，草果 6 g，黄芩 15 g，知母 12 g，白芍 10 g，甘草 10 g，柴胡 15 g，葛根 30 g，龙胆草 12 g，生栀子 12 g，滑石粉 30 g，茵陈 20 g，藿香 12 g。水煎服，每日一剂半，早、中、晚分 3 次服。1 周后体温正常，将上方生槟榔改为 15 g，枳实改为 15 g，再服 7 剂，1 周后愈。

病例分析：患者主症为高热不退，西医用抗生素效果不明显，病程已有半月。从中医分析，症见高热，胸脘胀闷，恶心欲吐，体温下午达高峰，脉弦数，舌苔厚腻、厚如积粉，辨其病机属邪毒秽浊伏于膜原，肝胆受病，波及脾胃。治疗以达原饮清热化湿、涤痰解毒，又加入龙胆草、栀子以清肝胆湿热；柴胡、葛根以解少阳、阳明之热；滑石粉、茵陈、藿香以增强祛湿之力。在服用方法上，每 8 小时服 1 次以增强药力。用药 1 周后体温正常，再服 1 周后愈而出院。对于本病例用达原饮指征，高热和舌苔厚如积粉为关键，编者以此治愈患者颇多。

2. 郁证：郁证多由情志不舒、气机郁滞而致病，以心情抑郁，情绪不宁，胸部满闷，胁肋胀痛，或易怒欲哭，或咽中如有异物梗阻等为主症。"郁"字有积、滞、蕴结等含义，本方主要治疗肝气郁结和痰气郁结类型，其他类型不属本方诊治范畴。谈到用本方治疗郁证，也想与读者分享一个故事，编者于20世纪80年代到北京中医学院（现北京中医药大学）参加中医理论提高班时，王洪图老师要去美国参加学术交流，所带论文便是用达原饮治郁证。编者有幸拜读此文而大受其益，临床用此方此法诊治此类患者并逐步加入了个人体会，疗效确切。处方：达原饮。加减：①肝气郁结明显者，加柴胡12 g，枳实12 g，香附12 g；②食滞腹胀者，加焦三仙各20 g，砂仁10 g，鸡内金12 g；③肝气犯胃者，加旋覆花20 g，代赭石20 g；④气滞血瘀者，加川楝子12 g，丹参15 g，延胡索15 g；⑤气郁化火者，加牡丹皮12 g，生栀子10 g，当归12 g，柴胡12 g；⑥痰气郁结者，加半夏9 g，茯苓20 g，瓜蒌15 g，枳壳12 g；⑦失眠者，加石菖蒲10 g，远志12 g，半夏10 g，茯神20 g。

验案：水某，女，49岁，1990年3月14日初诊。患者诉3年以来心情郁闷，难以言说，胸脘痞塞，胁胀太息，咽中如梗，大便不畅，口中黏腻，月经量少，睡觉梦多，舌淡，苔白厚腻，脉弦滑。处方：生槟榔15 g，厚朴15 g，草果6 g，黄芩12 g，知母12 g，甘草10 g，半夏9 g，枳实15 g，瓜蒌15 g，柴胡12 g，郁金12 g。7剂，水煎服，日1剂，早、晚分服，嘱其忌生冷、油腻食物及干果。二诊时大便已畅快，每日1次，咽中如梗减大半，心情稍畅，上方连服两周后大致正常，将槟榔、枳实改为各10 g，再服两周后愈。

病例分析：郁证为临床常见病证，因病因不同而治法不同。本方所治属痰气郁结类型，病变部位在膜原，肝胆受病影响脾胃。治疗方法为清热化湿、理气除痰。用本方治疗郁证之指征是脉弦、舌白腻，如果不见有此二项则应重新辨证。

消风散

（《医宗金鉴》）

组成： 木通 9 g　苍术 12 g　苦参 6 g　知母 10 g　荆芥 12 g　防风 10 g　当归 12 g　牛蒡子 12 g　甘草 15 g　胡麻仁 15 g　生地黄 12 g　蝉蜕 10 g　生石膏 30 g

功能与主治： 清热除湿，疏风养血。治疗风疹、湿疹、皮炎、瘙痒等。

方证论述： 消风散在古代医籍中共有四张方，《太平惠民和剂局方》《证治准绳》《沈氏尊生书》《医宗金鉴》均有记载，本书讨论之方为《医宗金鉴》方。《医宗金鉴》用本方治疗"钮扣风，瘙痒无度，抓破津水，亦有津血者"。"钮扣风"，《中国医学大辞典》载："此证生于颈下天突穴之间，因汗出之后，邪风袭于皮里所致，起如粟米，瘙痒无度，抓破津水，误用水洗，则浸淫成片，轻者外敷独胜散，或冰硫散，甚者服消风散即愈。"从方剂的组成分析，本方上疏风邪，下渗湿邪，内可清热，外可解毒，是治疗风疹、湿疹、皮炎的良方。在方中重点提出用当归、胡麻仁（黑芝麻）养血润燥，符合中医"治风先治血，血行风自灭"的理论。编者以本方为基础，加减化裁治疗多种皮肤病均获良效。

应用要点：

1. 荨麻疹（人工性荨麻疹、丘疹性荨麻疹、寒冷性荨麻疹）：荨麻疹是由多种原因引起的因皮肤黏膜小血管扩张及渗透性增强而出现的一种局限性水肿反应。因荨麻疹之皮疹形如兰瓣，堆累成片，高出皮肤，遇风易发，中医称之为"瘾疹""风疹块"。处方：消风散。加减：①寒冷型，疹色淡，以头面手足为主，风吹、着凉加重，加桂枝汤，全蝎 6 g；②风热型，疹色红，遇热加剧，上半身重，加白蒺藜 12 g，地龙 12 g；③风湿型，疹色淡，有水肿或水疱，阴雨潮湿天加重，加五苓散；④脾胃型，伴有恶心欲吐，腹胀、腹痛等，加藿香 12 g，厚朴 12 g，半夏 9 g，生姜 10 g，木香 12 g；⑤血热型，多见于人工荨麻疹，夜间加重，先是皮肤灼热刺痒，搔后随手起风团或条痕隆起，越抓越起，心烦不宁，加牡丹皮 10 g，赤芍 9 g；⑥血瘀型，风疹黯淡，面色灰黯，口唇色紫，疹子以腰带、表带压处多见（也称压力性荨麻疹），加地龙 12 g，皂角刺 10 g，桃仁 10 g；⑦血虚型，多见于体质虚弱之人或老年人，或大病久病以后，疹色淡，日轻夜重，疲劳时加重，加四物汤，白蒺藜 12 g，生龙骨、生牡蛎各 20 g（熄风潜阳），生黄芪 20 g。

验案 1：束某，女，42 岁，1979 年 11 月 17 初诊。患者自诉经常发生颈、腰部皮肤灼热刺痒，搔后风团形成，一年四季均发作，夜间明显，常用抗过敏药对症治疗，舌红苔薄黄，脉滑数。处方：苍术 15 g，苦参 6 g，知母 12 g，荆芥 12 g，防风 10 g，当归 12 g，牛蒡子 12 g，蝉蜕 10 g，生石膏 30 g，甘草 12 g，生地黄 12 g，黑芝麻 12 g，牡丹皮 12 g，赤芍 12 g，地肤子 12 g，白鲜皮 12 g。7 剂，水煎服，日 1 剂，早、晚分服。1 周后复诊，症状好转，到夜间仍有瘙痒，原方连服 14 剂后再未复发。1 年后又发此病，患者又以原方服 14 剂后愈。

验案 2：赵某，男，50 岁，1984 年 2 月初诊。患者诉胸背腰腹起疹半年多，一直用西药治疗未见效果。疹色淡红，日轻夜重，劳累后加重，舌淡、苔薄白，脉沉细。处方：生地黄 12 g，白芍 12 g，当归 12 g，川芎 10 g，生黄芪 30 g，苍术 10 g，苦参 10 g，荆芥 12 g，防风 10 g，牛蒡子 12 g，蝉蜕 10 g，甘草 10 g，黑芝麻 20 g，白蒺藜 10 g，生龙骨、生牡蛎各 30 g。水煎服，日 1 剂，早、晚分服。1 周后复诊，瘙痒大减，原方连服 1 个月后愈。

病例分析：以上验案均属荨麻疹，但不同者在于验案 1 属于风热型，验案 2 属于血虚型。特点是风热型疹色红，遇热加剧，以上半身为主；血虚型疹色淡，日轻夜重，疲劳时加重。治疗方面，风热型治宜清热除湿，疏风养血凉血，处方以消风散为主，加入牡丹皮、赤芍以清热凉血，加地肤子、白鲜皮以疏风清热止痒；血虚型治宜养血补血兼清热除湿，以消风散加四物汤为主，加白蒺藜以祛风止痒，加生龙骨、生牡蛎以熄风潜阳，加生黄芪以扶正祛邪。

2. 湿疹：湿疹为皮肤损伤，形态各异，有糜烂、流滋、潮湿之征，故名湿疹。现代医学认为湿疹是由多种内外因素引起的过敏反应，其特征是多形皮损，弥漫性分布，对称性发作，剧烈瘙痒，反复发病，常演变为慢性湿疹。中医称之为疮、癣、风，如"浸淫疮""旋耳疮""湿癣""干癣""钮扣风""肾囊风"等。处方：消风散。加减：①头皮湿疹，急性者加五味消毒饮，白鲜皮 15 g，慢性者加四物汤；②面部湿疹，加减同头皮湿疹；③耳部湿疹，加龙胆泻肝汤，白鲜皮 12 g；④阴部（前后阴）湿疹，加四妙散，茵陈 15 g；⑤皱褶部湿疹（颏下、腋窝、女性乳下、腹股沟），加五苓散，茵陈 15 g。

验案 1：韩某，女，42 岁，1990 年 2 月 12 日初诊。患者头皮潮红，起水疱，糜烂结痂，每日早晨将头发粘成团，1 个月以来每日用抗过敏药和外用药对症治疗。大便稀滞，小便黄，白带黄黏。处方：木通 9 g，苍术 20 g，苦参 6 g，知母 10 g，荆芥 12 g，防风 10 g，当归 12 g，牛蒡子 12 g，蝉蜕 10 g，生石膏 40 g，甘草 15 g，黑芝麻 12 g，生地黄 15 g，白鲜皮 15 g，金银花 20 g，野菊花 20 g，蒲公英 20 g，紫花地丁 20 g，天葵子 15 g，连翘 20 g。水煎服，日 1 剂，早、晚分服。连服 10 日后复诊，头皮已淡红，水疱糜烂、结痂消失，只是夜间头皮痒，搔抓时有少量渗出液，原方再服 14 剂后愈。

验案 2：李某，女，48 岁，1990 年 12 月初诊。患者外阴、腹股沟湿疹已有半年，局部肿胀、糜烂、瘙痒，有时尿道口有烧灼感，白带多、色黄，经常用外用药，舌红、苔薄黄，脉沉滑数。处方：苍术 20 g，苦参 6 g，知母 12 g，荆芥 12 g，防风 10 g，当归 12 g，牛蒡子 12 g，蝉蜕 10 g，生石膏 30 g，甘草 10 g，生地黄 15 g，白鲜皮 15 g，龙胆草 12 g，生栀子 10 g，柴胡 12 g，车前子 30 g。水煎服，日 1 剂，早、晚分服。连服 10 剂后复诊，症状已消除，有时患处仍瘙痒，再服上方 10 剂后愈。

病例分析：以上验案均属湿疹，尽管部位不同，但病性相同，病机为湿热风毒蕴结。其区别在于，发生在上半身者风邪偏重，发生在下半身者湿邪偏重。治疗方法均为疏散风邪，清利湿热，解毒止痒。验案 1 治疗以消风散为主，加五味消毒饮以清热解毒、消散湿疮。验案 2 仍以消风散为主，加入龙胆草、栀子、柴胡、车前子、白鲜皮，以清肝胆湿热，疏风止痒。

完带汤

(《傅青主女科》)

组成：白术 20 g　山药 20 g　人参 6 g（党参 20 g）　白芍 12 g　车前子 10 g　甘草 10 g　陈皮 10 g　柴胡 6 g　苍术 15 g　黑芥穗 6 g

功能与主治：补中健脾，化湿止带。治疗脾虚湿盛，带下色白量多，如涕如唾，甚则绵绵不绝，无臭秽气，面色㿠白，身体肥胖，大便溏薄，两足浮肿等。

方证论述：本方是治疗脾虚白带的名方。脾虚不运，肝气不舒，湿浊流注于下，形成白带。脾之运化有赖肝之疏泄，若肝气不舒，脾之健运受阻，湿气下趋，因而产生白带，甚则绵绵不绝。《傅青主女科》载："夫白带乃湿盛而火衰，肝郁而气弱，则脾土受伤，湿土之气下陷，是以脾精不守，不能化荣血以为经水，反而变成白滑之物，由阴门直下，欲自禁而不可得也。治法宜大补脾胃之气，稍佐以疏肝之品，使风木不闭塞于地中，则地气自升腾于天上，脾气健而湿气消，自无白带之患矣。方用完带汤。"从本方药物组成分析，人参、白术、山药、甘草补气健脾；苍术燥湿运脾；陈皮化湿舒畅气机，又能使人参、白术、山药补而不滞；车前子淡渗利湿，使湿浊从前阴排出；柴胡、芥穗、白芍疏肝平肝，升发少阳气机，助脾健运。《傅青主女科》认为："此方脾胃肝三经同治之法，寓补于散之中，寄消于升之内，开提肝木之气。至于补脾而兼以补胃者，由里及表也。且非胃气之强，则脾气不旺，是补胃正所以补脾耳。"

应用要点：

带下病：女子随着发育成熟，阴道内常流出少量无色透明的分泌物，以湿润阴道，并作为防御物质，抵抗外来病邪的侵入。这种分泌物在青春期、月经期或妊娠期可能量会增加，属正常现象，并非病邪。如果分泌物过多或色、质、味有了改变，并引起全身症状，则为带下病。产生白带的主要原因是脾虚肝郁、湿热下注和肾气不足，临床常见为白、黄带。本方证所论为白带，因脾气虚弱，不能化湿，水湿之气下陷而为带。处方：完带汤。加减：①如腰痛者，加杜仲 12 g，川牛膝 12 g，菟丝子 15 g。②小腹痛者，加艾叶 10 g，香附 12 g。③白带过多者，加鹿角霜 15 g，乌贼骨 15 g，巴戟天 12 g。

验案：焦某，女，38 岁，1982 年 9 月 10 日初诊。患者自诉半年以来，白带分泌异常多，色白夹有粉状物体，伴身乏无力，动则汗出，易感冒，妇产科诊断为阴道炎，用甲硝唑治疗 1 周后有所好转，半月后又复如前，察面色苍白，体型偏胖，舌胖大，苔薄白，脉沉力弱，四诊合参辨为脾虚湿盛，湿浊下注。处方：炒白术 20 g，炒山药 20 g，苍术 20 g，党参 20 g，车前子 30 g，炒白芍 15 g，甘草 10 g，陈皮 12 g，柴胡 5 g，荆芥炭 6 g，鹿角霜 20 g，海螵蛸 20 g。5 剂，水煎服，日 1 剂，早、晚分服。二诊诉白带减少一半，身体动作有劲，自汗大减，舌脉同前变化不大，原方再服 5 剂。三诊时白带正常，脉已不弱，面色显红润，原方再服 5 剂愈。

病例分析：中医将妇科带下分为五色带（青、赤、黄、白、黑），临床最常见的为白、黄、赤白相兼三种，本书在易黄散中已讨论了黄带，完带汤主要治疗白带。完带汤是治疗脾虚湿盛，肝气不舒，湿浊下注所致白带的名方，也是中医妇科治疗白带的常用方。其辨证要点在于，患者既有白带量多，如涕如唾、绵绵不断等局部症状，同时还伴有身乏无力、面色㿠白、或面部虚浮微肿、大便溏薄、下肢或两足浮肿、脉虚舌胖、舌淡苔白腻等全身症状。本例患者即如此，治疗时用本方是取脾胃肝三经同治之意，寓补于散之中，寄消于升之内，开提肝木之气。本例加入鹿角霜、海螵蛸，温补带脉，固涩止带，以加强疗效。

通乳丹

(《傅青主女科》)

组成：人参 9 g（党参 20 g） 黄芪 30 g 当归 12 g 麦冬 12 g 桔梗 9 g 通草 3 g 猪蹄 2 个

功能与主治：补益气血，佐以通乳。治疗产后乳汁不足，乳房无胀痛感，面色苍白，身倦无力，不思饮食，舌质淡，脉虚弱。

方证论述：乳汁为血所化生，赖气以运行及控制，故乳汁的有无、多少及排出情况，均与人体气血有密切关系。若气血虚弱，则乳汁稀薄而缺少。《傅青主女科·产后气血两虚乳汁不下》讲："妇人产后绝无点滴之乳，人以为乳管之闭也，谁知是气与血之两涸乎！夫乳乃气血之所化而成也，无血固不能生乳汁，无气亦不能生乳汁，然二者之中，血之化乳，又不若气之所化为尤速。新产之妇，血已大亏，血本自顾不暇，又何能以化乳？乳全赖气之力，以行血而化之也。今产后数日，而乳不下点滴之汁，其血少气衰可知。世人不知大补气血之妙，而一味通乳，岂知无气则乳无以化，无血则乳无以生。"从本方药物组成分析，参芪以补气，归冬滋阴养血，桔梗、木通利气宣络，猪蹄补血生乳。

应用要点：

产后缺乳：产后乳汁甚少或全无，称为缺乳。

验案：吴某，女，30 岁，1990 年 12 月 2 日初诊。患者产后 1 个月，乳汁严重不足，其间乳房从未胀满过，喂乳时婴儿吸几口后则无乳汁，且乳汁清稀，伴头晕无力、身倦嗜卧，怕冷怕风、时而汗出，舌淡、苔薄白，脉沉细无力。四诊合参属气血不足，治用通乳丹加减：人参 12 g，生黄芪 40 g，当归 15 g，麦冬 15 g，桔梗 9 g，通草 3 g，熟地黄 12 g，桂枝 10 g，炒白芍 10 g，猪蹄 100 g。水煎服，每日 1 剂，连服 1 周。二诊时诉乳房有胀感，乳汁增加三分之一，已不恶风寒，脉仍沉弱，上方去桂枝、白芍再服 1 周。三诊时乳汁增加到三分之二，喂奶后 1 小时即有乳房胀感，精神状态好，再服 1

周后正常。

病例分析：产后缺乳或全无乳汁，中医认为是由气血不足无以生化乳汁或气结乳络不通所致，应辨证对待，不可单以鱼汤、猪蹄汤、鸡汤充乳，以免产生不良后果。该患者属产后气血不足，乳汁生化无源。中医认为，乳汁为血所化生，赖于气的运行和控制，乳汁的排出多少均与人体气血密不可分。本病例临床表现为乳房无胀感，并伴头晕身疲、恶风寒、自汗出、脉沉弱等，为一派气血虚弱现象，所以治用本方为主，以补气、益血、增乳，加熟地黄为增补血之功；加桂枝、白芍以温阳和营卫。二诊时症状好转，故去桂枝、白芍，以增乳为主。经过 1 个月的治疗，随身体强壮、气血旺盛而乳汁增加。

下乳涌泉散

（《清太医院配方》）

组成：当归10 g　白芍10 g　生地黄10 g　青皮6 g　天花粉10 g　漏芦10 g　白芷10 g　穿山甲6 g　王不留行12 g　桔梗10 g　柴胡10 g　川芎10 g　木通6 g　甘草6 g。

功能与主治：疏肝解郁，通络通乳。治疗产后乳汁不行，乳房胀满而痛，甚则发热，精神抑郁，胸胁不适，胃脘胀满，食欲减退，舌淡，苔白黄，脉弦。

方证论述：肝主疏泄，性喜条达。产后情志抑郁，肝气不舒，气机壅滞，乳汁化生受阻，因而乳汁不行。乳头、胸胁为厥阴经脉循行部位，肝郁则气滞，故胸胁不适，乳房胀痛。《傅青主女科·产后郁结乳汁不通》讲："少壮之妇，于生产之后，或闻丈夫之嫌，或听翁姑之谇，遂致两乳胀满疼痛，乳汁不通。人以为阳明之火也，谁知是肝气郁结乎！夫阳明属胃，乃多气多血之腑也。乳汁之化，原属阳明，然阳明属土，壮妇产后虽云亡血，而阳明之气实未尽衰，必得肝木之气以相通，始能化成乳汁，未可全责之阳明也。盖乳汁之化，全在气不在血。今产后数日，宜其有乳，而两乳胀满作痛，是欲化乳而不可得，非气郁而何？明明是羞愤成郁，土木相结，又安能化成乳汁也。治法宜大舒其肝木之气，而阳明之气血自通，而乳亦通矣，不必专去通乳也。"

应用要点：产后乳汁不行，治疗用下乳涌泉散。加减：①如局部有红肿热痛者，加入蒲公英20 g，金银花20 g；②发热甚者，加入葛根20 g，黄芩12 g，柴胡加至15 g；③外用玄明粉50 g，用纱布包成袋状，放置在红肿热痛处，待袋中玄明粉结块后再换新药，以肿块消为止。

验案：安某，女，27岁，1992年3月14日初诊。患者产后两个月左右出现乳房胀痛，乳汁不通，局部可摸到积块，表面皮肤热灼，心情不悦，胸胁苦满，用吸乳器多次吸只有少量乳汁，舌淡红，苔薄白，脉弦。四诊合参辨证属肝郁气滞，乳络不通，乳汁不行。治疗以疏肝解郁、通络通乳为法。处方用下乳涌泉散加减：当归12 g，生地黄12 g，赤芍9 g，川芎9 g，王不留行12 g，天花粉12 g，桔梗9 g，白芷9 g，炮甲珠6 g，漏芦9 g，柴胡12 g，青皮9 g，甘草9 g，木通9 g。5剂，水煎服，日1剂，早、晚分服。外用玄明粉50 g，用纱布包成袋状放置在乳房包块发热处，待玄明粉潮湿结块后倒掉再换新药，直至乳房硬结消散为止，这样可避免乳络不通而致乳痈。二诊时乳房已不胀痛，乳汁已通，局部硬结消除，原方再服一周后愈。

病例分析：本例乳汁不行，并非乳汁无源，而属乳络不通，不能将乳汁排出。所以其治疗方法和通乳丹大有不同，切勿混淆。肝主疏泄喜条达，气机不舒，乳汁不能排出，瘀于乳房内而致本病。治疗用下乳涌泉散疏肝解郁，通络通乳，因辨证准确且发病时间短，效果明显。若辨证不准，延误治疗时间，发展成乳腺炎的可能性很大，会带来更大痛苦。

滋水清肝饮

（《医宗己任编》）

组成： 熟地黄 20 g　山茱萸 20 g　山药 20 g　牡丹皮 10 g　茯苓 12 g 泽泻 10 g　柴胡 10 g　栀子 10 g　当归 12 g　白芍 10 g　酸枣仁 20 g

功能与主治： 滋补肝肾，疏肝解郁。治疗肝肾阴虚，肝郁气滞，胁肋胀痛，自汗盗汗，腰膝酸软，头目眩晕，五心烦热，寒热往来，月经不调，舌淡红或少苔，脉弦细。

方证论述： 滋水清肝饮方名源于中医五行相生学说的"滋水涵木"。滋水涵木是指滋肾阴以养肝阴的方法，治疗肾阴亏、肝阴虚、肝火旺的证候，表现为头目眩晕，眼干发涩，耳鸣颧红，口干，五心烦热，腰膝酸软，男子遗精，妇女月经不调，舌红苔少，脉弦、细数等，代表方剂为六味地黄丸。本方是在六味地黄丸证型的基础上又有"肝郁血虚火旺症"，故高鼓峰先生在六味地黄丸基础上加入了柴胡、栀子、当归、白芍、酸枣仁以治疗肝郁火旺之潮热自汗，头目眩晕，心神不宁，颧红口干，月经不调，失眠心烦等。肝为将军之官，属木而性喜条达，为藏血之脏，体阴而用阳。若情志不遂，肝木失于条达，肝体失于柔和，以致肝气横逆、胁肋胀痛等症随起。气有余便是火，郁久化火，则出现心烦自汗、口干目涩等症。《成方切用》载："六味丸纯阴药，唯阳气有余，胃强脾健者宜之；气虚脾胃弱者，用之则食减增病。"因此临床用本方时，舌淡、苔白腻，脉虚而无力者勿用。

应用要点：

更年期综合征：妇女自然绝经前后，或其他原因丧失卵巢功能，可出现一系列临床症状和体征，称更年期综合征。

妇女在绝经前后，因起居失宜，房劳损伤，精神失调，慢病体弱等影响，以致患者一时不能适应绝经的变化，出现肝肾阴阳偏盛偏衰、心脾功能受累的现象。其临床表现有：年龄常在 45 ～ 60 岁之间，月经紊乱，阵发性面部潮红，或一阵热潮涌上头部，头晕耳鸣，眼花心悸，胸胁胀闷，记忆力减退，失眠焦虑，情绪不稳，阵发性啼哭；皮肤干燥，刺痒，或有蚁走感等，舌淡红，少苔，脉弦、细数。治宜滋补肝肾，疏肝解郁。处方：熟地黄 20 g，山茱萸 20 g，山药 20 g，牡丹皮 10 g，茯苓 12 g，泽泻 10 g，柴胡 10 g，栀子 10 g，炒酸枣仁 30 g，白芍 12 g，当归 12 g。加减：①畏寒嗜卧，腿软无力，面目浮肿，舌淡苔白者为脾肾阳虚，上方去栀子，加肉桂 6 g，制附片 6 g，白术 15 g；②自汗、盗汗明显者，加生黄芪 30 g，生龙骨、生牡蛎各 30 g；③血压高，头晕、耳鸣者，加天麻 12 g，川牛膝 20 g，石决明 30 g。

验案：樊某，女，51 岁，1991 年 12 月 4 日初诊。患者诉 1 年来月经紊乱，时而来时而止，量少，腰酸腿软，头晕目眩，耳鸣，阵发性面部烘热，心烦躁，自汗出，血压不稳，有时 160/95 mm Hg，有时 110/75 mm Hg，浅睡眠，舌淡红，少苔，脉弦、细数。证属肝肾阴虚，肝阳上亢，肝郁血虚。处方：生地黄、熟地黄各 20 g，山药 20 g，山茱萸 20 g，牡丹皮 12 g，茯苓 12 g，泽泻 10 g，柴胡 10 g，炒酸枣仁 30 g，白芍 15 g，生栀子 10 g，当归 12 g，生龙骨、生牡蛎各 30 g，天麻 15 g，川牛膝 20 g。水煎服，每日 1 剂，早、晚分服。1 周后复诊，症状均减轻，血压稳定，在 130/75 mm Hg 左右，上方未改动连服半月后愈。

病例分析：患者初诊以月经紊乱为主诉，但四诊合参后发现，月经不调并非"主要矛盾"。因其年龄已五十有余，肝肾不调应属问题所在，如腰疼腿软、头晕目眩、耳鸣、面烘热、心烦自汗、血压不稳、舌淡红、脉弦细等，均由肝肾阴虚、肝阳上亢、肝郁血虚所致，月经不调，亦属此而致。治疗用滋水清肝饮为主方，加入生龙牡、天麻、牛膝平肝潜阳，引亢阳入阴。此类病证需要调理 1 个月左右，如无特殊情况，可继服原方，本患者继服原方 3 周而愈。

大活络丹

(《兰台轨范》)

组成： 白花蛇、乌梢蛇、威灵仙、两头尖（俱酒浸），草乌、天麻（煨），全蝎（去毒），首乌、黑豆（水浸），龟板（炙），麻黄、贯众、甘草（炙）、羌活、官桂、藿香、乌药、黄连、熟地黄、大黄（炙）、木香、沉香　以上各 10 g，细辛、赤芍（去油）、丁香、乳香（去油）、僵蚕、天南星（姜制）、青皮、黄芩（蒸）、茯苓、香附（酒浸焙）、玄参、白术　以上各 30 g，防风 75 g，葛根、虎胫骨（炙）、当归各 45 g，血竭 21 g，地龙（炙）、犀角、麝香、松脂各 15 g，牛黄、冰片各 4.5 g，人参 90 g。

功能与主治： 祛风扶正，活络止痛。治疗中风瘫痪，痿痹痰厥，阴疽流注。

方证论述： 本方为中医著名方药，是治疗肢体关节疾病之"宝"药。《中国医学大辞典》论："顽疾恶风，热毒瘀血，入于经络，非此丸不能透达，乃肢体大症必备之药。"《成方便读》载："……然治络一法，较治腑、治脏为难，非汤剂可以荡涤，必须用峻利之品为丸，以搜逐之……"纵观本方药所治疗病症、瘫痪、痿痹、痰厥、阴疽、流注之痰，均属顽症、慢病、痼疾，汤剂治疗并非易事，用峻药缓慢治疗反为得法。痿证出自《素问·痿论》，是指肢体筋脉弛缓，软弱无力，重则可致手不能握物，足不能任身，肘、腕、膝、踝关节如觉脱失，渐至肌肉萎缩不用。痹指邪气痹阻肢体、经络、脏腑而引起的多种疾病。《黄帝内经》将痹证分为风痹、寒痹、湿热痹、历节、痛风、周痹、血痹、气痹、血虚痹、心痹、肝痹、胞痹等。痰厥指痰盛气闭引起四肢厥冷，甚则昏厥。阴疽指外科疮面深而恶为疽，因毒邪阻滞气血，发于肌肉筋骨间的疮肿。流注是指肢体深部组织的化脓性疾病，因毒邪走窜不定而称流注，由气血虚弱所致。

综上分析，可对本方证主治功能和机理有所了解，但编者体会，本方药应以痿、痹、肢体关节应用较为妥当，外科疾病尽量不用。从药物组成分析，本方以温热补散活血为主，阴虚阳亢、痰湿热壅结脾胃、肝火盛、胃火盛者不宜用，而应用于气血不足，感受寒、湿、风邪，气滞血瘀诸多疾病，确有奇效。

应用要点：

1. 偏瘫（半身不遂）：本病是指上下肢偏左或偏右不能运动，属"中风"症状之一。多数为猝然仆倒，昏不知人，同时偏半手足不用，清醒后成为后遗症状，也有患者但觉手足麻木，逐渐形成。中风原因有风、火、痰、气等，中医分为火中、气中、痰中三种，又根据证候之轻重、深浅分为中络、中经、中腑、中脏。就半身不遂而言，尽管病因种种，但皆属经络为病，故常伴有口眼㖞斜、语言謇涩。治疗应以祛风养血通络为法，具体方药用大活络丸，每次 1 丸，每日 3 次，连用 1 ～ 3 个月。如果久不见效，加用人参再造丸，每次 1 丸，每日 3 次。

2. 四肢疼痛：上肢或下肢疼痛，中医认为多属"痹证"一类。多因营卫先虚，腠理不密，风寒挟湿侵袭，经络凝滞，气血不能宣通，而发为本病。所以《黄帝内经》载"风寒湿三气杂至合而为痹"，风气胜者为"行痹"，寒气胜者为"痛痹"，湿气胜者为"着痹"。由于风、寒、湿三邪结合，其性属阴，故在寒冷季节和阴湿气候易于加剧和复发。治宜温阳散寒，祛风和营卫，活血止痛。治疗用大活络丸，每次 1 丸，每日 3 次，连服 1 个月。

3. 四肢麻木：四肢麻木，不知痛痒，多数为气虚风痰入络，阻碍营卫流行。《黄帝内经》云："营气虚则不仁，卫气虚则不用，营卫俱虚则不仁且不用。"治宜补气理气，化风痰湿浊，活血通络。具体用药：大活络丸 1 丸，养血荣筋丸 1 丸，每日 3 次，连服 1 个月。

4. 慢性荨麻疹：本病属中医"瘾疹"范畴，分急性和慢性两类，大多有明显的诱发因素，如迎风受邪、饮食、情绪、便秘、特殊气味等。急性者为突发疾病，又会很快自然消退，疹块大小不一，痒而难忍，此起彼伏，消退后不留痕迹，反复发作，缠绵数年，由急性转为慢性。此时病久体虚，由原来以外因为主，转化为内因之营卫不和、气血不足、经络阻滞。以治疗急性期之法治疗慢性期之病显然不能奏效，用大活络丸慢病缓治更为适宜。具体用药：大活络丸，每次 1 丸，每日 3 次，连服 1 个月。

验案 1：偏瘫　段某，男,62 岁,1997 年 12 月 10 日初诊。患者是外地人，在京做建材生意，生活工作均不规律，3 天前早晨起床时发现左上肢麻木而力弱，讲话欠流利，遂来门诊求治。测血压 135/85 mm Hg，左手握力下降，但感觉功能正常。构音欠佳，意识清醒，嘱患者到上级医院查脑 CT 后再诊治。下午 CT 报告为脑梗死（轻微）。舌淡，苔薄白，脉沉弦。证属风中经络，治宜祛风养血通络。患者要求服用中成药治疗。处方：大活络丸 1 丸，每日 3 次；天麻胶囊 5 粒，每日 3 次；连服 1 个月。1 个月后来院复诊，言语正常，左上肢功能正常。原方再服 1 个月后愈。

验案 2：痹证　李某，男，58 岁，2010 年 12 月 20 日初诊。患者诉连续 3 年冬天膝关节痛，次年春暖后疼痛自然止，X 光片检查、血液化验均正常，也不影响生活工作。检查局部无红肿、热痛、变形等，舌淡，苔薄白，脉沉弦。证属风寒湿痹，治宜祛风散寒、通络止痛。处方：大活络丸，每次 1 丸，每日 3 次。连服 10 日后复诊，症状减轻，早晚仍疼痛，继服 20 日后愈。

验案 3：肢体麻木　张某，男，57 岁，2007 年 11 月 10 日初诊。患者职业为公园花艺师，经常用剪刀，近 1 年以来双手感觉不灵敏，最近发展到手指麻木，下肢感觉正常。西医诊断为末梢神经炎，西药治疗 1 个月后未见效。查患者手指皮肤粗糙干裂，舌淡、苔薄白，脉沉涩。证属气虚血弱、风痰阻络，治宜补气养血、祛风通络。处方：大活络丸，每次 1 丸，每日 3 次；养血荣筋丸，每次 1 丸，每日 3 次；连服 10 日。10 日后复诊诉双手皮肉较前湿润，麻木有轻微减轻，舌脉无大变化。原方继服 3 个月后愈。

验案 4：慢性荨麻疹　曲某，女，42 岁，2011 年 11 月 7 日初诊。患者诉近两年来，每逢阴雨天则关节酸痛，四肢瘙痒，皮肤丘疹，疹色白，晴天时状如常人，经常使用脱敏药解除痛苦。舌淡，苔薄白，脉沉弦。证属气血虚弱，风、寒、湿阻滞经络，营卫不和。处方：大活络丸，每次 1 丸，每日 3 次。连服 1 个月后，遇阴雨天关节不酸痛，搔痒、出疹也同时消除。

病例分析：以上 4 例分别属于偏瘫、痹证、肢体麻木和瘾疹，在辨证论治的原则下选用大活络丸治疗，即中医异病同治法，上证病因均和风邪有关，和气血虚弱、经络阻滞、营卫不和有关；不同之处在于其风邪所侵部位，故表现出不同症状。寻找这些矛盾的解决办法须在辨证论治的前提下完成，离开辨证论治，临床不可能成功。

银翘散

（《温病条辨》）

组成： 金银花 30 g 连翘 30 g 淡竹叶 10 g 荆芥 12 g 牛蒡子 12 g
薄荷 10 g 淡豆豉 10 g 桔梗 12 g 芦根 30 g 甘草 10 g

功能与主治： 疏散风热，清热解毒。治疗风温初期，发热微恶风寒，头痛咳嗽，口微渴，咽红或咽肿痛，舌边尖红，苔薄白，脉浮数。

方证论述： 银翘散是治疗风温病的一首著名方剂，其以辛凉清解、透邪为先为法，确立了"清上焦如羽，非轻不举"的治疗原则，是治疗风温初起、邪袭肺卫的总纲，也是对叶天士"在卫汗之可也"观点的发扬光大。辛凉清解属汗法范畴，但与伤寒之辛温解表发汗迥然有别，其用意非在发汗，而在凉泄透达，疏解腠理，调和营卫，逐邪外出，即使在方中佐以辛温解表发汗药，也只是微辛而已，取其辛散之意。叶天士讲："邪尚在肺……初用辛凉轻剂，挟风则加入薄荷、牛蒡子之属……透邪于外。"吴鞠通以叶氏之观点，参以己见，创制了银翘散，方中金银花、连翘、淡竹叶、薄荷皆性凉而质轻，轻清宣透，驱除卫分之邪热；牛蒡子辛平，清风热利咽喉；桔梗宣肺止咳，配生甘草即桔梗汤，清热利咽止痛；芦根甘寒，清热生津止渴；荆芥、淡豆豉味辛性温，善散表邪。方中以少量辛温药配入大队清凉药之中，则取辛散透邪之功，而制其温燥之弊，共成辛凉平剂。

应用要点：

1. 流行性感冒：本病简称流感，是由流感病毒引起的以呼吸道症状为主的急性传染病。中医称之为"时行感冒""时气病"。《中国医学大词典》载："感冒非时暴寒所致，多见恶寒发热，头痛，骨节痛，恶寒或呕逆恶心等症，其脉人迎多浮紧，亦有弦数者。"此病多因天时冷暖不一，风邪由口鼻吸入，郁于肺经，可见鼻塞声重、时流清涕、咳嗽等，甚者头痛身热、痰壅气喘、声哑咽干，脉浮数，易于传染。治疗以银翘散为基础方加减：①冬日流感，加柴胡 12 g，葛根 30 g，羌活 10 g，白芷 12 g，生石膏 50 g；②春日流感，加柴胡 12 g，黄芩 12 g，生石膏 30 g；③夏日流感，加香薷 12 g，扁豆花 15 g，厚朴 12 g，滑石粉 30 g；④秋日流感，加紫苏叶 12 g，前胡 12 g，苦杏仁 10 g。

2. 上呼吸道感染：本病又称"感冒"，是病毒感染于人体，局限于鼻腔及咽喉的疾病。部分患者有细菌混合感染，其主要表现为发热、恶寒、头痛、鼻塞、流清涕、打喷嚏。须引起注意的是，感冒常继发肾炎、风湿热、副鼻窦炎、中耳炎、急性支气管炎等。以银翘散为基础方加减：①恶寒无汗，肩背、四肢酸懒者，加葛根 20 g，羌活 9 g；②咽痛、咳嗽者，加苦杏仁 10 g，浙贝母 12 g，射干 10 g；③鼻塞流涕、喷嚏者，加苍耳子 10 g，辛夷 10 g，白芷 12 g。

3. 急性扁桃体炎：本病是腭扁桃体的急性非特异性炎症，常伴有一定程度的咽黏膜及其他淋巴组织炎症，但以腭扁桃体炎症为主。若治疗不当，可导致扁桃体周围脓肿、风湿热、心肌炎、关节炎、肾炎等局部和全身的并发症。本病属中医"乳蛾""喉蛾风""烂喉蛾"等范畴。治疗以银翘散为基础方加减：①急性扁桃体炎，加射干 10 g，板蓝根 30 g，生石膏 30 g；②化脓性扁桃体炎，加黄芩 12 g，黄连 12 g，马勃 10 g，板蓝根 30 g，玄参 20 g，赤芍 12 g，僵蚕 10 g；③兼便秘者，加生大黄^{后下} 10～15 g；④咳嗽吐痰者，加浙贝母 12 g，苦杏仁 10 g，胆南星 9 g。

编者用银翘散治疗流感、感冒、扁桃体炎，均采取每日 1 剂半用药，约 8 小时 1 次。此类病属急性热病，若 1 日 1 剂，恐变生他病。

验案 1：赵某，男，43 岁，1984 年 12 月 7 日初诊。患者诉 3 天前去外地出差，正值当地流感盛行，回家次日即发热、头痛、咳嗽、鼻塞，自服感冒药未见效，同时家人也出现相同症状而就诊。查体温 38.8 ℃，舌边尖红，苔薄黄，脉浮数。四诊合参属中医风温，治宜疏散风热，清热解毒。处方：金银花 30 g，连翘 30 g，淡竹叶 10 g，荆芥 12 g，牛蒡子 12 g，薄荷 12 g，淡豆豉 12 g，甘草 12 g，桔梗 15 g，芦根 30 g，柴胡 12 g，葛根 30 g，羌活 9 g，白芷 12 g，生石膏 40 g。6 剂，水煎服，每日 1 剂半，连服 4 日，以求急病快治，防范演变为他疾。12 月 11 日复诊，体温正常，头、身已不痛，但仍有咳嗽，咳吐黄痰，舌边尖红，苔黄，脉数。上方去柴胡、葛根、羌活、白芷，加苦杏仁 10 g，浙贝母 12 g，紫菀 12 g。6 剂，服法同上，4 日后愈。

病例分析：本例患者属流感，中医称时气病，是风热之邪侵袭肺卫出现的一系列症状。叶天士认为"温邪上受，首先犯肺"，吴鞠通有"凡病温者，始于上焦，在手太阴"之论，均述风热病邪，由口鼻皮毛而入，侵犯肺。治宜辛凉透表，清热解毒。处方以银翘散为主，加柴葛解肌汤主要药味以取解肌清热作用，使表邪得解、热毒可清。用药后效果良好，二诊时仅有咳嗽、吐黄痰，故去柴葛解肌汤药味，加入宣肺止咳药，4日后愈。

验案2：王某，男，21岁，1987年3月7日初诊。患者诉两日前患感冒，未曾治疗，今晨起觉咽喉痛，吞咽时加重，发热，身无力，怕冷，查双侧扁桃体红肿，表面有黄色点状分泌物，咽部充血，舌红，苔薄黄，脉浮数。证属风热犯肺，热毒壅结于咽喉，治宜疏风清热，解毒散结。处方：金银花30 g，连翘30 g，淡竹叶10 g，荆芥12 g，牛蒡子12 g，薄荷12 g，淡豆豉10 g，甘草20 g，桔梗20 g，芦根30 g，射干12 g，板蓝根30 g，生石膏30 g。6剂，水煎服，每日服1剂半。3月12日复诊，体温正常，咽喉痛大减，可以吞咽食物，但咳嗽、吐黄痰，于上诊处方中加苦杏仁10 g，浙贝母12 g，黄芩12 g，服用方法同前，再服6剂后愈。

病例分析：本病例以急性扁桃体炎为主，既有感冒症状又有咽痛症状，和第一例病因、病机相同。临床表现突出咽痛，说明本例患者体质与第一例不同。本例属肺胃蕴热体质，再加风热外袭，则上攻咽喉，因此治疗时不但要疏风散热于整体，更要清热解毒于局部。处方以银翘散为主，加板蓝根、射干、生石膏，既清肺热，又清胃热，还能解毒；同时将银翘散方中桔梗、甘草量加大到20 g，以清热、利咽、解毒。二诊时咽痛大减，但不等于已愈，所以原方不动，只加入了止咳嗽药，因温热之病，一定要清热务尽，免除复燃之后患。

三仁汤

（《温病条辨》）

组成： 苦杏仁 10 g　豆蔻 10 g　生薏苡仁 20 g　厚朴 12 g　半夏 9 g　通草 6 g　滑石粉 20 g　淡竹叶 6 g

功能与主治： 宣畅气机，清利湿热。治疗湿温初起，邪在气分尚未化热，胸闷不饥，肢体酸重，或身热而汗出不解，口渴而不欲饮水。

方证论述： 本方是治疗湿温初起、湿重于热之名方。湿温初起，邪气留恋气分，形成湿遏热伏之象，如用苦辛温燥之剂治疗则会热益炽，如用苦寒直折其热则会湿留恋，惟宜芳香苦辛、轻宣淡渗、流畅气机之品，使三焦宣畅、湿热分消最为得当。《温病条辨·上焦》篇示："头痛恶寒，身重头痛，舌白不渴，脉弦细而濡，面色淡黄，胸闷不饥，午后身汗，状若阴虚，病难速已，名曰湿温。汗之则神昏耳聋，甚则目瞑不欲言，下之则洞泄，润之则病深不解，长夏秋冬日同法，三仁汤主之。"此段原文值得深入研读，其中包含内容极其丰富，编者认为有三层意义：一是指出湿温和风寒证之鉴别诊断和治疗原则。二是指出采用错误治法带来的不良后果。三是指明湿温的唯一正确治法是辛开肺气，以开水源而启上闸、宣上焦；芳香化浊，醒脾移秽于中焦；淡渗利湿，祛湿邪于下焦。同时提示本方不只用于夏天，一年四季中均可有是证用是方。

应用要点：

1. 湿温病：本病是一种感受湿热之邪而引起的外感热病。其临床特点是身热缠绵，胸闷身重，苔腻不渴，病程缓长，后期易化热、化燥而致神志昏蒙等症。本病以脾胃为中心，多发生在夏秋雨湿季节。西医的伤寒、副伤寒、夏季流感、乙型脑炎，以及其他急性热病之有湿热表现者均可归属于本病范围。治疗以三仁汤为基础方加减：①湿温兼有卫分证者，如恶寒无汗，身热不扬，四肢酸困，肌肉疼痛，加藿香 12 g，淡豆豉 10 g，香薷 12 g，白芷 10 g；②湿热并重者，如小便黄赤、大便黏滞不爽、黄疸，加黄连 9 g，生栀子 10 g，茵陈 12 g，枳实 10 g；③热重于湿者，如体温高而不降、口渴引饮、面赤大汗，加生石膏 30 g，知母 12 g，苍术 10 g。

验案：甘某，男，41 岁，1990 年 9 月 7 日初诊。患者诉国庆节前去南方出差，回家后次日发热 38.6 ℃，身重酸痛，胸脘胀闷，头蒙不爽，不思饮食，大便不畅，小便不利，舌淡，苔薄黄腻，脉滑。处方：苦杏仁 10 g，豆蔻 10 g，生薏苡仁 20 g，厚朴 12 g，半夏 9 g，通草 6 g，滑石粉 20 g，淡竹叶 6 g，香薷 12 g，藿香 12 g，枳壳 12 g。水煎服，日 1 剂，早、晚分两次服用。5 日后复诊，体温正常，二便正常，但仍不思饮食，上方加陈皮 12 g，焦三仙各 20 g，砂仁 10 g，5 剂后愈。

病例分析：患者因出差后感冒就诊，症见发热、身重头蒙、胸脘胀满、不思饮食、二便不利、舌苔黄腻、脉滑等。本病例属中医湿温初期，邪气留恋气分，形成湿遏热伏之象。用普通感冒药治疗不但未取得效果，反而加重，问题就在于对湿温证的认识不足。最佳治疗方案应是芳香苦辛，轻宣淡渗，流畅气机，使三焦宣畅，湿热分消。处方以三仁汤为主，加入藿香、香薷、枳壳取辛微温，可解表散邪，利湿行气。服 5 剂后诸症同减，因不思饮食，在二诊中加入陈皮、砂仁、焦三仙以健脾和胃而愈。

2. 自发性多汗症：自发性多汗症为全身性、偏侧性或局限性的多汗，多数病例发病原因不明，因本病可继发于神经系统的一些器质性病变中，又常为多种全身性疾病的表现之一，属中医"自汗"范畴。关于自汗，大都以虚辨治，因湿热所致者亦有。编者 1984 年在《新中医》发表的《宣化湿热治顽固性汗出》一文中，论述了脾胃湿热致汗之病因病机，治疗方药就是三仁汤加减。临床特点：头部、手足、腋下多汗，头身沉重，胸脘满闷，倦怠乏力，大便不爽，口中腻，舌淡，苔白腻或苔薄黄，脉滑等。处方：三仁汤加茵陈 10 g，茯苓 12 g，苍术 12 g，黄连 9 g。

验案：吕某，女，53 岁，1982 年 7 月 7 日初诊。患者以昼夜汗出不止，渐渐加重为主诉而住某县医院，西医诊断为自主神经功能紊乱，既往有十余年类风湿关节炎病史。会诊时患者诉：半年前感冒后开始汗出，昼夜不停，重时身如洗浴，伴有四肢沉重，面色无华，饮食不思，口中甜腻，小便不利，大便不爽，舌淡，苔黄稍腻，脉沉、滑数。四诊合参认为证属湿热郁阻，治宜宣化湿热。处方：苦杏仁 9 g，豆蔻 9 g，半夏 9 g，通草 9 g，白术 9 g，碧玉散 9 g，佩兰 9 g，生薏苡仁 30 g，茵陈 30 g，青蒿 15 g。4 剂，水煎服，日 1 剂，早、晚分服。二诊时患者诉，汗出已减大半，头脑清爽，纳食知味，但脉仍滑数。上方再服 4 剂后汗出已止，他症已消除，但大便略稀，上方加白扁豆 9 g，陈皮 9 g，4 剂后愈。

病例分析：汗出一症，方书责之阳虚、阴虚、气虚。本例患者因患痹症十余年，风寒湿气久缠，郁而化热，湿热郁阻；加之患病正值七月湿热行令，内外合之，故病发更甚。刻下症见精神不振，四肢乏力，二便不利，苔薄白腻而罩黄，脉沉、滑数等。此非单纯气虚、阳虚、阴虚之证，实属湿热郁阻之征象。在治疗方面，若固表益气，则湿不能去；若和阴敛汗，则湿滞不行，惟治其热不使熏蒸，导其湿下行而使邪有出路，才能不止其汗而汗自止。

3. 痱子：痱子是夏季特定季节所发生的皮肤病，因环境气温高、湿度大，人体出汗多又不易蒸发，汗管、汗孔闭塞，汗液潴留所致的丘疹或丘疱疹。中医称之为"痤痱"。处方：三仁汤加苍术 10 g，苦参 6 g，蝉蜕 10 g，金银花 20 g，连翘 20 g，牡丹皮 10 g。

验案：张某，男，52 岁。2001 年 8 月 10 日初诊。患者自诉 20 天以来，全身出现细小红丘疹，奇痒难忍，尤其以汗出以后更甚，过去每夏如此。望其体形肥胖，面色潮红，在胸背颈、腋下、腰部布满细小红丘疹，舌红，苔薄、黄腻，脉滑数。证属湿热交阻于皮肤，治宜清热利湿。处方：苦杏仁 10 g，豆蔻 10 g，生薏苡仁 30 g，厚朴 12 g，半夏 9 g，通草 6 g，淡竹叶 6 g，滑石粉 30 g，苍术 12 g，苦参 6 g，蝉蜕 10 g，金银花 20 g，连翘 20 g，牡丹皮 10 g。7 剂，水煎服，日 1 剂，早、晚分服。二诊时丘疹只在腋下、腹股沟部位有，其他部位已消除，原方未改动，再服 7 剂后愈。

病例分析：患者体型肥胖，时令正值八月，湿热当令，两种湿热交织于一体，熏蒸于皮肤而成此病，并非常见风邪、血燥所致皮肤瘙痒，且患者既往暑天亦患此疾，是湿热交阻无疑。处方用三仁汤为主，使三焦宣畅，湿热分消，则疹痒全除，加入苍术、苦参、金银花、连翘、牡丹皮，是加大三仁汤清热燥湿之力，且可止痒，因三仁汤在这方面稍显力弱。

新加香薷饮

（《温病条辨》）

组成： 香薷 10 g　金银花 20 g　扁豆花 15 g　厚朴 10 g　连翘 15 g

功能与主治： 外解寒湿，内清暑热。治疗夏日贪凉，感受暑热邪气，恶寒无汗，头身疼痛困重，发热恶寒，胸闷，口渴，面赤，舌淡红，苔薄白，脉濡。

方证论述： 新加香薷饮是《温病条辨》针对手太阴暑温设立的方剂，原文讲："手太阴暑温，如上条证，但汗不出者，新加香薷饮主之。"此条证指"形似伤寒，但右脉洪大而数，左脉反小于右，口渴甚，面赤"。以上原文讲述了手太阴暑温病因病机、治疗方法和方剂。病因为夏热贪凉，每易感受寒湿，又加暑热邪气内蕴，寒湿加暑热而致本证。治宜外解寒湿，内清暑热。本方主药是香薷，辛温而芳香，能发汗解表，以祛在表之寒湿。《本草纲目》讲："香薷乃夏月解表之药，如冬月之用麻黄。"金银花、连翘、扁豆花轻清宣透内蕴之暑热，厚朴理气燥湿。《成方便读》认为本方用于治疗暑风外感，发热无汗，其言有："夫夏月暑热炎蒸，人在气交之中，似乎得风则爽，何得有暑风之证？然风有虚邪贼风，从克贼之方来者，皆能致病，故感之者即见发热无汗之表证。香薷辛温芳香，能由肺之经而达起络，以解外感之风邪。扁豆花产于夏月，凡夏月所生之物，皆能解暑，又凡花皆散，且轻清入肺，又能保液存阴。连翘、银花辛凉解散，以清上焦之暑热。厚朴辛温苦降，能散能宣，燥湿而除满，以暑必兼湿，使暑热自离而易解耳，决无治上犯中、治热用温之害也。"

应用要点： 夏令感冒，看似简单实则不易，因暑天特点所决定。治疗最忌大辛、大温，如麻、桂之类方药，否则易产生不良后果，如吴鞠通讲："汗之则神昏耳聋，甚则目瞑不欲言。"治疗此种病证用辛温芳香之品宣透肌腠，使腠理通畅，微微汗出，邪从汗解。处方：新加香薷饮。加减：①小便短赤者，加滑石粉 30 g，甘草 10 g；②头蒙、头重、胸闷，加藿香 10 g，紫苏叶

10 g，薄荷 10 g；③鼻塞流涕，加辛夷 9 g，苍耳子 9 g，白芷 10 g；④咽痒咳嗽者，加桔梗 12 g，苦杏仁 10 g，浙贝母 10 g。

验案：王某，男，48 岁，1991 年 8 月 9 日初诊。患者自诉近日天气闷热而夜不能寐，需吹电扇方能入睡。近两日感觉周身困重，胸脘胀闷，低热 37.8 ℃，头疼，咽喉不利，鼻塞流涕。自服银翘解毒丸和藿香正气丸 3 日未见效而来门诊求治，舌红，苔薄白，脉数。四诊合参辨为冒暑感寒两兼之证，治宜辛凉透达，涤暑清热，表里同治。处方：香薷 12 g，金银花 20 g，白扁豆 15 g，厚朴 12 g，连翘 20 g，辛夷 9 g，苍耳子 9 g，桔梗 12 g，苦杏仁 10 g，紫苏叶 12 g，甘草 12 g。5 剂，水煎服，每日 1 剂，早、晚分服。5 天后复诊，低热消退，身体轻松，但觉咽喉不利，时而鼻塞，上方再服 5 剂而愈。

病例分析：本例实际就是暑天感冒，因其特殊季节而治疗方法也应有别。此即《医学心悟》"内伏暑气，而外为风寒所闭"的证候，再加暑邪特点是暑多挟湿，加之暑天闷热，贪凉露卧，不避风寒，易感表寒。在治疗方法上，既不能太温，又不可过于苦寒，而应以辛凉透表、涤暑清热、散寒化湿为法。本例患者属冒暑感寒两兼之证，如身困重、头疼属表寒，发热、咽干、舌红、脉数属暑热，还有胸脘胀满之湿阻，所以治疗用新加香薷饮为主，加入苍耳子、辛夷、桔梗、甘草、苦杏仁、紫苏叶以清热散风寒，利咽通窍。

龙胆泻肝丸（汤）

（《医方集解》）

组成： 龙胆草 10 g　生栀子 10 g　黄芩 10 g　柴胡 12 g　生地黄 12 g 泽泻 10 g　车前子 30 g　木通 9 g　当归 10 g　生甘草 10 g

功能与主治： 泻肝胆实火，清下焦湿热。治疗肝胆实火上扰引起的头痛、目赤、口苦、耳聋、耳肿；肝胆实火横逆引起的胸胁胀痛；肝胆实火下注引起的阴肿阴痒、小便淋浊、妇女湿热带下。

方证论述： 本方是泻肝胆实火之名方，具有泻肝胆实火、利湿清热解毒的强大功效。肝位于右肋，胆附于肝，肝胆互为表里。肝开窍于目，在体合筋，其华在爪。足厥阴肝经起于足大指外侧，上行阴部绕阴器循少腹布胁肋，系目上额交巅顶。足少阳胆经起于目外眦，络于第四趾外侧。阴经、阳经贯穿人体，从头至足，在内和脾胃相联系，形成了身体上下、内外的庞大系统。肝胆实火可循经流窜，内外侵袭，因此龙胆泻肝汤证分人体上、中、下三部位病症。本方用龙胆草泻肝火、柴胡平胆热，为主药；黄芩、栀子清肺与三焦之火，为佐药；泽泻泻肾经之湿，木通、车前子泻小肠及膀胱之湿，亦为佐药；因上药均苦寒下泄，用当归、生地黄养血养肝，甘草缓中、不伤脾胃，为使药。

应用要点：

1.春季卡他性结膜炎：本病是一种变态反应性结膜炎，侵犯双眼，并于春暖花开时节发病，秋冬百花凋谢时节症状消失，次年春季来临又复发。中医认为此属外感风热时邪热毒，肝、肺、脾脏积热，上扰目系所致，临床表现为眼部奇痒，烧灼流泪，阴雨天更加明显，白眼红赤，舌质红，苔薄黄，脉数。基础方为龙胆泻肝汤，加苍术 12 g，荆芥 12 g，防风 10 g，蝉蜕 10 g。

验案：赵某，女，32 岁，1997 年 3 月 14 日初诊。患者诉每到春天则双眼奇痒流泪，双眼白红赤，在眼科就诊，外用眼药水后暂缓一刻，但仍不能解除痛苦，舌边尖红，苔薄黄，脉数。处方：龙胆草 10 g，生栀子 10 g，黄芩 10 g，柴胡 12 g，生地黄 12 g，泽泻 10 g，车前子 30 g，木通 9 g，当归 10 g，生甘草 10 g，防风 10 g，荆芥 12 g，蝉蜕 10 g，苦参 6 g，苍术 12 g。水煎服，每日 1 剂，早、晚分服，1 周后愈，嘱患者次年照原方再服 1 周。

病例分析：本患者属变态反应性结膜炎，有明显的季节性，即春天发病。中医认为肝属木，在五季中属春，春天风多，肝又主风，肝开窍于目。因此本病是由外感风邪热毒，肝肺脏腑积热，上扰目系所致。其临床表现以眼睛奇痒、烧灼流泪、白眼红赤为主症。治疗以龙胆泻肝汤为主，加入荆芥、防风、蝉蜕以疏风散邪，加苍术可祛风除湿。本病并不顽固，一般 1 周可愈。

2. 急性非化脓性中耳炎：本病是指由急性咽鼓管黏膜肿胀、管腔阻塞或感染而引起的以耳闷、耳聋为特点的疾病，属中医"耳胀""风聋"等范畴，临床表现为耳闷，有堵塞感，伴耳鸣，病因属外感风邪，加之肝胆火盛，二者合而为病。用龙胆泻肝汤加菊花茶调散治疗。

验案：罗某，男，21 岁，1980 年 5 月 17 日初诊。患者诉近半月来耳鸣，听力下降，耳内有堵塞感，头昏沉，咽干，舌边红，苔薄黄，脉浮数。处方：龙胆草 10 g，生栀子 9 g，黄芩 10 g，柴胡 12 g，生地黄 9 g，泽泻 9 g，车前子 30 g，木通 9 g，当归 9 g，生甘草 9 g，川芎 10 g，荆芥 9 g，防风 9 g，薄荷 12 g，菊花 10 g，羌活 10 g。水煎服，每日 1 剂，早、晚分服，1 周愈。

病例分析：本例是非化脓性中耳炎，临床多见，大都有风热外邪在先，再加肝胆有热合而致病。临床表现有耳闷，有堵塞感，伴耳鸣，治宜疏散风热，清利肝胆。处方以龙胆泻肝汤为主，加入菊花茶调散疏风散火、宣通耳窍，此类病症一般 1 周可愈。

3. 带状疱疹：本病是病毒性皮肤病，中医称"缠腰火丹""蜘蛛疮"，临床表现为皮疹发生前常有轻度发热倦怠，皮疹部位痒而灼热疼痛，然后出现团簇状水泡，附近淋巴结肿大，伴口苦、咽干、心烦、尿黄、舌红、苔薄黄，脉数。处方：龙胆泻肝汤。加减：①急性期加板蓝根 20 g，连翘 20 g，蒲公英 20 g，苍术 12 g，生薏苡仁 30 g；②中后期以疼痛为主者，加桃仁 10 g，红花 12 g，川芎 10 g，川楝子 12 g，延胡索 12 g，片姜黄 10 g。

验案：仝某，男，42 岁，1981 年 6 月 11 日初诊。患者右侧太阳穴处及右面部烧灼疼痛伴水疱 5 天，自认为是上火，在家服用去火药、止痛药无效后就诊，刻下见右面部水疱样丘疹，色红疼痛，舌红，苔薄黄，脉数。处方为龙胆泻肝汤，加连翘30g，野菊花30g，苍术12g，生薏苡仁30g。水煎服，每日1剂，早、晚分服。1周后复诊，局部水疱消失，但仍有红疹疼痛，上方再服1周后大有好转。三诊时丘疹消失，仍有疼痛，上方加赤芍12g，牡丹皮12g，红花10g，服药1周后愈。

病例分析：本例患者为带状疱疹，此属中医"缠腹火丹""蜘蛛疮"等范畴。本病特点为骤然发病，多见于春、秋季节。西医认为是感染带状疱疹病毒所致，中医认为因情志内伤，郁久化火，肝胆经脉火盛成毒而发，治宜清肝胆湿热，活血解毒。首诊用龙胆泻肝汤为主，加入连翘、野菊花、苍术、生薏苡仁以增强清热燥湿力度。后期因以局部疼痛为主，加入赤芍、牡丹皮、红花以活血解毒止痛。此病如果治疗及时，一般3周左右可愈，也有治疗1个多月者。

4.急性睾丸炎：中医称之为"子痛"，本病起病急骤，初期仅感阴囊胀痛，有下坠感，不久后出现肿胀和剧烈疼痛，一侧阴囊红肿灼痛，皮肤紧张光亮，睾丸肿大，质地坚硬，压痛明显。全身症状有恶寒、发热、少腹痛、直肠痛。舌红，苔薄黄，脉弦数。处方：龙胆泻肝汤，加赤芍12g，牡丹皮12g，川楝子12g，延胡索12g。

验案：贺某，男，48岁，1988年5月27日初诊。患者诉右侧睾丸胀痛1周，两天前出现肿痛伴发热，外科予抗感染治疗3天后肿痛减轻，体温正常，但是睾丸仍肿大，有触痛，要求中医治疗，舌红，苔薄黄，脉弦滑。处方：龙胆草12g，生栀子10g，黄芩10g，柴胡12g，生地黄12g，泽泻10g，车前子20g，木通9g，当归12g，生甘草9g，川楝子12g，延胡索12g，赤芍12g，橘核12g。水煎服，每日1剂，早、晚分服。1周后睾丸肿胀减轻大半，略有触痛，上方再服1周后愈。

病例分析：本病例因睾丸胀痛由外科转入中医治疗，辨证属肝胆湿热下注，主症是局部红肿热痛。治疗以龙胆泻肝汤为主，加入川楝子、延胡索（二者合为金铃子散）以行气活血止痛，加赤芍、橘核以活血软坚。

5.痛风性关节炎：痛风是指因嘌呤代谢紊乱，致使尿酸盐沉积在关节及其周围组织而引起的关节无菌性炎症，以局部红、肿、热、痛，功能障碍为主要临床表现。临床多见于40岁以上的男性，第一跖趾关节为其好发部位，亦常见于踝关节。大都在夜间突然出现关节剧痛，关节周围可有明显肿胀、发热、发红、压痛，伴有发热、头痛、心悸等症状，间隔数月、数年再次发作，有甚者造成永久性病废。本病属中医湿热痹证，因湿热内蕴，流注关节，伤筋骨、损肌肉而成。处方：龙胆泻肝汤，加忍冬藤 30 g，木瓜 20 g，汉防己 12 g，赤小豆 30 g，生薏苡仁 30 g，川牛膝 20 g，生槟榔 12 g。

验案：徐某，男，76 岁，2016 年 6 月 4 日初诊。患者右脚踝、第一跖趾关节肿痛 1 周，不能行走，需平卧于沙发将病肢高高架起，伴低热、脚踝灼热，舌红，苔薄、黄腻，脉洪数，用上方 10 剂而愈。

病例分析：该病例为痛风性关节炎，近些年来此类患者逐年增多。其主要症状为第一跖趾关节、踝关节突发红肿热痛，属中医湿热痹。其病机为湿热内蕴，流注关节，伤筋骨、损肌肉，治宜清热祛湿，通利筋脉。治疗以龙胆泻肝汤为主，加木瓜、牛膝去瘀消肿，舒筋活络；加忍冬藤、汉防己、赤小豆、生薏苡仁加强清热利湿之力；加槟榔取其利气行水、消肿除胀之效。本病忌用辛温燥烈之品，即使患者有关节怕冷等症，也断不可用辛温之品，加大祛湿药即可。

6. 急性盆腔炎：本病是指发生于女性内生殖器（子宫、输卵管、宫旁结缔组织、盆腔腹膜）的炎症。本病可局限于某部位，也可涉及整个内生殖器，临床表现为高热恶寒，下腹痛，拒按，带下黄浊，大便黏腻，尿频、尿急等。处方：龙胆泻肝汤，加赤芍、白芍各 20 g，三棱 10 g，莪术 10 g，苍术 12 g，生薏苡仁 30 g，败酱草 30 g。

验案：王某，女，37 岁，1999 年 3 月初诊。患者患急性盆腔炎，在妇科治疗 3 天，因效果不明显而求诊中医。刻下腹痛明显，低热，头晕、恶心、口干、口渴，大便黏腻，舌红，苔黄腻，脉滑数。处方：龙胆草 12 g，生栀子 10 g，黄芩 12 g，柴胡 12 g，生地黄 12 g，泽泻 12 g，车前子 30 g，木通 9 g，生甘草 10 g，当归 12 g，赤芍、白芍各 20 g，败酱草 30 g，苍术 15 g，生薏苡仁 30 g，三棱 10 g，莪术 10 g，生槟榔 15 g。水煎服，每日 1 剂，早、晚分服。7 天后复诊，体温正常，下腹痛大减，大便正常，黄带减少，上方去生槟榔，继服 1 周愈。

病例分析：本例是急性盆腔炎，此为妇科内生殖系统急性炎症。临床诊断一般均参考妇产科医师意见和临床辅助检查，四诊所能见到的症状有发热恶寒，小腹疼痛，白带多，大、小便不调等，大都舌红，苔黄，脉滑数。本例患者伴有头晕、恶心，口干、口渴等，属下焦湿热壅结，气滞血瘀。治疗以龙胆泻肝汤为主，又加入赤芍、白芍、三棱、莪术以行气、活血、止痛；败酱草、苍术、生薏苡仁、槟榔以增强清热祛湿、利气行水之力，促使炎症早日消退。

7.外阴炎：本病是指女性阴部的皮肤或黏膜发生炎性改变，中医称之为"阴痒""阴蚀"，临床表现以炎症表面红肿、热痛、痒和功能障碍为主。处方：龙胆泻肝汤。加减：①肿痛、痒甚者，加苦参6 g，黄柏10 g，苍术12 g，蒲公英20 g，地肤子15 g；②老年患者有肝肾不足者，则加重生地黄用量到30 g，加入生黄芪30 g，川牛膝20 g；③另用中药外洗方配合（月经期停用）：土茯苓30 g，苦参60 g，蛇床子20 g，白鲜皮20 g，黄柏20 g。

百合固金汤

（赵蕺庵方，录自《医方集解》）

组成： 百合 15 g　生地黄 12 g　熟地黄 12 g　玄参 12 g　川贝母 10 g 桔梗 10 g　甘草 10 g　麦冬 12 g　白芍 10 g　当归 10 g

功能与主治： 滋阴清热，润肺化痰。治疗咳嗽气喘，咽喉燥痛，痰中带血，手足烦热，舌红少苔，脉细数。

方证论述： 本方证病机涉及肺、肝、肾三脏，尤以肺为主。因肝肾阴虚火旺，火邪刑金伤肺，肺失清肃，化燥生热，逆而不降引发咳喘。若热伤及肺络则血热妄行而咳血。吴仪洛言："肺金受伤，则肾水之源绝，肾脉挟咽，虚火上炎，故咽痛，火上熏肺，故喘咳，痰因火生，血因火逼。"从方药组成分析，《成方便读》载："百合色白，其形象肺，故能独入金家，为保肺宁神清金润燥之品。又肺肾为子母之脏，《医贯》所谓母藏子宫，子隐母胎，故水虚则金受火刑。地黄、元参壮水之主，麦冬、浙贝母清肺之烦，白芍平肝以保肺，当归引血以归经，甘、桔本是成方，可以利咽润喉而宣上部之结热也。"

应用要点：

1.久咳（肺肾阴虚型）：中医认为，肺为气之主，肾为气之根，肺主呼气，肾主纳气。若肾阴下亏，不能上滋肺金，或肾中虚火上炎，灼伤肺阴而发为本病。临床表现为干咳少痰，久不能愈，伴有咽喉干燥，手足烦热，有时咳嗽，痰中带血，或咳血，舌红少苔或无苔，脉细数。处方：百合固金汤。加减：①咳血明显者，加白及 10 g，藕节 10 g，枇杷叶 10 g；②夜间咳嗽加重，心惊不寐者，加太子参 12 g，茯神 12 g，柏子仁 20 g。

验案：连某，女，47 岁，1998 年 3 月 12 日初诊。患者干咳久治不愈，止咳类中成药、西药从未间断，又加门诊输液，不但未愈，反而近日咳嗽中带血丝，甚感恐慌，胸片、CT 查后无异常发现，特来找中医诊治。刻下见咽喉干燥，时有咳嗽发作，大便干，舌红少苔，脉细数。处方：百合 15 g，生地黄 12 g，熟地黄 12 g，玄参 12 g，川贝母 10 g，桔梗 12 g，天冬 15 g，麦冬 15 g，白芍 10 g，当归 9 g，白及 10 g，藕节 10 g，炙枇杷叶 12 g。7 剂，水煎服，日 1 剂，早、晚分服。二诊诸症均减，偶有咳嗽，但咽部已舒适，大便不干，原方再服 7 剂后愈。

病例分析：此为一例久咳患者，先后用中医、西医治疗一年半。其特点是干咳无痰，痰中带有血丝，咽喉干燥，大便干，舌红少苔，脉细数。本病是由内伤引起，并非外感所致，1 年多治疗未果并非本病有多严重，而是未能辨清内伤咳嗽和外感咳嗽，所用止咳化痰类药物与本病辨证格格不入。本患者因肝肾阴虚火旺（患者正值更年期），火邪刑金犯肺，肺失清肃而发为本病，如热伤及肺络则血热妄行而咳血，治疗重点不在止咳而在滋阴清热。方以百合固金汤为主，加入"白及枇杷丸"汤，白及、藕节、枇杷叶养阴清热、止咳、止血。患者用药 1 周即见效，再服 1 周而愈。

2. 失音：失音是一个临床症状，凡语声嘶哑，甚则不能发声者统称失音。失音有外感、内伤之分，本方证讨论属内伤所致。本病类似西医慢性咽炎、喉头结节、声带创伤等病变。在本书会厌逐瘀汤中也讨论了本病，彼属气滞血瘀型，勿混淆。临床表现为声音嘶哑渐渐加重，日久不愈，兼干咳少痰，甚则耳鸣，目眩，腰膝疲软，舌红少苔，脉数或细数。处方：用百合固金汤加蝉蜕 10 g，木蝴蝶 5 g，凤凰衣 5 g。

验案：朱某，男，37 岁，1999 年 1 月 19 日初诊。患者半年前酒后唱歌约 1 个小时，次日早晨出现声音沙哑，并未在意，1 个月后又出现咽喉干燥，咳嗽而无痰，用咳嗽药治疗并未见效，也未进一步治疗。近两月以来，声音更加嘶哑，故来诊治，舌红，无苔，脉数。处方：百合 20 g，生地黄 15 g，熟地黄 15 g，玄参 15 g，川贝母 10 g，桔梗 12 g，甘草 12 g，麦冬 20 g，白芍 10 g，当归 10 g，蝉蜕 10 g，木蝴蝶 6 g。7 剂，水煎服，日 1 剂，早、晚分服。二诊发音略有好转，咳嗽时偶有痰块，上方加沙参 12 g，再服 3 周后发音正常。

病例分析：患者主诉为失音，从发病到就诊先后 3 个月，开始自认为此病会慢慢自愈，结果发音越来越嘶哑，错过了最佳治疗机会。如果当时治疗，应属"金实不鸣"阶段，病邪在表，散风清热即可。两个月以后，肺阴已受损，舌红、无苔可证，所以治疗以百合固金汤为主，加入蝉蜕、木蝴蝶利咽透热、润肺疗哑，两周后好转，又加沙参 12 g 润肺，继服两周后愈。

3.肺癌：肺癌患者大都采取手术、放化疗治疗，但也有不少患者并不适合此类治疗，此时中医可以参与保守治疗。有关资料显示，肺癌患者以肺肾阴虚、气阴两虚居多，临床以咳嗽、胸痛、呼吸不利为主症，咳痰或稀或稠，或痰中带血，或血痰；同时常伴有潮热盗汗，午后颧红，声音嘶哑，舌红而干或光剥，脉数或细数。治疗以本方为主加减：①咳血甚者，加白及10 g，枇杷叶12 g，阿胶珠12 g，藕节12 g；②吐黄痰者，加鱼腥草30 g，白花蛇舌草30 g；③咳嗽动则气短、汗出者，加西洋参10 g，生黄芪30 g。

验案：苏某，女，95岁。患者于某肿瘤医院确诊为肺癌，因肿瘤部位靠近大血管，又加年龄较大，手术风险太大，家属放弃放化疗而求中医治疗。症见咳嗽，胸胀，呼吸不利，动则气短，自汗、盗汗，大便干，痰中带血，舌红少苔，脉沉、弦细。处方：百合20 g，生地黄15 g，熟地黄15 g，玄参20 g，川贝母10 g，桔梗12 g，甘草10 g，麦冬20 g，白芍10 g，当归10 g，白及10 g，藕节10 g，枇杷叶12 g，生黄芪30 g，三七粉6 g。7剂，水煎服，日1剂，早、晚分服。二诊症状好转，痰中无血，气短大减，大便正常，呼吸顺畅，上方去三七粉、藕节，加山茱萸20 g，连服1个月后症状消失。其后患者凡不适即来门诊调理，均以本方加减治疗，诊后一年来病情稳定。

清瘟败毒饮

（《疫疹一得》）

组成： 生石膏 50～100 g　生地黄 20 g　水牛角丝 30 g　黄连 10 g　黄芩 12 g　牡丹皮 12 g　生栀子 10 g　淡竹叶 10 g　玄参 20 g　连翘 20 g　赤芍 12 g　知母 12 g　桔梗 10 g

功能与主治： 泻火滋阴，凉血解毒，治疗一切大热火盛之证。证见突然高热，神昏狂躁，渴饮干呕，剧烈头痛，抽搐惊厥，皮肤发斑或色泽紫暗，或吐血、衄血、舌绛、唇焦等属瘟疫气血两燔证。

方证论述： 本方是清代名医余师愚针对热疫火毒充斥创制之方，此为大寒解毒之剂，全方由白虎汤、黄连解毒汤、犀角地黄汤三方组合加减而成。总清气凉血三方之功，泻火解毒之力殊强，故名清瘟败毒饮。本方最大特点之一是重用石膏，余氏在书中讲："因读本草，言石膏性寒，大清胃热，味淡而薄，能解肌热；体沉而降，能泄实热，恍然大悟，非石膏不足以治热疫，遇有其症，辄投之，无不得心应手。"用石膏清胃热，胃为水谷之海，十二经气血皆禀于此，胃热清则十二经之火自灭。遵此观点，编者临床用本方时，石膏可用至 200 g。本方的另一特点是清热解毒法的应用。余氏认为"疫疹为火毒，火之为病，其害甚大，土遇之而焦，金遇之而熔，木遇之而焚，水遇之而涸"。因此在本方中，选用黄连解毒汤，苦寒直折而泻火解毒，用犀角地黄汤凉血解毒。由于犀角已经不许入药，目前均用水牛角代替。本方在实际应用时，一定要 8 小时一服，不能依治疗普通疾病的服药方法，一日一服。

应用要点：

1.药物性皮炎：凡口服、注射或皮肤黏膜直接用药引起机体药物性反应，以皮肤黏膜急性炎症为主者，叫药物性皮炎，简称药疹，引起本病常见的西药有止痛退热剂、抗生素、巴比妥类药等。近几年单纯用中药引起药疹者也有，如大青叶、板蓝根、鱼腥草、蟾蜍、地龙等。其临床表现症状多样，最为常见的有荨麻疹样型、多形性红斑型、麻疹样或猩红热样型、固定红斑型等。本病属中医药毒浸淫，病机为药毒伤及脾胃，形成毒热，外壅肌肤而发斑出疹。治疗以本方为基础方加减：①麻疹样、猩红热样、荨麻疹样者，加牛蒡子 12 g，荆芥 12 g，地肤子 12 g，蛇床子 12 g，苦参 6 g；②水疱、糜烂、皮肤红肿，以下半身为主者，加苍术 12 g，茵陈 15 g，土茯苓 15 g，生薏苡仁 30 g，滑石粉 30 g。

验案：王某，男，41 岁，2016 年 5 月 12 日初诊。患者面颈、手背部长红斑 1 月余，在皮肤科治疗半个月无效。现面部皮肤痒，红斑周围皮肤发红，有灼热感。追问病史得知，在发病前 1 个月口服由日本生产的保健品，半个月后发生此病，因此编者考虑以药物性皮炎进行辨证治疗。处方：生地黄 20 g，黄连 10 g，黄芩 12 g，牡丹皮 12 g，生石膏 100 g，生栀子 12 g，生甘草 12 g，淡竹叶 12 g，玄参 20 g，连翘 20 g，桔梗 10 g，知母 12 g，赤芍 12 g，水牛角 30 g，白蒺藜 12 g，白鲜皮 12 g，苦参 6 g。水煎服，每日 1 剂半，早、中、晚分服，忌食鱼虾、辛辣及日晒。1 周后红斑消退，周边皮肤不红不痒，上方再服 1 周，每日 1 剂。

病例分析：患者因面部皮肤痒，长红斑，在皮肤科诊治一个多月，效果不理想而看中医。四诊分析后得出结论，此病例应属药毒浸淫，其病机是药毒伤及脾胃，形成热毒，外壅肌表，循经上扰面部而发斑出疹，治宜泻火滋阴，凉血解毒，处方以清瘟败毒饮为主，又加入白蒺藜、白鲜皮、苦参以祛风止痒，是局部治疗和整体治疗相结合之意，先后两周治愈。在用药方面，本例重用生石膏至 100 g，用水牛角 30 g，是取效之关键。石膏清气分之热毒，水牛角清血分之热毒。

2. 流行性乙型脑炎（简称乙脑）：本病是乙脑病毒所致的中枢神经系统急性传染病，其发病大多在每年 7—9 月，属中医温病中"暑温""暑风""暑痉"。编者 20 世纪 80 年代初在县医院乙脑治疗组工作，采用中西医结合方法治疗此病，对于重型、极重型乙脑，症见高热、昏迷、痉厥，用本方加减鼻饲给药取得了良好疗效。基本方：生石膏 150 g，生地黄 20 g，黄连 10 g，黄芩 12 g，牡丹皮 12 g，生栀子 12 g，生甘草 12 g，淡竹叶 12 g，水牛角 30 g，玄参 20 g，连翘 30 g，知母 12 g，赤芍 12 g，桔梗 10 g。加减：①痉厥抽搐者，加全蝎 9 g，僵蚕 10 g，地龙 12 g，钩藤_{后下} 30 g；②喉中痰鸣者，加天竺黄 10 g，鲜竹沥 30 g，石菖蒲 10 g，猴枣散 0.6 g；③神昏谵语者，加安宫牛黄丸，每日1丸；④大便干燥者，加生大黄^{后下}12 g，玄明粉^冲6 g。

验案：米某，女，42岁，1980年8月30日初诊。患者因高热、昏迷、抽搐收住院观察，经脑脊液检查确诊为乙脑，西医用降温、降颅压、抗感染、抗痉厥药物对症治疗，并每日鼻饲中药一剂半。1周后体温下降，10天后神志清醒，1个月后大致正常，但后遗精神失常，转入精神病科调治，3个月后精神正常。

病例分析：本例患者是乙脑急症，在住院期间采取中西医结合治疗，此病症属中医"暑温"。此患者当时主症是高热、昏迷、痉厥，治疗用清瘟败毒饮为主进行加减，鼻饲给药，每8小时鼻饲1次，取得了较好疗效。

3. 面色黧黑：此病症指患者面部显露出黑中带黄的肤色。编者曾诊治一例此病症患者，女，47岁，2003年9月12日初诊。诉近两年来面色渐渐变黑，近半年手也开始变黑，西医检查未发现特殊异常，求诊中医。中医古籍对类似疾病均以肾阳虚、肾精亏、瘀血论述，但该患者未察到此类迹象，舌红，苔燥黄，脉滑数。辨其证属热毒蓄积，熏蒸肌肤所致，用本方治疗1个月后皮肤渐渐恢复正常。

病例分析：本患者半年来逐渐发生面部和手部皮色变为黄黑色，又逐渐变为黑色。在医院检查无异常发现。编者四诊合参后只从舌、脉进行辨治，以热毒蓄积，熏蒸肌肤论治，1个月后皮肤转为原色。

补阳还五汤

(《医林改错》)

组成： 生黄芪 60 g　当归 10 g　赤芍 6 g　地龙 10 g　川芎 10 g　桃仁 6 g　红花 6 g

功能与主治： 益气，活血，通络，治疗半身不遂，口眼㖞斜，语言謇涩，口角流涎，或截瘫后大便干燥，小便频数或遗尿不禁，口淡，苔白，脉缓。

方证论述： 本方是王清任补气和逐瘀之法相结合的典范，是王氏之创新所在。分析本方证观点应是以气血辨证思想为指导，根据气血理论总结出了气虚血瘀的辨证思想，并创立本方。从组方原则分析，编者认为补阳还五汤的主要成分是李东垣的当归补血汤，当归补血汤由黄芪、当归组成，用以治疗血虚而身热，其机理是气血不足而致发热。黄芪用量五倍于当归，体现了有形之血不能速生、必须生于无形之气的阳生阴长理论。王氏亦重用黄芪，但不同之处在于加入了活血逐瘀之桃仁、红花、赤芍和通络之地龙，变补气生血为补气活血，真可谓妙。

应用要点：

1. 短暂性脑缺血发作（小中风）：本病是指颈内动脉或椎－基底动脉系统的短暂性血液供应不足。其临床表现为可逆性突然发病，几分钟或几小时的局灶性神经功能丧失，大多在 24 小时内完全恢复，但可有反复发作，作为完全性脑卒中的早期警报。本病可出现不同程度的瘫痪、失语、眩晕、恶心呕吐、共济失调、吞咽困难等，病机属气虚血瘀、虚风内动。处方：补阳还五汤。加减：①血压高者，加天麻 12 g，钩藤后下 30，石决明 30 g，川牛膝 20 g；②眩晕、恶心、呕吐者，加柴胡 12 g，半夏 9 g，甘草 10 g，黄芩 12 g，生姜 12 g，大枣 12 g，泽泻 10 g，白术 12 g，吴茱萸 6 g；③颈肩背酸痛者，加葛根 30 g，桂枝 9 g，白芍 12 g，甘草 10 g，生姜 12 g，大枣 12 g。

编者按：此类患者的治疗应注意几个问题，一是平稳血压，二是稳定情绪，三是御寒防风。所以要求患者积极配合，治疗 1 个月左右，日常生活规律，心情稳定平和，外出做好防护。如能做好以上注意事项，小中风就不会反复发作，也可避免发展成完全性脑卒中。

2. 脑中风后遗症（气虚血瘀型）：脑中风是临床致残率较高的疾病，根据中风程度、体质因素、并发症等多种因素，后遗症也差别很大。最常见者有肢体功能障碍、语言功能障碍、认知功能障碍等。基础方：赤芍9g，川芎10g，当归12g，地龙12g，生黄芪30g，桃仁9g，红花9g。加减：①肢体功能障碍者，加豨莶草20g，鸡血藤20g，桑枝20g，伸筋草15g；②肌张力高，肢体拘挛者，加白芍20g，甘草10g，全蝎6g，蜈蚣1条，木瓜20g；③认知、语言障碍者，加石菖蒲10g，郁金12g，茯神10g，炒酸枣仁20g，胆南星9g；④口眼㖞斜，口角流涎者，加葛根20g，全蝎6g，僵蚕10g；⑤喉中痰鸣者，加半夏9g，天南星9g，白芥子12g，紫苏子10g，莱菔子12g；⑥视力障碍者，加决明子15g，白蒺藜12g，石斛10g，枸杞子12g；⑦便秘者，加火麻仁20g，肉苁蓉20g，熟大黄12g，枳实12g；⑧烦躁失眠者，加牛黄清心丸，每次2丸，和本方汤药同时服，早晚各2丸。

验案：韩某，男，47岁，1993年12月14日初诊。患者因脑血栓住院治疗两个月后出院，后遗左侧半身不遂、言语不利来诊。刻下见左下肢可以行走几步，左上肢抬高时需上臂带动下臂，手握力丧失，舌淡，苔薄、白腻，脉沉弦，血压正常。处方：生黄芪50g，赤芍15g，川芎12g，当归12g，地龙12g，桃仁9g，红花9g，鸡血藤20g，桑枝20g，豨莶草20g，伸筋草20g，天南星9g，石菖蒲10g，郁金10g，配合针灸治疗。先后治疗3个月，患者残肢功能恢复至生活自理，日常可正常沟通交流。

病例分析：本患者属脑血栓后遗症，以半身不遂、言语障碍为主症，结合脉象沉弦、舌质淡、苔薄白腻，综合分析辨为气虚血瘀为主，痰湿内阻窍络为辅。故治疗用补阳还五汤以补气活血，加祛痰、开窍、通络之品。由于此类患者症状改善缓慢，故此方先后修改不大，用时3个月恢复到生活自理，言语可正常与人沟通，其中前两个月配合针灸治疗。

3. 末梢神经炎：本病是指对称性肢体远端感觉、运动和自主神经功能障碍，多由感染、营养缺乏、代谢障碍、中毒等引起。其主要表现为对称性肢体远端针刺、蚁行、烧灼等感觉异常，手套、袜套样感觉障碍，肌肉有压痛，肌张力下降，远端皮肤发冷，干燥皲裂，指（趾）甲松脆，角化过度，出汗过多或无汗等。其病机为营卫不和，气虚血瘀，风邪入络。处方：补阳还五汤，加鸡血藤 15 g，桑枝 20 g，豨莶草 20 g，丝瓜络 10 g，伸筋草 15 g，桂枝 10 g。

验案：侯某，女，67 岁，2011 年 4 月 21 日初诊。患者患糖尿病 8 年，近 1 年来，双脚趾发凉，干燥皲裂，触碰时感觉不灵，在医院以末梢神经炎用药 1 个月疗效不佳，转诊中医治疗，舌淡，苔薄白，脉沉弦。处方：赤芍 10 g，川芎 10 g，当归 12 g，地龙 12 g，生黄芪 50 g，桃仁 9 g，红花 10 g，豨莶草 20 g，丝瓜络 10 g，桑枝 20 g，鸡血藤 20 g，伸筋草 20 g，桂枝 10 g，川牛膝 20 g。水煎服，日 1 剂，早、晚分服，煎药后用药渣洗脚。1 个月后患者感觉皮肤已湿润，触碰、摸有感觉，但是不敏感，原方连用两个月后正常。

病例分析：患者属糖尿病并发症末梢神经炎。本患者有几个特点，年龄偏大，糖尿病史已 8 年，体质整体单薄消瘦，又舌质淡、脉沉，符合气虚血瘀之辨证，故选补阳还五汤为主，舒筋通络为辅，共奏益气活血、舒筋通络之效。从另一方面分析，患者末梢神经症状仅 1 年，神经功能尚未完全丧失，也是得效原因之一，又加上用药渣熏洗局部，起到了局部与整体配合的作用。此病例方子也未多作修改，治疗两个月后感觉已正常。

4. 顽固性面瘫：是指面瘫在一至两个月内不能治愈者。《实用中西医结合诊断治疗学》讲本病："一至两个月内完全恢复，部分变性反应者需三至六个月恢复，倘若患者六个月以上尚未恢复，则日后完全恢复正常的希望不大。"编者体会是，对于本病按常规辨证治疗半月后效果不佳者，应考虑属顽固性面瘫之可能性大，宜采取相应措施。处方：赤芍 9 g，川芎 9 g，当归 12 g，地龙 12 g，黄芪 50 g，桃仁 10 g，红花 10 g，葛根 30 g，桂枝 10 g，鸡血藤 15 g，全蝎 6 g，蜈蚣 1 条　天麻 15 g，丝瓜络 10 g。水煎服，每日 1 剂，早、晚分服，同时停用针灸，缓慢恢复。

验案：冯某，女，43 岁，1989 年 12 月 4 日初诊。患者面瘫 3 个月，各种方法均用过，收效甚微，面色萎黄，微微浮肿，身乏无力，怕冷，头晕，舌淡，苔薄白，脉沉迟。四诊合参辨证属气虚血瘀，营卫不和，经络痹阻。用补阳还五汤，加陈皮 12 g，白术 10 g，党参 15 g，连服两个月后面瘫恢复大半，笑脸时仍有口㖞现象而停止治疗。

病例分析：患者属面神经麻痹，即中医之面瘫，关键在于治疗 3 个月仍未获效。四诊合参发现患者面色萎黄，面微浮肿，身乏无力，恶寒，脉沉而迟，舌淡，再看既往用药大都是香燥走窜之品，只顾治病，未顾及身体，所以效果不佳。编者观点是疾病发生在人体，临床治疗时须病与体结合辨证，二者缺一不可。鉴于此，本患者以益气活血为主，佐以平肝息风、止痉药，共同组成了扶正祛邪之剂，先后治疗两个月而愈。

血府逐瘀汤

(《医林改错》)

组成：生地黄 12 g　赤芍 10 g　当归 12 g　川芎 9 g　桃仁 9 g　红花 9 g　柴胡 6 g　枳壳 9 g　甘草 6 g　川牛膝 12 g　桔梗 6 g

功能与主治：活血祛瘀，行气止痛。治疗胸中瘀血内阻引起的头痛、胸痛，心热烦躁，失眠多梦，心慌心悸，呃逆干呕，傍晚发热等。

方证论述：王清任在《医林改错》中主要论述了两个方面内容，一是对脏腑解剖和部分生理功能的认识，二是气血理论和临床实践经验。在气血理论方面，他认为气和血是人体的重要物质，主张"治病之要诀在明白气血，无论外感内伤……所伤者无非气血"。他认为气是人体生命之源，目视、耳听、头转、身摇、掌握、足步等都是气所支配。在治疗法则上，王氏创立了"逐瘀活血""补气活血"两种方法，针对活血逐瘀法共创立了十余首方剂，主张分辨瘀血的不同部位给予针对性治疗。本方是王清任诸活血方之一，王氏将本方证病位定在胸，涉及脏腑为心、肺、肝、胆，病变性质为瘀血。

从方剂组成分析，本方由桃红四物汤（桃仁、红花、生地黄、赤芍、当归、川芎）、四逆散（柴胡、枳壳、赤芍、甘草）和两味引经药组成。桃红四物汤是由生血补血之四物汤加活血逐瘀之桃红组成，以奏活血而补血之效。四逆散可疏肝利胆，调和脾胃，清透郁热；桔梗开宣肺气，利胸膈，引药上行；牛膝活血祛瘀，行血下行，引邪下走；共同组成补血而不滞，活血而不伤正，理气不耗血，补中有泻，泻中有补，上下分消，气血顺畅，而瘀血消散之剂。

应用要点：

1. 慢性盆腔炎：此为妇女内生殖器（子宫、输卵管、宫旁结缔组织、盆腔腹膜）的慢性炎症，是妇科最常见病症之一。其临床表现有小腹坠胀痛，腰骶痛，白带量多，月经不调，性交和劳累后加重。中医认为，其病机为余邪未尽，气滞血瘀，冲任受损。处方：血府逐瘀汤。加减：①白带多者，加完带汤（白术、山药、党参、白芍、车前子、苍术、甘草、陈皮、荆芥穗、柴胡）；②黄带多者，加易黄汤（山药、白果、芡实、黄柏、车前子）；③腰骶酸痛者，加杜仲、菟丝子；④少腹坠胀、痛者，加乌药 12 g，木香 12 g；⑤病久白带清稀者，加鹿角霜、巴戟天、生黄芪。

验案：余某，女，42 岁，1998 年 12 月 1 日初诊。患者职业为司机，经常腰骶酸痛，以腰痛治疗 1 个月未见效，转投中医治疗。刻下症见患者腰骶痛，月经前加重，下肢肿胀，小腹坠痛，白带色黄而量多，大便不爽，舌淡红，苔薄白，脉弦。处方：当归 12 g，生地黄 12 g，桃仁 12 g，红花 12 g，枳实 15 g，川牛膝 20 g，川芎 12 g，柴胡 12 g，赤芍 12 g，甘草 9 g，桔梗 6 g，山药 15 g，白果 10 g，芡实 15 g，黄柏 12 g，车前子 30 g，杜仲 12 g。7 剂，水煎服，日 1 剂，早、晚分服。二诊时诉小腹坠胀痛大减，黄带减少，月经来潮，嘱月经结束后再服上方 1 周。三诊时诸症均正常，但为巩固疗效，又连服两周。

病例分析：患者以腰骶痛为主症就诊，在骨伤科治疗 1 个月未见效，而转中医治疗。四诊合参发现其腰痛特点是经前加重，同时伴有小腹坠胀痛、白带多而色黄、下肢肿、大便不爽等。说明病根在妇科器官之气滞血瘀，湿热内结，并非在腰，此前治疗疾病定性定位方面出现误差。因此治疗用血府逐瘀为主方以理气活血，用易黄汤清热燥湿为辅，合成行气活血、清热燥湿之剂，使气行血行，湿去热清，腰痛自然而愈。从方中未能找到治腰痛之药，此为治病求本之真谛。

2. 肝着（肝著）：本病名出自《金匮要略·五藏风寒积聚病脉证并治》，因肝脏气血郁滞，着而不行所致。其临床表现为胸痛，常捶击后舒顺，在胸痛前常思热饮，饮后也较舒顺。《金匮要略》原文用旋覆花汤（旋覆花、新绛、大葱）治疗，编者临床实践证实，血府逐瘀汤疗效更佳。处方：用血府逐瘀汤原方加旋覆花 10 g，瓜蒌 15 g。

验案：钱某，女，62 岁，1985 年 7 月 10 日初诊。患者诉胸前部窜痛 10 余年，整日发作，只有入睡时才能停止，以心脏病做多种检查均无异常，按心绞痛用药不见效，后转诊中医。察患者面色灰黯，表情呆板、无笑容，诉胸部窜痛，用手捶击后痛处转移，有时可窜至背胁、上下肢，脉沉，舌紫黯。处方：当归 12 g，生地黄 12 g，桃仁 12 g，红花 12 g，枳壳 12 g，川牛膝

20 g，川芎 12 g，柴胡 12 g，赤芍 12 g，甘草 9 g，桔梗 6 g，瓜蒌 15 g，旋覆花 10 g。7 剂，水煎服，每日 1 剂，早、晚分服。二诊诉窜痛好转，心情也觉平静，也出现笑容。原方连服 3 个月后，自觉大为好转，但有时似有窜痛，又服原方 3 个月后愈。

病例分析：该病患因胸部疼痛，到处求医 10 余年，当时能查的医疗检查均查过，未能定性，类似西医的神经痛。通过四诊分析认为，符合《金匮要略》所讲之肝着病，发病因肝气郁滞，着而不行，久则血瘀阻结，患者用拳捶击后暂能减轻，是捶击使气血移动使然，后则痛苦复至。治疗用本方以行气活血为主，加旋覆花、瓜蒌消痰降气，共成行气活血、降气消痰之剂，鉴于此类疾病和情绪心态关系密切，所以治疗时间应长，该患者先后治疗 3 个月而愈。

少腹逐瘀汤

（《医林改错》）

组成：川芎10 g　炮姜6 g　延胡索10 g　五灵脂6 g　赤芍9 g　小茴香6 g　生蒲黄10 g　肉桂6 g　当归10 g　没药3 g

功能与主治：活血祛瘀，温经止痛。治疗少腹积块疼痛，或少腹胀满，或月经一月三五次，经色或紫或黑，或有块，月经期腰疼，少腹胀痛，或崩漏兼少腹疼痛，或有白带，带色粉红等。

方证论述：王清任的活血逐瘀法是按瘀血不同部位给予针对性的治疗，本方证是为瘀血结于下焦少腹而设。下焦包括肝肾、女子内生殖器官，因功能失调，寒凝气滞，疏泄不畅，血瘀不活，而结于少腹。治疗用温阳理气、逐瘀活血之法。血府逐瘀汤用柴胡、桔梗载药上行以治胸胁部瘀血，而本方则用小茴香、肉桂以温通止痛，主治下焦虚寒，少腹瘀血。在活血药物的选用上，本方用蒲黄，取其两种功能，即生用可活血止痛，炒用可止血。

应用要点：

痛经：凡是经期或者行经前后下腹疼痛或痛引腰骶，以致影响工作和日常生活者称痛经。痛经分原发性和继发性两种。前者生殖器官无器质性病变，亦称功能性痛经；后者生殖器官有器质性病变，如子宫内膜异位、盆腔炎、子宫肌瘤等。中医认为这两种痛经是有区别的，原发性痛经大都属寒凝气滞，继发性痛经大多属气滞血瘀。编者临床经验是，原发性痛经用少腹逐瘀汤加乌药汤（出自《济阴纲目》：乌药10 g，香附12 g，当归10 g，木香12 g，甘草6 g），继发性痛经用少腹逐瘀汤合桂枝茯苓丸（出自《金匮要略》：桂枝10 g，赤芍10 g，茯苓10 g，牡丹皮10 g，桃仁10 g），临床疗效满意。

验案1：韩某，女，36岁，1980年5月7日初诊。患者诉痛经两年，每经前两日少腹坠痛，腰骶疼痛，月经量少，舌黯、有瘀点，脉沉。妇科确诊为子宫肌瘤多发。处方：桂枝10 g，茯苓12 g，赤芍12 g，牡丹皮10 g，桃仁10 g，川芎10 g，炮姜6 g，延胡索12 g，五灵脂10 g，小茴香6 g，生蒲黄 10 g，当归 15 g，没药 5 g。5 剂，水煎服，日 1 剂，早、晚分服。二诊时诉用药后无不适，因未在经期，嘱原方再服 10 剂，经期第一天停药。三诊诉此次经期痛经减大半，月经量略多些，色略鲜些。原方连服 3 个月后，痛经消除。

验案 2：陆某，女，17 岁，1978 年 10 月 12 日初诊。患者诉月经初潮 3 年以来，每值经期出现痛经，且痛不可忍，经常去急诊打针，服用多种中成药，均收效不大。舌淡，苔薄白，脉沉弦。处方：川芎 10 g，炮姜 6 g，延胡索 12 g，五灵脂 6 g，小茴香 6 g，生蒲黄 10 g，肉桂 6 g，当归 12 g，没药 5 g，乌药 12 g，木香 12 g，香附 12 g，甘草 9 g，赤芍 10 g。嘱月经前 10 天服药 7 剂，连服三个周期，第三个月后复诊，诉已不再痛经。

病例分析：上述两病例均以痛经就诊，同样用少腹逐瘀汤加减治疗，但有区别。例一之痛经，以少腹坠痛为主，经量少而色暗，伴有腰骶痛，并被诊为子宫肌瘤，属于少腹瘀血所致。治疗用药以少腹逐瘀汤活血祛瘀，温经止痛，又加入桂枝茯苓汤活血消癥。因癥不去则血不活，血不活则癥不去，若单用少府逐瘀汤则力度、深度均不够。癥非一日形成，更非一日可消，本患者先后治疗三个多月愈。例二属青年月经初潮阶段，大都为功能不调，寒凝气滞，疏泄不畅，血流不畅，结于少腹。治疗用温阳理气、逐瘀活血、温经止痛之法足矣。此类痛经效果明显，一般于每次月经前一周用少腹逐瘀汤 7 剂，其他时间不必用药，连服两次即可。

身痛逐瘀汤

（《医林改错》）

组成： 桃仁 10 g　红花 10 g　当归 12 g　川芎 10 g　川牛膝 15 g　秦艽 10 g　五灵脂 6 g　香附 12 g　没药 5 g　羌活 10 g　地龙 10 g

功能与主治： 活血行气，祛瘀通络，通痹止痛。治疗周身疼痛，经久不愈。

方证论述： 本方体现了王清任活血祛瘀之又一特点，就是活血药和行气通络散风药的巧妙配合，体现了"治风先治血，血行风自灭"的中医理论。通过活血祛风、通络止痛，达到通而不痛之目的。在用药方面，除常规用药之外，加入了动物药和树脂药，如地龙、没药，以使活血通络之力度更深入。

应用要点：

1. 骨性关节炎：骨性关节炎是指能动关节的关节软骨发生原发性或继发性退行性变，并且在关节缘有新骨形成，退行性变的速度超过修复和再生的速度。本病常在中年以后发病，始发于负重大、活动多的关节，如髋、膝、踝、颈、腰椎等，早期表现为关节疼痛和发僵，从一个姿势转变到另一个姿势时，活动感到不便、疼痛，活动后关节反而舒适疼痛减轻，但过度活动又会引起疼痛或活动受限。西医治疗时以解除局部肌肉痉挛，改善局部血液循环为主，达到消炎止痛的目的。中医则用行气活血、祛瘀通络、通痹止痛加补益肝肾法治疗。处方：身痛逐瘀汤加青娥丸（核桃仁 2 枚，补骨脂 10 g，杜仲 12 g，生姜 10 g）。青娥丸补肾虚，为治疗足膝酸软之方，二方相加取扶正祛邪之义。再以关节痛之部位而加减：①颈椎为主者，加葛根 30 g，姜黄 10 g；②腰椎为主者，加桑寄生 15 g，狗脊 12 g；③膝、踝关节为主者，加独活 10 g，木瓜 15 g；④关节怕冷或遇阴雨天加重者，加制川乌 6 g；⑤关节有积液或肿者，加苍术 15 g，生薏苡仁 30 g，汉防己 10 g。

验案：郝某，女，67 岁，1982 年 2 月 8 日初诊。患者腰膝关节酸痛，活动不利多年，多次化验风湿、类风湿均无异常，用止痛药后疼痛缓解，但停药后疼痛又加重，舌淡，苔薄白，脉弦。处方：桃仁 10 g，红花 10 g，当归 12 g，川芎 10 g，川牛膝 15 g，秦艽 10 g，五灵脂 6 g，香附 10 g，没药 5 g，杜仲 12 g，地龙 10 g，独活 10 g，补骨脂 12 g，核桃仁 2 枚，生姜 12 g，狗脊 12 g，木瓜 15 g，桑寄生 15 g。水煎服，日 1 剂，早、晚分服。7 剂药后复诊诉，疼痛减轻，1 周未服止痛药，活动也感灵活，原方再服 1 个月后愈。

病例分析：本病例属西医诊断的骨性关节炎，是中老年人的常见病，民间称老年腰腿痛。此病症并非风湿、类风湿病变，而是关节局部肌肉痉挛和局部血液循环不良形成的无菌性炎症，属气滞血瘀，肝肾虚衰。治疗不可用散寒祛风类药物，以免伤气耗血，伤及正气。用身痛逐瘀汤以行气活血通络，加入补益肝肾之药以固其本，因肝主筋，肾主骨，也是扶正祛邪法的体现。对于本病的治疗，不能一劳永逸，治愈后属阶段性临床治愈，过后仍会复发，应告知患者本病之特殊性。

2. 强直性脊柱炎：本病为脊柱各关节包括骶髂关节、关节突关节、肋椎关节及关节周围组织的侵袭炎症，晚期各关节发生骨性融合，韧带骨化，脊柱呈强直状态。本病是一种病因未明的慢性进行性炎症疾患，目前尚无特殊疗法来阻止本病的发展，用本方加减治疗，可缓解疼痛延缓发展。处方：身痛逐瘀汤加葛根 30 g，制川乌 6 g，全蝎 6 g，蜈蚣 1 条，狗脊 12 g。

验案：林某，男，35 岁，2001 年 5 月 7 日初诊。患者患强直性脊柱炎 5 年余，四处求医，采用多种方法治疗均未见效。现主要症状为颈、背、腰痛，阴雨天和夜间加重，每日晚间在床上辗转难忍，饮食二便正常，舌淡红，苔薄白，脉弦滑。处方：桃仁 12 g，红花 12 g，当归 12 g，川芎 12 g，川牛膝 20 g，秦艽 12 g，五灵脂 6 g，香附 12 g，没药 6 g，羌活 12 g，地龙 12 g，全蝎 6 g，蜈蚣 2 条，制川乌 6 g，片姜黄 12 g，葛根 20 g，麻黄 10 g。水煎服，每日 1 剂，早、晚分服。服 10 剂药后复诊，诉疼痛减除大半，可以安静入睡，无其他不适，原方连续服两个月后不再疼痛。以后每周两剂药，连服 1 年后病情稳定。但由于本病的特殊性，嘱患者每月服 10 剂药，以巩固疗效。追访 3 年，患者工作、生活正常。

病例分析：强直性脊柱炎一病，属原因未明的慢性进行性炎症疾病，目前无特殊治疗手段。本病例也属编者唯一临床治愈的病例，患者目前和常人一样，前后服中药 3 年之久。对此感受如下：一是患者年轻，二是患病时间 5 年多，三是能坚持服药，此方、此法能否在其他患者身上复制有待商榷。关于治疗方药，其组成有三部分，以身痛逐瘀汤为主，活血行气，通痹止痛，全蝎、蜈蚣、川乌以息风散结，温经止痛，葛根、狗脊以滋养脊柱。

会厌逐瘀汤

（《医林改错》）

组成： 桃仁 10 g　红花 10 g　生甘草 10 g　桔梗 12 g　生地黄 12 g　当归 10 g　玄参 15 g　柴胡 10 g　枳壳 12 g　赤芍 10 g

功能与主治： 行气活血，养阴润喉，用于气滞血瘀引起的咽喉不利，发声嘶哑，咳嗽，舌淡红，苔薄白。

方证论述： 本方在《医林改错》中用以治疗天花五六天后呛水之症，王氏认为此症属气虚血凝所致。目前天花一病已灭绝，后世中医将本方予以新的用途。本方药物组成是四逆散加桔梗甘草汤加桃仁、红花、玄参。四逆散清透郁热，疏肝理脾；桔梗甘草汤（又名桔梗汤、甘桔汤，《伤寒论》方）治少阴病、咽喉痛；桃仁、红花活血化瘀破结；玄参清热解毒，养阴散结。上药合用，共奏行气活血散结、滋阴清热润喉之效。

应用要点：

慢性喉炎：本病是喉黏膜的慢性非特异性炎症，又称慢性非特异性喉炎，主要是声带和室带的炎性病变，是造成声音嘶哑的主要原因，属中医久瘩范畴。其临床表现为间歇性声音嘶哑，晨起较明显，以后随活动增加而声音变好，次晨又差；发音不能持久，喉部不适和发声疼痛。中医认为急性发作者是外邪乘肺，叫"金实不鸣"；病久者则属肺肾阴亏，叫"金破不鸣"。本书在百合地黄汤中讨论过，另一则属阴亏血凝，不属本方讨论内容。处方：会厌逐瘀汤。加减：①劳累过多、讲话过多时声音嘶哑加重者属气虚，加生黄芪 30 g，麦冬 20 g；②西医检查有声带结节者，加白芥子 10 g，浙贝母 10 g，炮甲珠 5 g。

验案：顾某，男，41 岁，2014 年 2 月 20 日初诊。患者做司仪工作，两年以来，间歇性出现发声嘶哑，自以为和工作有关，每日泡服胖大海等，时好时差，近 3 个月以来早晨都会出现声音嘶哑，咽喉干燥，到下午逐渐好转，脾气急躁，舌淡红，苔薄，脉弦，用养阴清肺汤加减治疗未见效。二诊时改用会厌逐瘀汤加生黄芪 30 g，麦冬 20 g,7 剂，水煎服，日 1 剂，早、晚分服。三诊时见效，诉每晨起发音稍显厚重，但已不嘶哑，原方又服两周后愈。

病例分析：本病例为慢性喉炎，临床大多以阴虚痰阻治疗，但疗效并不理想，尤其是病程长者更是如此。本患者开始编者也用滋阴法治疗，未见效，后期改用行气活血、养阴润喉法，用方选会厌逐瘀汤，又因病久，有气阴不足之象，加生黄芪、麦冬，连续治疗 40 天而获效。

镇肝息风汤

《医学衷中参西录》

组成： 生白芍 20 g　天冬 20 g　怀牛膝 30 g　生麦芽 20 g　龟甲 12 g　生甘草 12 g　川楝子 12 g　生龙骨、生牡蛎各 30 g　玄参 20 g　代赭石 20 g　茵陈 15 g

功能与主治： 镇肝息风，滋阴潜阳。治疗肝肾阴亏，肝阳上亢，气血逆乱，头目眩晕，目胀耳鸣，脑部热痛，心中烦热，面色如醉，或常嗳气，肢体渐觉不利，口角歪斜，甚或眩晕跌仆，昏不知人，脉长有力。

方证论述： 本方证是治疗中风的重要方剂，无论是中风前、中风时均可使用。本方所治之中风是风自内生的"类中风证"，病机为肝风内动，肝阳上升，气血逆乱，并走于上。外风宜祛，内风宜息，方中重用牛膝以引血下行，折其亢盛之风阳，生龙骨、生牡蛎、龟甲、白芍潜阳而镇逆，柔肝息风；代赭石一药专用以镇逆平冲，不使肝阳上升太过，使脏腑之气上冲之势平和；元参、天冬壮水滋肝，清金制木，茵陈清肝热舒肝郁；麦芽疏肝和中，川楝子泻肝气，共奏镇肝息风之功。在临床应用时伴有昏事不醒者，可同时送服安宫牛黄丸，每日 1 丸，连服 3 日。

应用要点：

高血压病以及并发之高血压脑病、急性脑血管病：高血压脑病常发生在恶性高血压的情况下，临床以出现脑病症状和体征为特点，如弥漫性严重头痛、意识情志改变、精神错乱，甚至昏迷。急性脑血管病包括脑出血、脑动脉血栓形成、蛛网膜下腔出血。处方：镇肝息风汤。加减：①精神错乱、昏迷者，加安宫牛黄丸，每日 1 丸，连服 3 日；②血压持续不降、头痛甚者，加夏枯草 30 g，羚羊角粉^冲0.6 g，钩藤 30 g，天麻 15 g，全蝎 6 g；③便秘者，加生大黄^{后下}10 ～ 30 g，视病情酌情加减用量；④喉中痰鸣，舌苔厚腻者，加胆南星 10 g，瓜蒌 15 g，半夏 10 g，茯苓 30 g，枳壳 12 g；⑤肢体功能障碍者，加地龙 12 g；⑥呃逆频作者，加旋覆花 20 g。

验案：杨某，男，52 岁，1984 年 12 月 21 日初诊。患者两天前因脑出血收入院，表现为昏睡、偏瘫，经抢救治疗 1 周后意识逐渐清醒，但血压一直在 180/100 mm Hg 左右，恐再出血，要求中医参与治疗。刻下见患者面部潮红，喉中痰鸣，口吐秽气，半身不遂，大便 5 日未行，舌暗红，苔黄、厚腻，脉弦滑有力。处方：生白芍 20 g，天冬 20 g，怀牛膝 30 g，生麦芽 30 g，龟甲 12 g，甘草 10 g，川楝子 12 g，生龙骨、生牡蛎各 30 g，玄参 20 g，代赭石 30 g，茵陈 15 g，天麻 15 g，羚羊角粉^{冲} 0.6 g，夏枯草 30 g，生大黄^{后下} 15 g，胆南星 10 g，半夏 10 g。3 剂，水煎，鼻饲，每日 1 剂。3 日后复诊，大便通，喉中痰鸣减大半，血压 150/95 mm Hg 左右，舌质红，苔薄、黄腻，脉滑，上方去生大黄，加瓜蒌 20 g，3 剂，同前服法。3 日后复诊，血压稳定在 130/85 mm Hg 之间，诸症均好转，上方加入地龙 12 g、桑枝 15 g，再服 1 周后患者可简单对话，患侧肢体可在床上移动，后转入中医科，以针灸继续治疗。

病例分析：本例患者为出血性脑血管病急性期，其神志虽清醒，但血压持续偏高，随时有再出血的可能。当时脑外科治疗在基层尚未开展，保守治疗最为现实，故采取中西医结合治疗。察患者面部潮红，喉中痰鸣，口吐秽气，半身不遂，舌暗，苔黄、厚腻，脉弦滑有力。四诊合参辨为肝肾阴虚，肝阳上亢，气血逆乱，肝风内动之中风（中脏腑）。治疗应镇肝息风，滋阴潜阳，佐以清热涤痰。处方用镇肝息风汤为主，且重用川牛膝以引血下行，折其亢盛之风阳，加入天麻、羚羊角、夏枯草以清肝热，平肝阳，稳血压；加生大黄、胆南星、半夏以涤痰热而醒神。治疗 10 天左右，急性期已过，血压稳定后转入后期治疗。

高血压、脑血管意外均可大胆应用本方，疗效肯定，辨证关键在于脉弦有力，上盛下虚，面红如醉，目胀耳鸣，神志改变。

天麻钩藤饮

《杂病证治新义》

组成： 天麻 15 g　钩藤 30 g　石决明 30 g　黄芩 12 g　生栀子 12 g　川牛膝 20 g　首乌藤 20 g　杜仲 12 g　桑寄生 15 g　益母草 20 g　茯神 20 g

功能与主治： 滋阴清热，平肝息风。治疗肝阳偏亢引起的头痛眩晕，失眠，震颤，耳鸣眼花，舌质红，苔薄黄。

方证论述： 本方证病机为肝肾阴虚，虚火上扰而引动肝风，其临床表现主要集中在头和五官，如头痛眩晕、耳鸣眼花等。此部位本属清阳所在之处，今虚火、亢阳一拥而上，此处失去清静故而头痛眩晕，耳鸣眼花；同时热扰心神，心神不安故失眠；肝肾水亏则风动，故四肢、头颅震颤。治疗重点是滋阴清热，其次是平肝熄风，佐以养心安神，平调心、肝、肾之阴阳，潜降上亢之火风，使阴平阳秘、气血调和。

应用要点：

1. 高血压病：从中医角度论治，高血压可分为 5 种不同类型，本方证治疗类型为其中之肝阳上亢型。其临床表现为：眩晕，耳鸣，头胀痛，易怒，失眠多梦，脉弦，兼有面红、目赤、口干、便秘，舌红苔黄，或兼有腰膝酸软，健忘，肢体震颤等。处方：天麻钩藤饮。加减：①肝火甚者，加龙胆草 12 g，柴胡 12 g；②便秘者，加生大黄^{后下} 12 g，枳实 15 g；③心烦失眠甚者，加黄连 12 g，炒酸枣仁 30 g，生地黄 20 g，麦冬 20 g。

验案：齐某，男，39 岁，1999 年 5 月 19 日初诊。患者诉近 1 年来经常头晕头痛，并未在意，体检发现血压 150/92 mm Hg，不想采用西医治疗，遂求诊中医。患者表现为头晕、头痛，偶有耳鸣，面部发热，心烦眠浅，舌淡红，苔薄黄，脉弦。处方：天麻 15 g，钩藤^{后下} 30 g，石决明 30 g，黄芩 12 g，生栀子 12 g，川牛膝 30 g，首乌藤 20 g，杜仲 12 g，益母草 20 g，桑寄生 20 g，黄连 10 g，炒酸枣仁 30 g，生地黄 20 g。7 剂，水煎服，每日 1 剂，早、晚分服。1 周后复诊，症状大减，血压 130/90 mm Hg，并觉神清气爽，原方继服 1 个月后血压正常。

病例分析：患者头晕、头痛，未意识到血压升高，以为和工作紧张劳累有关，体检时才发觉血压高，伴有耳鸣、面热、心烦失眠，属肝阳上亢所致，但并非原发性高血压病，的确和工作紧张、生活不规律有关。处方以天麻钩藤饮为主，加黄连、酸枣仁、生地黄以平肝滋肾，养心安神，潜降上亢之火风，使阴阳平和，气血调和，而血压得以平稳，先后调理 1 个月，后血压再未高过。

2. 头痛：此为临床常见症状之一，病因有外感与内伤两类。本方证之头痛是内伤头痛之"肝阳头痛"，血压并不高，临床特点是头痛、头眩时作，头部抽动感，头两侧重，心烦易怒，面红口苦或兼胁痛，舌红，苔薄黄，脉弦或弦细数。处方：天麻钩藤饮。加减：①肝阴不足明显者，加白芍 30 g，女贞子 20 g；②肝火盛者，加龙胆草 12 g，柴胡 12 g，川芎 15 g。

验案：张某，男，47 岁，1997 年 5 月 20 日初诊。患者诉头痛、头晕 1 月余，中午、下午加重，以头两侧为主，心烦，面部炽热感，喜欢在阴暗处，怕光怕热，舌红，苔薄黄，脉弦数。处方：天麻 15 g，钩藤后下30 g，石决明 30 g，黄芩 12 g，生栀子 10 g，川牛膝 20 g，首乌藤 15 g，杜仲 12 g，桑寄生 15 g，益母草 20 g，茯神 10 g，生白芍 20 g，菊花 20 g。7 剂，水煎服，日 1 剂，早、晚分服。7 日后复诊，诉已不头痛，只有下午略感头晕，原方再服 1 周后愈。

病例分析：患者以头痛为主症，伴有心烦、面部炽热、喜在阴暗处、怕强光，为肝阳上亢所扰，治疗忌用辛散类药物，以免火上加油，应以滋阴、清肝熄风为法。处方以天麻钩藤饮为主，加生白芍、菊花以平肝缓急止痛，先后用药两周而愈。

3. 失眠：本病临床最常见，可以讲每日门诊均能见到此类患者。其发病与心、肝、胆、脾、胃、肾均有密切关系。本方证所述为肝阴虚肝阳亢之失眠，《血证论·卧寐》说："肝病不寐者，肝藏魂，人寤则魂游于目，寐则魂反于肝。若阳浮于外，魂不入肝，则不寐，其证并不烦躁，清睡而不得寐，宜敛其阳魂，使入于肝。"鉴于以上理论，编者多年以来，用本方加减治疗此类失眠，效果良好。加减：①肝血不足，肝阴亏损者，原方加酸枣仁汤（炒酸枣仁 30 g，知母 12 g，茯苓 30 g，川芎 10 g，甘草 10 g），以养肝血、滋肝阴；

②有肝郁症状者，原方加柴胡 12 g，生龙骨、生牡蛎各 30 g，以增加疏肝清热、镇静安神之功；③去石决明，加生龙骨、生牡蛎各 30 g，以增强镇静安神之功。

验案：李某，女，42 岁，2015 年 12 月 10 日初诊。患者诉失眠多年，用过治疗失眠相关药物，也曾长时间服用中药，效果均不理想。刻下症见失眠、心悸、盗汗、头目眩晕、咽干烦躁、耳鸣、舌红、苔薄黄、脉弦数。处方：天麻 15 g，钩藤^{后下}20 g，生龙骨、生牡蛎各 30 g，黄芩 12 g，生栀子 10 g，川牛膝 20 g，首乌藤 20 g，杜仲 12 g，桑寄生 15 g，益母草 20 g，茯神 30 g，炒酸枣仁 30 g，知母 12 g，川芎 10 g。7 剂，水煎服，日 1 剂，早、晚分服。7 日后复诊，诉服药当日则能入睡 5 小时，1 周仅有 1 夜睡眠 3 小时，甚感高兴，原方继服 1 个月后睡眠正常。

病例分析：患者以失眠为主诉就诊，用过相关药物未见效，可见其治疗一定要另辟蹊径才可获效。从症状分析，失眠、心悸、盗汗，头目眩晕、咽干烦躁、耳鸣，舌红、苔薄黄、脉弦数，属阳亢上扰，既有肝阴不足，同时又有肝血不足，肝阴虚、血虚同时存在，则邪火上乘故烦而不眠，治疗时应平肝、养血、安神。处方用天麻钩藤饮合酸枣仁汤。二诊时患者诉睡眠可达 5 小时，其他症状均减轻，原方继服 1 个月愈。

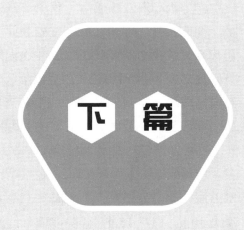

下 篇

葱豉汤（《肘后方》）

组成：连须葱白 3 茎　淡豆豉 10 g

功能与主治：通阳解表。治疗风寒感冒初起，症见恶寒无汗，头痛鼻塞，舌苔薄白，脉浮。

方证论述：本方药性平和，虽辛温而不燥热，无伤津之弊，深为历代医家重视。费伯雄讲："本方解表通阳，最为妥善，勿以其轻而忽之。"又如《成方切用》讲："葱通阳（葱中空，为肺菜，散手太阴、阳明之邪），豉升散，均能发汗，邪初在表，宜先服此类解散之，免用麻黄汤者之多所顾忌，用代麻黄汤者之多所纷更也。"中医温病学派并不主张辛温解表发汗，但对本方则犹多推崇。《时病论》中春温第一方——辛温解表法所用药物（葱白、淡豆豉、防风、桔梗、苦杏仁、陈皮）即从本方扩充而来，并指出："淡豆豉、葱白即葱豉汤，乃肘后之良方，用代麻黄，通治寒伤于表，表邪得解，即有伏气亦可随解。"

应用要点：①伤寒初期，头项腰背疼痛，恶寒无汗，用本方加葛根 20 g，水煎服；②暑天感寒，鼻塞流涕（鼻炎），用本方加香薷 12 g，苍耳子 10 g，辛夷 10 g，白芷 15 g；③阴虚感寒，头痛身热，恶风寒无汗，舌红少苔，脉数，口渴咽干，咳嗽心烦，用加减葳蕤汤，此方中有葱豉汤，是临床常用方（葱白 3 茎，淡豆豉 12 g，玉竹 12 g，桔梗 12 g，薄荷 12 g，生姜 12 g，大枣 12 g），一般情况，三剂可愈；④产后血虚感寒，用本方加葛根 20 g，麦冬 15 g，生姜 12 g。

栀子豉汤（《伤寒论》）

组成：栀子 10 g　淡豆豉 10 g

功能与主治：清热除烦。治疗身热懊恼，虚烦不眠，胸脘痞闷，按之软而不硬，嘈杂似饥，但不欲食，舌质红，苔微黄。

方证论述：本方是《伤寒论》中重要且常用之方，在《伤寒论》中有四处讨论此方，分别是栀子豉汤，加甘草名栀子甘草豉汤，加生姜名栀子生姜豉汤，加枳实名枳实栀子豉汤，在此合并讨论。栀子豉汤证的病机是表证未罢，余热未解，热扰胸膈，或热邪直犯胸膈，不能透达。心胸烦热不适，坐卧不宁，均是无形邪热扰于胸膈所致。本方能清宣透达，使邪外出。用苦寒栀子清心胸烦热，辛甘、微寒淡豆豉升散泻热，一宣一降，相须为伍。张仲景在此方基础上又设立加减，少气者加炙甘草；呕者加生姜；心烦腹满、起卧不安者去淡豆豉加厚朴、枳实。关于栀子豉汤的讨论，《医宗金鉴》讲得更为形象："栀子苦能涌泄，寒能胜热，其形象心，又赤色通心，故主治心中上下一切证；豆形象肾，又黑色入肾，制而为豉，轻浮上行，能使心腹之浊邪上出于口，一吐而心腹得舒，表里之烦热悉解矣。所以然者，急除胃外之热，不致胃家之实，即此栀子豉汤为阳明解表之圣剂矣。"《伤寒论》在原文中有"得吐者，止后服"之说法，后人实践证明，用此方很少有呕吐者，故不必顾忌。

应用要点：①急性胃炎、食道炎、肝胆疾患有上述症状者，可用柴胡剂加本方；②心脏神经官能症（心动过速），可用朱砂安神丸（或汤，黄连、生地黄、当归、甘草、朱砂）加本方；③心肾不交引起的心烦失眠，用黄连阿胶鸡子黄汤加本方；④妇女更年期综合征，肾虚肝郁型可用滋水清肝饮加本方。

当归补血汤（《内外伤辨惑论》）

组成：黄芪 30 g　当归 10 g

功能与主治：补气血。治疗劳倦内伤，肌热面赤，烦渴欲饮，以及妇人经行、产后血虚发热等。

方证论述：本方是补气生血之剂。中医认为，血实则身凉，血虚则身热。气为阳而血为阴，阴血不足则发热。血藏于肝，气统于肺，但化生气血在脾胃。血虚原因种种，本方证属中气虚不能化生阴血，致使肝血不足而发热。治疗本证之血虚应以补气为主，因有形之血不能速生，必生于无形之气，扶阳存阴，补气生血，则阴平阳秘，此证可除。李东垣讲"血虚发热，证象白虎"，指出本证发热和白虎汤发热之区别。李东垣又讲："血盛则身凉，血虚则身热，此以饥饱劳役，伤其阴血，虚阳独胜，故饥热烦渴，与阳明白虎证无异，但白虎证得之外感，实热内盛，故脉大而长，按之有力，此证得之内伤，血虚发热，脉洪大而无力，《内经》所谓脉虚、血虚是也。"

本方黄芪用量五倍于当归，味甘性温入脾，补阳生气，增强生血之源；

又助当归入肝补血之功，使阳生阴长，血实而身凉，在临床中治疗内伤杂病的阳虚发热，用甘温除热之法亦属于此理论。

应用要点： ①产后、大手术后感冒，常用柴胡桂枝汤加本方治疗；②各种贫血，用八珍汤加本方治疗；③阳气虚弱所致低热，用桂枝汤加本方治疗。

大黄黄连泻心汤（《伤寒论》）

组成： 生大黄9g　黄连3g　黄芩9g

服用方法： 用沸水渍泡，取汁饮用。

功能与主治： 清热泻痞，泻火解毒，苦寒燥湿。治心下痞，按之濡，发热烦躁，甚则发狂，便秘尿赤，吐血衄血，口舌生疮，牙龈肿痛，舌红，苔黄，脉滑数。

方证论述： 本方证病机是无形邪热聚于心下，气机不畅。心下痞满，按之柔软不痛，烦渴为其主症，同时又可出现吐血、衄血，量多而色鲜，来势凶猛。《金匮要略》："心气不足，吐血、衄血，泻心汤主之。"此指心中阴气不足，阳气独盛，逼血妄行。治宜清热泻痞，泻火解毒。大黄用以泻火非攻下，黄芩、黄连清热解毒燥湿。方名泻心汤，是就心属火而言。

本方用沸水浸泡，取气薄而力轻之意，重在清中焦之热邪，而不主泻下。《医宗金鉴》讲："仅得其无形之气，不重其有形之味，是取其气味俱薄，不大泻下。"

应用要点： ①牙龈出血、鼻出血、结膜充血，本方连用三天即可；②口舌生疮初期，并非慢性口腔炎者可用；③口腔异味，伴有便黏、便秘者可用。

失笑散（《太平惠民和剂局方》）

组成： 生蒲黄10g　五灵脂10g

功能与主治： 活血行瘀，散结止痛。治疗各种瘀血积滞作痛，如痛经、闭经、小腹痛，产后恶露不行。

方证论述： 气滞不行则瘀血内停，本方证病机为心、肝、脾功能失调，气机逆乱，郁结不行而生瘀血。此类病证病位大都集中在小腹。方中五灵脂咸温而入肝，能散瘀血止痛；蒲黄止血、活血、利尿，治心腹痛，生用活血，炒用止血。古人经常用本方治病，患者每于不知不觉中解除病痛，亦可一笑置之，故名失笑散。

应用要点：①产后恶露不行，少腹痛，用当归芍药散加本方；②痛经，常用少腹逐瘀汤加本方。

金铃子散（《太平圣惠方》）

组成：川楝子 12 g　延胡索 12 g

功能与主治：行气活血，调经止痛。治疗心腹、胁肋胀痛，时发时止，烦躁脉数，舌红苔黄，食热物痛益甚者。

方证论述：本方证是行气、活血、止痛之剂。病机是肝火内郁，气机失调。因肝火内郁，所以痛势得热而益甚，与虚寒性疼痛得热而减迥然有别，治疗方法为行气、活血、止痛。川楝子苦寒入肝、小肠、膀胱经，行气止痛；延胡索入心、肝、脾三经，活血行气，化瘀止痛。《本草纲目》记载延胡索主治一身上下诸痛。

应用要点：①胆囊炎、胆石症，两胁窜痛，在大柴胡汤、小柴胡汤、四逆散中加本方；②痛经，用少腹逐瘀汤加本方。

良附丸（《良方集腋》）

组成：高良姜 10 g　香附 12 g

功能与主治：疏肝行气，逐寒止痛。用于胃脘痛，胸闷不舒，喜温喜按。

方证论述：本方证病机是肝郁气滞，胃有寒凝。气滞加寒凝，不通则痛。治宜祛寒止痛，理气散结。高良姜温胃散寒，香附疏肝、行气、止痛，临床应用时二药用量可以增减，如因寒而得病者高良姜用量增大，如因怒而得病者香附用量可增大，如既有寒凝又有气滞者，可同等用量。

应用要点：①胃脘疼痛、腹痛，因寒凝气滞者，常用厚朴温中汤加本方；②慢性胃脘痛、腹痛，遇冷痛加剧者，在辨证方中加本方。

小陷胸汤（《伤寒论》）

组成：黄连 6 g　半夏 9 g　瓜蒌 15 g

功能与主治：清热涤痰、散结。用于痰热结于心下，按之则痛，苔黄腻，脉滑。

方证论述：本方病机是热邪内陷，与痰饮互结心下，治用清热化痰，理气开结之法。黄连苦寒可清热；半夏辛温化痰降逆；瓜蒌甘寒，除痰利气润下。

应用要点：①急性上呼吸道感染（支气管炎、肺炎、胸膜炎），用麻杏石甘汤加本方；②胸痹心痛，痰热互结型，用血府逐瘀汤加本方。

橘枳姜汤（《金匮要略》）

组成： 陈皮 15 g　枳实 12 g　生姜 12 g

功能与主治： 通气宣痹，消痰散水。用于胸痹轻证，胸中气塞，短气，苔白，脉沉。

方证论述： 本方是《金匮要略》治疗胸痹轻证之方，病机是气机失宣，气逆上冲。方用陈皮宣通气机，气行则水痰均行；枳实消痞下气，生姜散水降逆。

应用要点： ①胃炎、胸脘胀满，用半夏泻心汤加本方；②气管炎、咳嗽、胸脘胀闷者，可用止嗽散加本方。

三子养亲汤（《韩氏医通》）

组成： 紫苏子 12 g　莱菔子 12 g　白芥子 12 g

功能与主治： 顺气降逆，化痰消食，可用于咳嗽气逆，痰多胸痞，食欲不振，苔黏腻，脉滑。

方证论述： 本方证是治疗老人食少痰多，咳嗽喘逆之方。病机是痰壅气滞，肺气上逆，治宜化痰消食，顺气下行。用紫苏子降气行痰，白芥子畅膈除痰，莱菔子消食化痰。《成方便读》载："治老人气实痰盛，喘满懒食等证。夫痰之生也，或因津液所化，或因水饮所成，然亦有因食而化者，皆由脾运失常，以致所食之物不化精微，而化为痰。然痰壅则气滞，气滞则肺失下行之令，于是为咳嗽，为喘逆等症矣。病因食积而起，故方中以莱菔子消食行痰；痰壅则气滞，以紫苏子降气行痰；气滞则膈塞，白芥子畅膈行痰。三者皆治痰之药，而又能于治痰之中各逞其长。"

应用要点： ①慢性支气管炎，常用小青龙汤加本方；②急性呼吸道感染、咳喘痰盛者，用清气化痰汤加本方；③老年肺气肿、喘咳痰多者，用补肺汤加本方。

葶苈大枣泻肺汤（《金匮要略》）

组成：葶苈子 15 g　大枣 30 g

功能与主治：泻痰行水，降逆平喘。用于咳逆、痰多、气喘，胸胁胀满，面浮肿，小便短少，舌苔水滑或白腻，脉滑。

方证论述：《金匮要略》用此方治疗肺痈、支饮，临床表现有咳嗽，喘息不得卧，胸胁胀满，痰涎壅盛，甚则一身面目浮肿，属实证者。

应用要点：①胸腔积液、渗出性胸膜炎，用柴胡陷胸汤加本方；②胸腔积液、腹水，用五苓散和五皮饮加本方。

小半夏汤、小半夏加茯苓汤（《金匮要略》）

组成：半夏 9 g　生姜 9 g　加入茯苓 15 g　名小半夏加茯苓汤

功能与主治：小半夏汤，和胃降逆，散寒止呕，用于痰饮内停，胃失和降，恶心呕吐；小半夏加茯苓汤，宁心神，化水湿，用于痰饮上逆，胸脘痞闷，呕吐，心悸眩晕，小便不利。

方证论述：上述两方是《金匮要略》治疗呕吐的代表方剂，由于病机不同，处方有别。小半夏汤可治疗各种呕吐；小半夏加茯苓汤是为痰饮病而设，痰饮可使人呕吐、眩晕、心悸、咳喘。

应用要点：①临床治疗各种呕吐，均可将小半夏汤加入辨证方中；②小儿、成人因服汤药反胃呕吐，或患恶心呕吐病症者，可予小半夏汤水煎口服，10 分钟后再用治疗药，能预防药后呕吐；③小半夏加茯苓汤可用于治疗眩晕，常加入小柴胡汤中，随症加减。

磁朱丸（《备急千金要方》）

组成：神曲 30 g　磁石 30 g　朱砂 3 g（龙齿 30 g 代替）

功能与主治：清心明目，镇心安神。用于心神不安，虚阳上浮引起的心悸失眠，耳鸣耳聋，两目昏花，视物不清。

方证论述：本方证病机是心肾不交。古人讲"水为鉴，火主烛"，意为肾亏影响睛明，心气不足亦可目视不明。心肾失调，水火不交均可导致两目昏花，视物模糊，头晕耳鸣，心悸失眠。本方磁石入肾，益阴潜阳，镇养真精，使肾水不泄；朱砂入心，安神定志，镇养心血，使邪火不上扰；神曲化药健脾，使前二矿药不伤胃，药可化精。

应用要点：①治疗心悸失眠，常于天王补心丸（汤）中加入本方；②治疗耳鸣、脑鸣，常于镇肝息风汤中加入本方。由于方中朱砂含硫化汞，目前临床已很少用于内服，所以用龙齿代替，效果不减。

交泰丸（《韩氏医通》）

组成：黄连6g　肉桂3g

功能与主治：交通心肾，清火安神。治疗心肾不交所致失眠。

方证论述：本方证病机是心火上亢，肾阴虚寒，心阳与肾阴互不交通而致心悸不安，不能入睡。方中黄连苦寒，能泻心火，制阳亢，驱心中之阳下降于肾而不独盛于上。肉桂辛甘大热，能温肾阳，引火归元，使肾中之阴得以气化上济于心。二药一寒一热，一阴一阳，相反相承，有泻南补北，交通心肾之妙用，是治疗心悸怔忡，入夜尤甚，多梦失眠，心烦不安，难以入睡的小妙方。

应用要点：治疗入睡困难，可将本方加入枕中丹（龟甲、龙骨、石菖蒲、远志）中。

甘麦大枣汤（《金匮要略》）

组成：甘草10g　小麦30g　大枣20g

功能与主治：养心安神，和中缓急。用于脏躁，无故喜怒，悲伤欲哭，精神恍惚，不能自主，数欠伸。

方证论述：本方在《金匮要略》中专治脏躁，脏躁属情志疾病，多由心虚肝郁所致。肝苦急，急食甘以缓之，处方用味甘之品组成，以养心神，甘润缓急。《成方切用》讲："小麦能和肝阴之客热而养心液，且有消烦利溲止汗之功，故以为君。甘草泻心火而和胃生金，故以为臣。大枣调胃而通津液，利其上壅之燥，故以为佐。"

应用要点：①神经衰弱，心虚肝郁型，常用养心汤（甘草、黄芪、人参、茯苓、茯神、川芎、当归、柏子仁、半夏曲、远志、肉桂、五味子、炒酸枣仁）加本方；②围绝经期综合征，常用滋水清肝饮（熟地黄、山茱萸、山药、白芍、泽泻、牡丹皮、柴胡、栀子、酸枣仁、当归）加本方。

茵陈蒿汤（《伤寒论》）

组成：茵陈 20 g　栀子 10 g　生大黄^{后下}10 g

功能与主治：清热利湿退黄。用于黄疸，色鲜如橘（阳黄），腹微满，口渴头汗，厌油腻，二便不利，舌红，苔黄腻，脉滑数。

方证论述：本方证病机是阳明热盛，与湿交蒸，胆液疏泄不利。本方是清热利湿之剂。茵陈苦寒，清热利湿，疏肝利胆退黄；栀子苦寒，清热除烦；生大黄苦寒，泻湿热壅遏之邪。《医宗金鉴》载："茵陈禀北方之气，经冬不凋，傲霜凌雪，偏受大寒之气，故能清除热邪留结，率栀子以通水源，大黄以调胃实，令一身内外瘀热，悉从小便而出，腹满自减，肠胃无伤，乃合引而竭之之法，此阳明利水之圣剂也。"

应用要点：①急性黄疸型肝炎，用小柴胡汤加本方；②治疗肝、胰肿瘤、胆石症，将本方加入辨证处方中；③重度脂肪肝、酒精肝，用四逆散加本方。

二妙散（《丹溪心法》）（附：三妙丸、四妙丸）

组成：黄柏 10 g　苍术 12 g

功能与主治：清热燥湿。用于湿热流注，筋骨疼痛；湿热下流，下部湿疮以及湿热成痿。

方证论述：本方原载于《世医得效方》，名苍术散，从《丹溪心法》改名为二妙散，主治相同。《医学正传》在本方基础上加牛膝以强腰脚、壮筋骨，名三妙丸。《成方便读》将牛膝、薏苡仁加入本方，名四妙丸，主治湿热下注，脚膝红肿，下肢痿软无力。

痿痹、脚气、疮疡均可由湿热所致，肝、脾、肾功能失调，使肝主筋、肾主骨、脾主肌肉之功能失调，湿热之邪流注下焦，伤筋骨、损肌肉，导致此类疾病发生。治宜清热燥湿，调肝肾，健脾胃。《成方便读》载："苍术辛苦而温，芳香而燥，直达中州，为燥湿强脾之主药，但病即传于下焦，又非治中可愈，故以黄柏苦寒下降之品，入肝肾直清下焦之湿热，标本兼治，中下两宣，如邪气盛而正不虚，即可用之。本方加牛膝为三妙丸，以邪之所凑，其气必虚，若肝肾不虚，湿热绝不流入筋骨。牛膝补肝肾，强筋骨，领苍术、黄柏入下焦而祛湿热也。再加苡仁，为四妙丸。因《内经》有云：治痿独取阳明。阳明者主润宗筋，宗筋主束筋骨而立机关也。苡仁独入阳明，祛湿热而利筋骨，故四味合而用之，为治痿之妙药也。"

应用要点：①妇女外阴炎、男子阴囊炎，用龙胆泻肝汤加四妙丸；②妇女黄带，用易黄汤加四妙丸；③四妙丸（汤）加入木瓜、赤小豆、槟榔、汉防己、忍冬藤，治疗痛风性关节炎急性发作；④脚气疮（脚趾间小水疱，瘙痒，破后流水，反复发作，致脚趾间糜烂、疼痛，甚至脚肿），用五味消毒饮（金银花、野菊花、蒲公英、紫花地丁、天葵子）加本方治疗。

增液汤（《温病条辨》）

组成：玄参 30 g　麦冬 30 g　生地黄 30 g

功能与主治：增液润便。用于阳明温病，津液不足，大便秘结。

方证论述：本方证的病机是热病耗损津液，大便秘结。热结阳明，无不耗损津液，每致便秘，体壮者可用承气汤攻下撤热，阴气即复；若阴已亏，再用承气则重竭其津，有亡阴之虑。吴鞠通创制本方，意在治疗液干多而热结少，吴鞠通讲："阳明温病，无上焦证，数日不便，当下之，若其人阴素虚，不可行承气者，增液汤主之。"

本方用玄参、麦冬，味甘性寒，归肺、胃经，能养阴清热、增液润便；生地黄亦为甘寒清热养阴、增液生津之要药，既能清润上焦心、肺，又能滋润中焦燥土，更能清润下焦肝、肾。

应用要点：①广泛用于阴虚便秘；②习惯性便秘用黄龙汤（大黄、当归、芒硝、枳实、党参、厚朴、桔梗、甘草、生姜、大枣）加入本方。

生牡蛎散（《太平惠民和剂局方》）

组成：生黄芪 20 g　麻黄根 10 g　浮小麦 30 g　煅生牡蛎 30 g

功能与主治：固表止汗。用于阳虚自汗。

方证论述：人在清醒而不劳作状态下汗自出为自汗，以阳虚者居多。自汗是卫阳不固，卫阳不固又源于气虚。人体之气，生于脾胃，司于肺金，肺气宣降则内行脏腑，外达肌表。内行脏腑称气，外达肌表为卫，卫者，肌表经络之气。气为胃之根，卫为气之叶，气虚不能充卫，卫阳虚则无力敛汗而汗自出。本方生牡蛎、浮小麦咸凉，去烦热而止汗；黄芪、麻黄根甘温，走肌表而固卫。

应用要点：编者在临床实践中发现本方治疗自汗、盗汗均有效。①阳虚自汗用参附汤（人参或党参、制附子）加入本方；②阴虚盗汗用六味地黄汤（熟地黄、山茱萸、山药、牡丹皮、茯苓、泽泻）加入本方；③气血虚而自汗者用八珍汤（熟地黄、白芍、当归、川芎、党参、茯苓、白术、炙甘草）加入本方。

牵正散（《杨氏家藏方》）

组成：白附子 5 g　僵蚕 10 g　全蝎 6 g

功能与主治：祛风化痰。用于风中经络，口眼㖞斜，面部肌肉抽动。

方证论述：本方是治疗头面部风邪中络之口眼㖞斜、面肌抽动的专方，无肢体和神志症状。头面部是三阳经脉的循行部位，与阴经无关。方中白附子辛散，善治头面之风；僵蚕化痰，能驱络中之风；全蝎是定风止掣要药。三药合用，力专效著。《成方便读》载："以全蝎色青善走者，独入肝经，风气通于肝，为搜风之主药；白附子辛散，能治头面之风；僵蚕之清虚，能解络中之风。"

应用要点：①治疗神经性头痛用川芎茶调散（川芎、荆芥穗、防风、细辛、白芷、薄荷、甘草、羌活）加入本方；②治面神经麻痹用葛根汤（葛根、麻黄、桂枝、白芍、甘草、生姜、大枣）加入本方。

芍药甘草汤（《伤寒论》）

组成：白芍 30 g　炙甘草 12 g

功能与主治：益阴荣筋，缓急止痛。用于营阴不足，肝脾不和引起的手足拘挛，筋脉挛缩，脘腹疼痛，舌红少苔，脉弦细。

方证论述：本方证病机是阴虚不能濡养筋脉，导致筋脉挛急、疼痛，本方为养血敛阴之补益剂。白芍苦酸微寒，能养血敛阴、柔肝止痛；炙甘草甘平，能和中缓急止痛。一酸一甘，酸甘化阴，缓急止痛。本方是《伤寒论》治疗阴虚不足，多种疼痛的基础方，如桂枝加芍药汤、小建中汤、四逆散、桂枝芍药知母汤、乌头汤等。《成方切用》载:"气虚不和故腹痛,白芍酸收而苦泻,能行营气;炙甘草温散而甘缓,能和逆气。又痛为木盛克土,白芍能泻肝,甘草能缓肝而和脾也。"

应用要点:用本方时白芍应用炒白芍,用量不少于30 g,一般为30～60 g。①颈项强痛用葛根汤加入本方;②三叉神经痛(风寒型)用川芎茶调散加本方;③胃痛、腹痛(虚寒型)用厚朴温中汤加入本方;④腓肠肌痉挛(腿抽筋)用当归四逆汤加入本方。

桔梗汤(《伤寒论》)

组成:桔梗15 g 甘草20 g

功能与主治:清热解毒利咽。用于咽干、咽肿痛,或因肺痈引起的咳嗽脓血,舌红,苔黄腻,脉数。

方证论述:本方出自《伤寒论》治少阴病之咽痛;《金匮要略》治肺痈成脓期,用于排脓解毒。本方为清热止痛,祛痰排脓剂。生甘草清热缓痛;桔梗宣肺利咽,祛痰排脓。

应用要点:①急性咽炎、喉炎、扁桃体炎、气管炎均可在辨证方中加入本方;②慢性咽喉炎用百合固金汤加入本方。

吴茱萸汤(《伤寒论》)

组成:吴茱萸9 g 人参6 g(党参18 g) 生姜20 g 大枣10 g

功能与主治:暖肝温胃,降逆止呕。用于肝胃虚寒,浊阴上逆,干呕吐涎沫,巅顶头痛,胃脘痛,四肢不温,舌质淡,苔白滑,脉沉弦。

方证论述:本方在《伤寒论》阳明、少阴、厥阴病中均有记载,厥阴病应是主证。在《金匮要略·呕吐哕下利病脉证治第十七》中有两处讲到,分别治疗呕而腹满和干呕吐涎沫、头痛,此处重点讲肝寒犯胃证。

本方证病机是肝胃虚寒,浊气上逆,肝寒是本,胃寒是标。本方是暖肝温胃,降逆止呕剂。吴茱萸暖肝温胃;生姜宣散寒邪,降逆止呕;人参(党参)补虚和中。

应用要点:①头痛寒饮上犯型用乌梅丸(汤)加入本方;②眩晕(痰饮上犯型)用苓桂术甘汤加入本方;③胃脘痛、胃酸多、呕吐、恶心用小柴胡汤加入本方。

玉屏风散（《世医得效方》）

组成：黄芪 30 g　白术 10 g　防风 10 g

功能与主治：益气固表止汗。用于表虚自汗，虚人易感风邪，面色㿠白，舌淡，脉浮缓。

方证论述：卫气虚弱，不能固表则腠理空虚，营阴不守，津液外泄，导致表虚自汗、恶风。表虚气弱，皮毛疏松，则易感风邪而病，导致感冒系列病症发生。清初医家柯琴讲："邪之所凑，其气必虚。故治风者，不患无以祛之，而患无以御之；不畏风之不去，而畏风之复来。何则？发散太过，元腑不闭故也。昧者不知托里固表之法，遍试风药以祛之，去者自去，来者自来，邪气流连，终无解期矣。防风遍行周身，称治风之仙药，上清头面七窍，内除骨节疼痹，外解四肢挛急，为风药中之润剂，治风独取此味，任重功专矣。然卫气者，所以温分肉而充皮肤，肥腠理而司开阖，惟黄芪能补三焦而实卫，为元腑御风之关键。且无汗能发，有汗能止，功同桂枝，故又能除头目风热，大风癞疾，肠风下血，妇人子脏风，是补剂中风药也。夫以防风之善祛风，得黄芪以固表，则外有所卫；得白术以固里，则内有所据。风邪去而不复来。此欲散风邪者，当倚如屏，珍如玉也。其自汗不止者，亦以微邪在表，皮毛肌肉之不固耳。"

应用要点：①容易感冒，恶风自汗，用桂枝汤加入本方；②治疗慢性鼻炎，用苍耳子散（苍耳子、薄荷、辛夷、白芷）加入本方；③表虚自汗，用生牡蛎散加入本方。

香薷饮（《太平惠民和剂局方》）

组成：香薷 10 g　厚朴 10 g　白扁豆 12 g

服用方法：水煎冷服，使药无格拒，免致饮入则吐。

功能与主治：祛暑解表，除湿和中。用于夏秋季乘凉饮冷，外感于寒，内伤于湿，身热畏寒无汗，头重头痛，腹痛吐泻，舌苔白腻，脉濡。

方证论述：本方后世称之三物香薷饮。病机是夏月乘凉饮冷，感受寒湿，阳气被寒湿所遏，外则表气不宣，内则脾胃不和。方中香薷辛温发散，兼能利湿。前人讲冬用麻黄夏用香薷，是暑月解表要药。厚朴化湿和中，白扁豆消暑和脾。《医宗金鉴》载："饮与汤稍有别，服有定数者名汤，时时不拘者名饮。饮因渴而设，用之于温暑则最宜者也。香薷芳香辛温，能发越阳气，有彻上彻下之功，故治暑者君之，以解表利小便。佐厚朴以除湿，扁豆以和中，和而用之为饮，饮入于胃，热去而湿不留，内外之暑悉除矣。"

应用要点：①治疗夏季胃肠感冒，用藿香正气散加入本方；②夏月伤于风寒，又见项背强者，用本方加葛根；③夏月感寒患鼻炎者，用苍耳子散加本方；④夏月感寒又兼内热，心烦口渴，小便短赤，咽痛者，用本方加入金银花30 g，连翘30 g，滑石粉30 g，甘草10 g，以外解暑湿，内清暑热。

六一散（《伤寒标本心法类章》）

组成：滑石30 g　甘草10 g

功能与主治：清暑利湿。用于感受暑邪，身热心烦口渴，小便不利，或吐利泻泄，小便赤涩，癃闭淋痛，亦治砂、石淋。

方证论述：本方证病机是暑湿互结，小便不利。暑多挟湿，湿热瘀滞，三焦气化失常，导致小便不利。方中用滑石通利脏腑热结，渗利三焦湿热，最清暑邪，善利小便；甘草清热和中，共同组成清热利湿，导热下行之剂。本方用量以六分滑石，一分甘草组成，故名六一散。《成方切用》载："滑石重能清降，寒能泄热，滑能通窍，淡能行水，使肺气降而下通膀胱。故能祛暑住泻，止烦渴而利小便也（小便利则大便实，而泻自止）。加甘草者，和其中气，又以缓滑石之滑降也。"

应用要点：①在清暑方中大都用本方。小便不利，无湿征象者不可用本方；②急性肠炎，泄泻，小便不利，烦渴多饮，用葛根黄芩黄连汤加本方；③砂淋、石淋，用八正散加本方，急性泌尿系感染均用本方。

独参汤（《伤寒大全》）

组成：人参10～30 g

功能与主治：大补元气。用于突然大出血，出血不止，面色苍白，短气脉微；或久病元气暴脱，冷汗厥逆危证。

方证论述：本方证只人参一味，用于抢救命悬一线的危证，是当时历史背景下的最佳方案，量大而独用，力专效著，即使现代亦堪称绝妙。作为中医大夫，用此方机会不多，但勿小视。正如柯琴先师讲："一人而系一世之安危者，必重以权而专任也之；一物而系一人之死生者，当大其服而独用之。故先哲于气几息，血将脱之证，独用人参二两，浓煎顿服，能挽回性命于瞬息之间，非他物可代也。世之用者，恐或补住邪气，故少少以试之，或加消耗之味以监制之，其权不重，力不专，人何赖以得生乎？如古方霹雳散，大补丸，皆用一物之长而取效最捷，于独参汤何疑耶！"

应用要点：大出血、创伤性休克、心力衰竭等危重病人，出现面色苍白、血压下降、神情淡漠、肢冷汗多、脉微欲绝，均可用本方参与西医抢救。

参附汤（《妇人大全良方》）

组成：人参12 g　制附子10 g

功能与主治：回阳益气救脱。用于元气大亏，阳气暴脱，症见面色苍白，呼吸喘急，汗出如珠，四肢不温，呼吸微弱，脉微欲绝。

方证论述：本方证病机是肾阳衰微，肺脾大虚。治以回阳固脱。方中附子大辛大热，归脾肾二经，能续将断之火神，挽垂绝之阳根；人参甘温入肺脾，大补元气，以固后天之本。《医宗金鉴》载："补后天之本无如人参，补先天之气无如附子，此参附汤之由立也。二脏虚之微甚，参附量为君主，二药相须（相须：性能功效相类似的药物配合应用，可以明显增强其原有疗效），用之得当，则能瞬息化气于乌有之分，顷刻生阳于命门之内，方之最神捷者也。"

应用要点：多用于抢救心力衰竭、休克之危重症。

生脉散（《内外伤辨惑论》）

组成：人参15 g　麦冬10 g　五味子6 g

功能与主治：益气敛汗，养阴生津。用于热伤元气，阴津大耗，汗多体倦，气短口渴，脉虚弱。又治久咳肺虚，呛咳少痰，自汗气短，口干舌燥。

方证论述：本方证病机是暑热伤肺，汗出过多，津液耗伤。暑为阳邪，最是耗伤气阴，肺主气，外合皮毛，暑热伤肺则气短，肺虚腠理不固则汗出，汗多津伤则口渴，元气耗损则体倦脉弱。方中人参益气生津，麦冬清热养阴，五味子敛肺止汗。《成方切用》认为："肺主气，肺气旺则四脏之气皆旺，虚故脉绝气短也。人参甘温，大补肺气而泻热为君，麦冬甘寒，补水源而清燥金为臣；五味酸温，敛肺气生津，收耗伤之气为佐。盖心主脉，而百脉皆朝于肺，补肺清心则气充而脉复，故曰生脉。"

应用要点：①夏季暑热，汗出过多，津气耗散，口渴神疲，以及热性病后期，气阴两伤者均可用，夏季使用本方人参改用西洋参；②气阴两虚型心律失常，在辨证基础上加入本方；③原发性低血压，自发性低血糖；④肺心病气阴两虚型。

枳术丸（《脾胃论》引张元素方）

组成：枳实 30 g　白术 60 g

服用方法：荷叶煎汤送服。

功能与主治：健脾消痞，用于脾虚气滞，饮食停聚，胸脘痞满，不思饮食。

方证论述：本方证病机是脾胃虚弱，食阻气机，治以补脾气，消食积。李东垣讲："白术苦甘温，其苦味除胃中之湿热，其甘温补脾家之元气。多于枳实一倍。枳实味苦温，泄心下痞闷，消胃中所伤。此药下胃，所伤不能即去，须一二时许，食乃消化。先补虚而后化所伤，则不峻厉矣。荷叶状如仰盂，于卦为震，正少阳甲胆之气，饮食入胃，营气上行，即此气也，取之以生胃气。"

本方源自《金匮要略》，用以治疗"心下坚，大如盘，边如旋盘，水饮所作"，是气滞水停所致，治以行气消痞，故用枳实以消为主。张元素将此方改为枳术丸，又因病机发生改变，脾虚重于积滞，所以重用白术，以补为主，所以《张氏医通》讲："二方名有深意，不可移易。"

应用要点：①慢性胃炎，用半夏泻心汤加本方；②肠胃动力减弱者，用香砂六君汤加本方；③杂病便秘常用黄龙汤加本方。

泽泻汤（《金匮要略》）

组成：泽泻 20 g　白术 10 g

功能与主治：健脾利水，蠲除痰饮，用于心下有支饮，头晕目眩，甚者视物旋转，恶心呕吐，或小便不利，舌苔白腻，脉弦滑。

方证论述：《金匮要略》载："心下有支饮，其人苦冒眩，泽泻汤主之。"《类聚方广义》讲："支饮冒眩证，其剧者，昏昏摇摇，如居暗室，如坐舟中，如步雾里，如升空中。居室床褥，回转如走，虽瞑目敛神，复然，非此方则不能治。"本方只有两味药，泽泻甘淡寒，归肾、膀胱经，利水渗湿泄热。《大明本草》谓其"主头眩耳虚鸣，筋骨挛缩，通小肠，止遗淋尿血，催生难产，补妇人血海"。白术苦甘温，归脾、胃经，补脾益气，燥湿利水，固表止汗。两药共同组成渗湿利水，补脾利湿，邪正兼施之剂，使饮消痰除，冒眩自止。

应用要点：眩晕（痰饮上犯型）用苓桂术甘汤加入本方。

丹参饮（《医宗金鉴》）

组成：丹参 30 g　檀香 6 g　砂仁 6 g

功能与主治：行气化痰，活血止痛。用于气滞血瘀所致心胃气痛。

方证论述：本方证病机是气滞血瘀，肝胃不和。本证以胃痛为主，病变部位在肝胃，肝喜畅达疏泄，胃主纳谷下降，肝胃气机失调，气滞血瘀则疼痛。治以理气化瘀止痛。方中丹参苦微寒，归心、心包、肝经，活血祛瘀，除烦安神止痛；檀香、砂仁辛温芳香，入胃归肝，理气止痛，疏肝气而达木郁，共成活血理气止痛剂。

应用要点：①慢性胃炎、十二指肠炎、反流性食道炎引起的疼痛，用半夏泻心汤加本方；②胸痹心痛、冠心病、心绞痛、心脏神经官能症，用瓜蒌薤白白酒汤加本方。

二至丸（《证治准绳》）

组成：墨旱莲 20 g　女贞子 20 g

功能与主治：益肝肾，补阴血。用于肝肾两亏，阴血不足，口苦口干，头晕眼花，早年发白，腰腿酸软，舌淡红，脉细。

方证论述：中医认为肝肾同源，亦称乙癸同源，指肝肾阴阳互相滋养，肝藏血，肾藏精，精血互生。《医宗必读》载："东方之木，无虚不可补，补肾即所以补肝；北方之水，无实不可泻，泻肝即所以泻肾。"临床遇肝或肾不足，往往肝肾并治，常用滋水涵木之法，或补肝养肾，尤以补阴为主，均可治疗目、耳、牙、发疾病。《成方切用》评价本方"价廉而功大""益下而荣上"。

应用要点： ①少白头，用七宝美髯丹（何首乌、菟丝子、当归、枸杞子、茯苓、补骨脂）加本方治疗；②干眼症，用杞菊地黄汤（熟地黄、山药、山茱萸、牡丹皮、茯苓、泽泻、枸杞子、菊花）加本方治疗。

当归生姜羊肉汤（《金匮要略》）

组成： 当归 10 g　生姜 15 g　羊肉 120 g

服用方法： 煮至肉烂，食肉喝汤。

功能与主治： 补益气血，散寒止痛，用于产后妇女血虚有寒，腹中疼痛，虚劳诸不足，寒疝腹中痛。

方正讨论： 本方证病机是血虚有寒而致腹中痛。血虚则筋脉失养，寒多则筋脉收引，所以腹中疼痛，腹中拘急。因血分已虚，不宜再服辛热燥烈之药重劫其阴，故以当归为主，善能补血止痛；配合生姜以温中散寒；病属虚证，重用羊肉，因血肉有情之品能温中补虚。

《济生方》在此方基础上加入人参、黄芪，名当归羊肉汤，治疗产后发热、自汗、肢体疼痛。

应用要点： ①产后妇女身体虚弱、贫血、自汗、无力均可用，且可连续用一个月；②产后因出血多或其他因素致贫血重者可用当归羊肉汤，即本方加人参 6 g，生黄芪 30 g。